大話本草綱目

跟著李時珍採藥趣 壹

謝宇、裴華著

目錄

山草

芳草

隰草

前言

中醫學是一門探究病因、研究病理以及治療疾病的學科。中醫學最早應用可追溯到原始社會；春秋戰國時，中醫學理論已初步形成。我們的祖先在外出尋找食物和狩獵時，食用或不經意間接觸了許多動物、植物。這些動物、植物有些會致人死亡或令人身體虛弱，祖先們經過長期的積累，學會了辨別、選擇無毒的動物、植物。

中醫學將人的身體看作是以形、氣、神為統一的整體，在陰陽五行的基礎上，通過四診法，即望、聞、問、切來診斷人體的疾病。人體內五臟六腑、氣血、關節經絡、津液的變化，邪正消長都會引發不同的問題，而治療人體疾病，則可使用食療、推拿、拔罐、中藥、針灸、按摩、氣功等方法。中醫預防與治療疾病，則主要採用天然的植物、動物、礦物藥材。這些流傳至今的疾病理論、治療手段、草藥用法，融匯了中華傳統的儒、佛、道文化，散布於各族人民生活的土地上，不但是中華民族歷代人民的智慧與創造，從未斷絕地挽救著無數人的生命，也是祖先留給我們的寶貴遺產，需要子孫後代守護與繼承。

第一部中醫學專著《黃帝內經》的誕生，迄今已有兩千多年。歷代醫家學者開拓實踐、潛心著述，使得中醫學理論與實踐知識得到不斷地豐富和完善。明代醫藥學家李時珍，不僅是一位醫術高明的大夫，更心繫後世，用畢生精力撰寫了醫藥巨著——《本草綱目》。

《本草綱目》一書，集歷代前人藥學成就之大成，不僅考正了過去本草學中的若干錯誤，綜合了大量科學資料，更提出了較科學的藥物分類方法，融入了先進的生物進化思想，並反映了豐富的臨床實踐，被譽為「十六世紀的中國百科全書」。如何讓這誕生於十六世紀的醫藥典籍，能在二十一世紀的今天，進入更多人的視野，被更大範圍地應用，發揮其價值，極其值得思考。此時，經過精心籌畫和認真撰寫的，以《本草綱目》為藍本的《大話本草綱目：跟著李時珍採藥趣》系列叢書便應運而生。

本叢書所選的草藥均為《本草綱目》草部中所記載的藥物，書中主要的角色則借用了《本草綱目》的作者李時珍與其弟子龐憲的身分。參考眾多歷史記載與時人筆記語錄，書中的李時珍既是一位慈悲為懷、一心向醫、不畏艱難的濟世仁醫，同時又是一位謹慎細緻、慈愛體貼的慈父孝子，也是一位因材施教、寓教於樂的良師益友；而小徒弟龐憲則是一個乖巧有禮、聰明伶俐、潛心醫道，又有些粗心、莽撞、不拘小節的機靈小不點。

整套書以李時珍與徒弟龐憲對話的形式為主，生動再現了師徒倆採藥、認藥、製藥、看診、療病等過程。在師徒倆的日常生活中，穿插以《本草綱目》等經典醫籍中列舉的真實病例為原型而塑造的各色人物，描繪生動的故事，在故事中融匯草藥的形態特徵、生長境況、辨認方法、製作方式、用法用量等知識，藥方可從《神農本草經》、《傷寒雜病論》、《金匱要略》、《本草經注》、《本草綱目》等醫藥典籍中找到來源。每一味草藥講述一個小故事，每一個故事都散發著芬芳的藥香。

二〇一八年是偉大的醫藥學家李時珍誕辰五百周年，為了傳承中醫藥學這一具有悠久歷史的傳統文化，也為了更好地繼承李時珍以畢生精力為當世及後人造福的不朽財富，我們精心撰寫了這套書，期望可以為中醫藥學的重放光芒，為中醫學的推廣與普及，貢獻微薄之力。

我們在撰寫的過程中，參考了大量的醫藥典籍，並聘請中醫藥界資深的專業人士作為顧問，為全書把關。但疏漏不妥之處仍在所難免，我們也期望得到廣大讀者的指正，更期望與讀者進行中醫學知識上的探討。

《大話本草綱目：跟著李時珍採藥趣》編輯團隊

於北京

團隊成員（按姓氏筆劃排序）

于亞南、馬　華、馬丹丹、仇笑文、王　丹、王　俊、王　策、王小丹、王憶萍、王麗梅、王建民、王郁松、鄧西安、鄧麗麗、馮　倩、盧　月、盧維晨、白峻偉、任智標、劉　凱、劉祥、劉衛華、劉士勳、劉雲生、劉偉翰、劉金玲、呂鳳濤、呂秀芳、孫　玉、孫瑗琨、齊　菲、余海文、冷豔燕、吳　晉、宋　偉、張　坤、張　榮、張　琳、張廣偉、張月丹、張漢宜、張新利、李　妍、李　惠、李　翔、李小儒、李興華、李建軍、李桂方、李斯瑤、杜　宇、楊冬華、蘆　軍、蘇曉廷、連亞坤、鄒　江、鄒智峰、單偉超、周重建、林　恒、姜燕妮、戰偉超、段其民、趙白宇、趙梅紅、趙博宇、徐　娜、徐莎莎、耿赫兵、高　穩、高洪波、高楠楠、商寧、矯清楠、龔晶于、董　萍、蔣紅濤、蔣思琪、竇博文、路　臻、廖秀軍、翟文慧、譚　娟、衡仕美、戴　軍、戴　峰、戴麗娜、戴曉波、鞠玲霞、魏麗軍、魏獻波

人物介紹

李時珍

明朝蘄州人，醫者仁心，時常幫助鄰里用隨手能取得的草藥，解決大小病痛，疑難雜症藥到病除。是中國史上著名的中醫學家、藥學家之一。所著《本草綱目》為本草藥學集大成者，影響後世深遠，與扁鵲、華佗、張仲景並稱中國古代四大名醫。

龐憲

中了毒被李時珍救回一命的小小少年，立志跟隨李時珍學習醫術而拜李時珍為師，是李時珍唯一的弟子。活潑可愛貪玩，對醫術的熱愛卻從未減退，努力學習中藥草理論，跟隨師父一起解決身旁所有人的健康煩惱。

吳氏

李時珍的妻子，龐憲的師娘，擁有一手好廚藝，對龐憲視如己出，溫柔又熱心。

李建元

李時珍的小兒子，自小受到父親而濡目染，對草藥醫學有極大的興趣，在課業學習之餘經常與龐憲一起探討中草藥知識，與龐憲是很好的朋友。

李建中

李時珍的大兒子，父親雖為醫者，但對於行醫沒有興趣，讀書立志考取功名。

中藥的計量單位

一兩≡ 37.5 公克
一錢＝ 3.75 公克
一分＝ 0.375 公克
一厘＝ 0.0375 公克
一斤＝ 16 兩＝ 0.6 公斤＝ 600 公克
十厘為一分，十分為一錢，
十錢為一兩，十六兩為一斤。

※ 用藥需遵照專業醫師指示。

山草

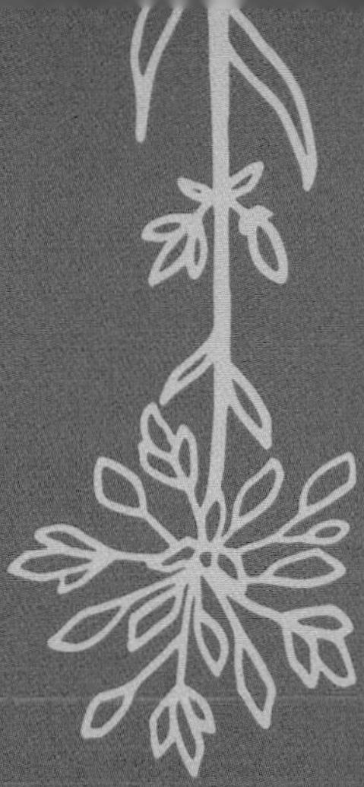

獨活
羌活
土當歸
升麻
苦參
白鮮
延胡索
貝母
山慈菇
石蒜
水仙
白茅
龍膽
細辛
杜衡
及己
徐長卿
白微
白前
釵子股
硃砂根
紫金牛
拳參
鐵線草
金絲草

甘草
黃芪
人參
沙參
薺苨
桔梗
黃精
知母
肉蓯蓉
列當
鎖陽
天麻
朮
狗脊
貫眾
巴戟天
遠志
淫羊藿
仙茅
玄參
地榆
丹參
紫參
紫草
白頭翁
白及
三七
黃連
胡黃連
黃芩
秦艽
柴胡
前胡
防風

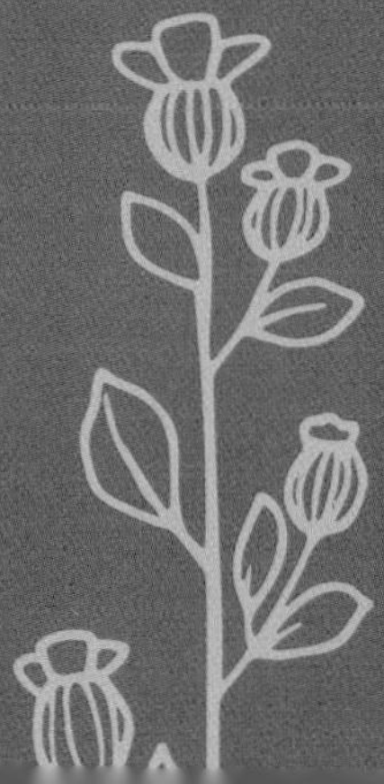

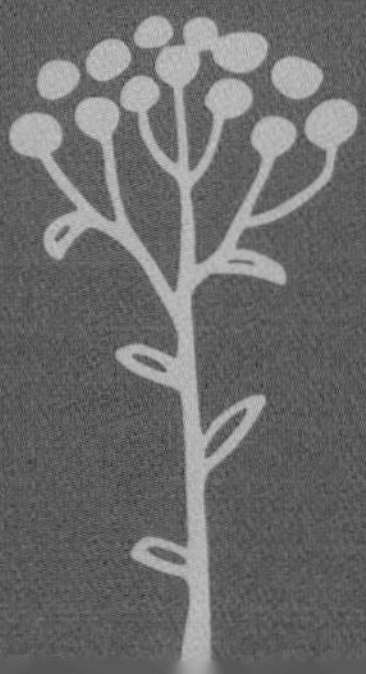

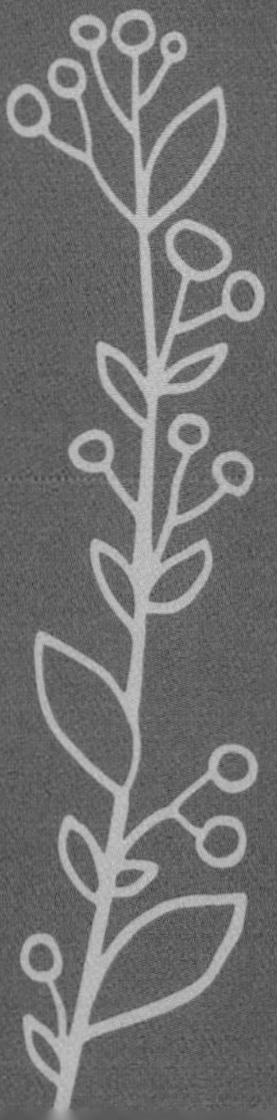

調和百藥的甘甜之草

甘草

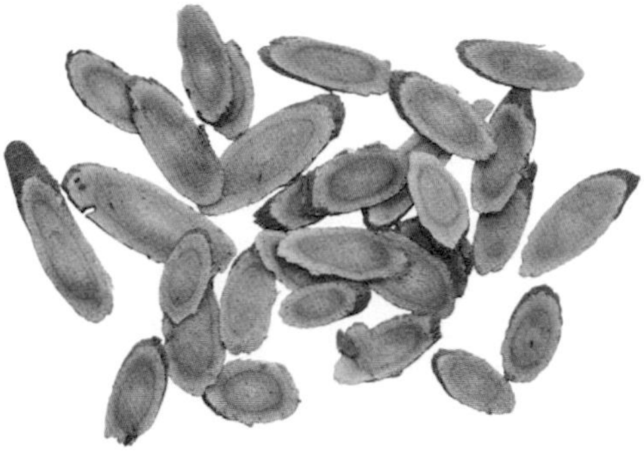

明朝嘉靖年間，在湖北山清水秀的蘄春縣縣城裡生活著一位著名的郎中，他的名字叫李時珍。

李時珍剛開始行醫時，父親李言聞並不看好他。但是李時珍憑著滿腔熱情，以及與生俱來的扶貧救弱情懷，取得了一些成就。李時珍身邊沒有僕人伺候，每天跟在他身邊的就只有一個八、九歲的小男孩——小徒弟龐憲。

說起龐憲這孩子，他和李時珍也算有緣。有一次龐憲中了毒，被李時珍救了一命。龐憲從死神手裡逃過一劫之後，覺得李時珍十分偉大，所以請父親拜訪李時珍，全心全意要跟著他學醫。李時珍看這個孩子聰明，又誠心向醫，便收下了他。從此，李時珍再到山上採藥或者出診時，身後就多了這個小小少年。

龐憲機靈伶俐，愛說話，又喜愛提問題，每天在李時珍身邊嘰嘰喳喳說個不停。可是今天不知怎麼了，李時珍在藥堂給人看病，一邊的龐憲一言不發。趁著沒有病人的間隙，李時珍忍不住問道：「憲兒，你是不是又做錯什麼事了？」也難怪李時珍會這樣問。龐憲年紀小，又好動，常將師父的藥材、書籍等弄亂，每到這時，他就會特別安靜。

「師父，我什麼都沒做呀。」龐憲咽了一口唾沫，小聲地說。

「什麼都沒做？那今天為什麼這麼安靜呢？」李時珍看龐憲的樣子也不像撒謊。

「師父，也不知道怎麼了，我感覺嗓子疼，老想咽唾沫，可是嘴裡又乾得要命，簡直難受死了。」龐憲委屈地噘著小嘴。

「哦，原來憲兒是生病了。來，為師給你看看。」說著，李時珍將龐憲的小手放在脈枕上，幫他把起脈來。診完脈，李時珍又讓他張開嘴看了看，笑著說：「昨天上山我讓你多加件衣服，你就是不聽話，現在得傷寒了吧？不過也沒大礙，這點小病喝劑甘草湯就好了。」

「甘草湯？師父，甘草就是我們院子裡種的那種植物嗎？直立生長，葉片互生，小葉是橢圓形的；夏天會開淡紫色的花，花朵就像小蝴蝶一樣；結出的果實是長圓形的，有時長得像把鐮刀，有時卻是彎曲環形的，上面還有腺毛，裡面的種子是扁扁的。」龐憲疑惑地說道。李時珍的藥圃裡、庭院中種了各種各樣的藥材，龐憲每天的任務之一就是照顧它們。

「嗯，沒想到你觀察得還挺仔細。學醫就要這樣，先弄懂藥源，習其藥性，方能運用。」李時珍滿意地點著頭說。

「我當然知道啦。您不是讓我看過陶弘景前輩的醫書嗎？他在書中說『此草最為眾藥之主，經方少有不用者，

甘草湯

對症：傷寒造成的喉嚨吞嚥疼痛，口乾舌燥。

藥材：甘草二兩。

用法：用蜜水炙過，然後加二升清水，大火煮開，煮至一升半時分為三份，每天早、晚各服用一劑。

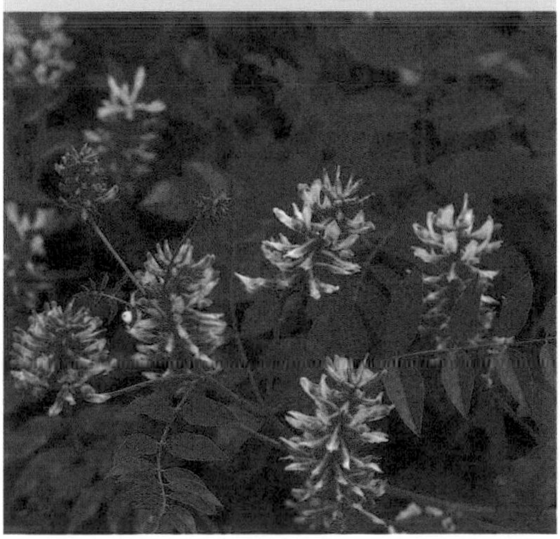

猶如香中沉香也，國老即帝師之稱，雖非君而為君所宗，是以能安和草石而解諸毒也』。這麼重要的調和藥性、解百藥之毒的藥材，我怎麼能不知道呢？」龐憲被師父一誇，不禁得意起來。

「這會兒又有精神了？那你為什麼自己病了卻不知道使用呢？」李時珍有意引導著龐憲去發掘甘草的作用。

「對呀，師父，我居然忘了！甘草性平、和，葉甘甜，可入心、脾、肺、胃四經，生用能緩急止痛、解毒瀉火，如果炙用則可以益氣補中，還能散表寒。我現在的症狀正好可以用炙甘草呢，怪不得師父要我喝甘草湯。」龐憲的小眼珠不停地轉著，好像在背書一樣。

「那你現在知道因傷寒引起的咽痛之症應該如何用藥了嗎？」李時珍進一步問道。

「師父，我雖然知道可以用甘草湯治療，可我卻不知道用量多少，怎麼煎湯呀！您快告訴我吧。」龐憲心裡著急，自己一直學認藥、記藥性，卻把使用方法給忽略了。

「傷寒咽痛又稱少陰證，只需取甘草二兩，用蜜水炙過，然後加二升清水，大火煮開，煮至一升半時分為三份，每天早、晚各服用一劑，過幾天就好了。」李時珍說著，已經開始準備藥材了。

「師父，這麼簡單嗎？」龐憲簡直不敢相信自己的耳朵。

「當然就這麼簡單。不過，這是單方入藥，只針對傷寒所致的咽乾、咽痛之症。如果是其他病，比如小兒熱咳、嬰兒撮口風、慢肝風、小兒便祕、遺尿、乾瘦、口舌腫痛、肺熱喉痛、肺痿久咳、凍瘡、火傷等症，則要加入其他藥一起調治才行。好了，現在快去煎藥吧。」李時珍說著，將包好的藥交給龐憲，又去給病人看病了。

通暢氣血的補藥之長

黃芪

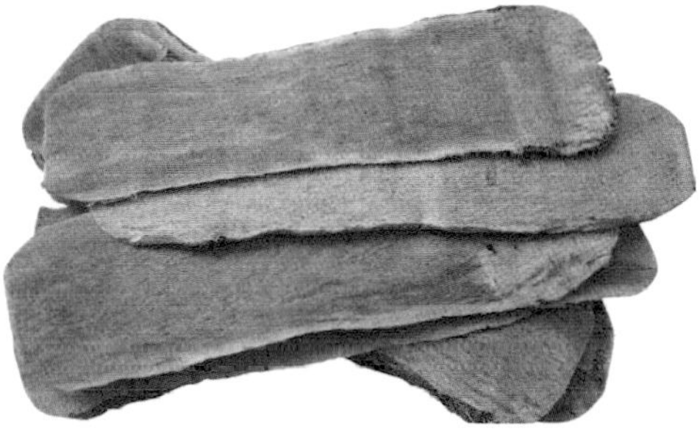

「師父、師父……。」李時珍正在院中整理自己的藥材，龐憲忽然匆忙地從外面跑進來，一臉著急。

「這麼慌張，出什麼事啦？」李時珍凝眉問道。

「師父，不好了！我原本聽說李大爺家有靈芝，就想去看看，沒想到溫和的李大爺竟說自己要留著靈芝救命，不讓我看；我說只是看一眼，他就大聲凶我，說：『看也不行，我可沒心情理你！』師父，您說李大爺這是怎麼了？是不是真生病了呀？」龐憲氣喘吁吁地說。

李時珍低頭想了想。李大爺平時喜好上山採藥，為人隨和，對小龐憲也一向愛護有加，現在卻這樣對待他，可能是真遇到什麼難事了。想到這裡，李時珍對龐憲說：「憲兒，你在家等著，我去看看李大爺。」

「師父……」龐憲小聲地叫著，他還惦記著李大爺家的靈芝，「我……我……。」

李時珍哪會不清楚小徒弟的心思，摸著他的腦袋說道：「你想去就跟著去吧。不過你可不准為難李大爺，聽到沒有？」

龐憲樂顛顛地跟在師父後面，沒一會兒就到了李大爺家。李大爺一看李時珍來了，才不好意思起來：「你看我，越老越小孩兒脾氣了，竟把你這個大忙人給引來了。」

李時珍問：「哪裡的話。您老是不是哪裡不舒服了？

我聽憲兒說您心情不好，所以過來看看。」

這樣一問，李大爺竟老半天不出聲，臉都憋紅了，才說：「真是說不出口。也不知怎麼了，我這幾天只吃不拉，大便脹得肚子疼，但怎麼也拉不出來。我真怕把肚子給撐爆了。」

聽李大爺這樣一說，李時珍忙給他把脈，然後笑起來：「不用擔心，您這是氣虛引起的便祕。只要調理一下身體，再潤一下腸道，問題就解決了。」

「這是不是要用好藥呢？我前幾天得了點靈芝，你看能用嗎？」李大爺連忙問。

「不需要，這點問題只要一味黃芪再加點陳皮、大麻子、白蜜就可以了，吃兩副保證您通便。而且，這個藥可以長時間服用。人上了年紀，難免會氣虛體弱，這藥還能益氣固表、通暢氣血呢。」李時珍笑著站起來，「我現在回去給您開藥，一會兒讓憲兒給您送來。」

李大爺千恩萬謝地送李時珍出去。龐憲早將靈芝的事忘到腦後去了，追著李時珍問：「師父，為什麼要用黃芪而不用人參呢？人參不是才是大補的嗎？」

「憲兒說得沒錯，人參是大補，但參性生用氣涼，熟用會使相火乘脾，身熱而煩。黃芪卻不同，它既補三焦，又實衛氣，雖為表藥更可柔脾胃，是內補中氣、補虛贏的要藥。《本經疏證》中就說『黃芪一源三派，浚三焦之根，利營衛之氣，故凡營衛間阻滯，無不盡通。所謂源清流自潔者也』。所以，李大爺年老體虛，脾胃不足，導致腸道功能不強，使用黃芪就最合適了。而且，這味藥加上開氣通達、健脾胃的陳皮以及拔毒通便的大麻子、潤腸養脾胃的白蜜，以養為治，比單純用其他瀉大便的藥更為溫和一些，老年人用也不受刺激。」

「哇，用藥的方法可真講究呀！」龐憲眨著大眼睛，崇拜地看著師父，想了想又問，「師父，我看黃芪好像不都是一樣的，有的顏色更紅一些，這是怎麼回事呀？」

「這是因為品種的不同呀。黃芪可分黃、紅兩類，我們這邊的山上以黃色為主。紅色的又叫紅芪，長在邊塞地區。黃芪根是圓柱形的，上面粗，下面稍細，表面縱皺；顏色淡棕黃色，有韌性，皮部黃白，木部為菊花紋理；氣味有些豆腥味，回味微甘。紅芪一般長得更大一些，幾乎沒有分枝；表面灰紅棕色，有縱皺，栓皮易脫落，皮部為淡黃色，不易折，斷面為纖維狀；氣味與黃芪相近。它們的功效相同……。」

「這個我知道！黃芪是益氣固表、斂汗固脫、利水消腫的藥，專門用來治療氣虛乏力、中氣下陷以及血虛萎黃、表虛自汗、久潰不斂等症。師傅說過黃芪色黃，為補藥之長，因此才得名的，對不對？」龐憲搶著說。

「不錯，黃芪不但可以治老年性便祕，還能治療小便不能、少淋、吐血、咳膿咳血、肺癰、痰濁、萎黃焦渴等症，但使用時一定要注意用量與用法，生、炙之效各不相同，知道了嗎？」李時珍撫著龐憲的頭，慈愛地說著，「這次給李大爺煎藥就由你來負責，你需取黃芪、陳皮各半兩，細細地研成末，然後取大麻子二兩，搗爛，加水揉出漿汁，放進鍋內煎至半乾。再調適量白蜜進行煎煮，煮開之後放進黃芪、陳皮末，調勻了就可以服用了。」

「師父您就放心吧。如果我把李大爺的病調好了，說不定他還會讓我看一看靈芝呢。」龐憲的小腦袋瓜靈活地轉著，忍不住高興起來。

解氣虛便祕的黃芪藥方

對症：氣虛引起的便祕。

藥材：黃芪、陳皮各半兩，大麻子二兩，白蜜適量。

用法：取黃芪、陳皮各半兩，細細地研成末，然後取大麻子二兩，搗爛，加水揉出漿汁，放進鍋內煎至半乾。再調適量白蜜進行煎煮，煮開之後放進黃芪、陳皮末，調勻即可服用。

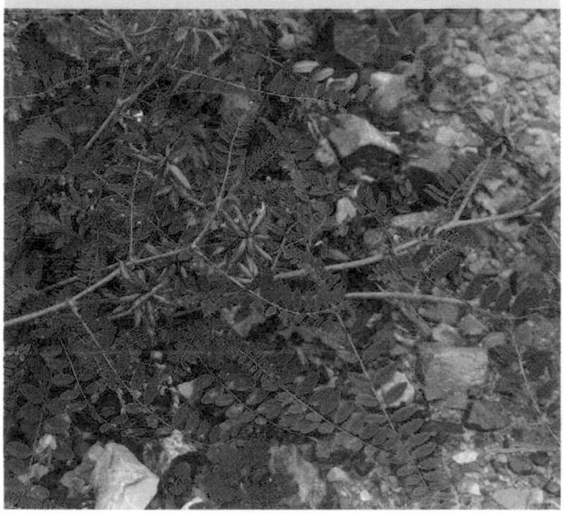

百草之王

人參

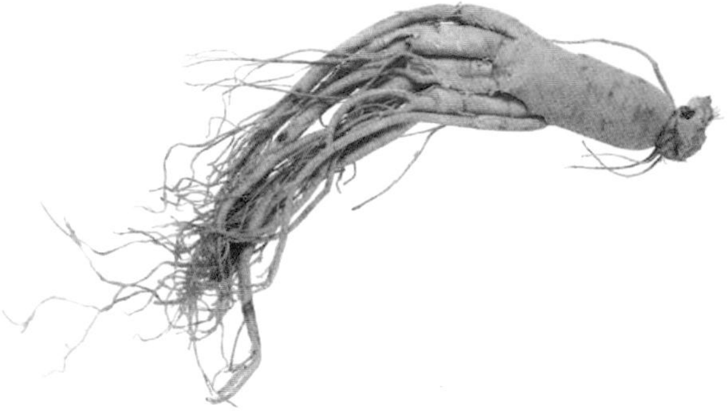

這天晚上吃過晚飯，李時珍與父親一同討論人參的用法。當時，李言聞正在撰寫一本關於人參入藥的書，所以對人參進行了很多研究。李時珍說：「人參生用與熟用大不相同，可很多家中藏有人參的人卻不懂這個道理，真是白白浪費了好東西。」

李言聞聞言，嘆息道：「正是因為如此，為父才想寫這樣一本書，讓大家都看到人參的正確使用方法，懂得如何利用它啊。」

「師父，我看《神農本草經》中說人參可『補五臟、安精神、定魂魄、止驚悸、除邪氣、明目、開心益智』，而且能常年服用，時間長了才延年益壽，並沒提到生用、熟用的區別呀。難道它們有什麼不同嗎？」坐在一邊的龐憲早聽得入迷了，忍不住問起來。

「憲兒有所不知，人參生、熟的藥性並不同，其效果也是完全不同的。」李言聞聽龐憲這樣問，耐心地解答道，「人參生用氣涼，熟用氣溫，對於脾虛火旺的人來說，生用是最好的，可瀉火補土，脾虛肺怯者熟用則最好，能補土生金。」

「哦，我想起來了。師父有一次給東縣的王夫人治病時，就是讓她熟用的。我記得當時王夫人脾胃虛弱，不想吃東西，師父說她是脾虛肺怯之症，所以就用了炙過的人參。」龐憲拍著頭，恍然大悟。

「那你還記得為師的方子是怎麼開的嗎？」李時珍看著徒弟認真好學的樣子，頗感欣慰。

「好像是取人參四兩，炙熟研末，然後取生薑半斤，搗成汁，配白蜜十兩，一起放在藥鍋內煎成膏，每天取一勺調在粥中服下。後來王夫人就好了。」

「沒錯，就是這樣的。人參原本味甘、微苦，性溫平，入肺、脾、心、腎經，最能補元氣、補脾肺，而且能夠安神益智、複脈固脫，對勞傷虛損、自汗暴脫、健忘驚悸、食少虛咳、陽痿尿頻、婦女崩漏之症都可起到治療作用。所以師父才告訴你，人參可治男女一切虛症。」李時珍點著頭說。

「可惜我從來沒看到過野山參長什麼樣子，只知道曬好的參為紡錘形，表面有點灰黃色，而且皺皺的，有很多小鬚根，有的鬚根上還帶著小疣。質地很硬，斷面呈淡黃白色，有層環紋，為棕黃色。」龐憲一邊回想一邊說。

「你說的這是人參的根莖，也可叫生參。但想要看到野山參可不容易，如今山裡幾乎難得一遇了。」李時珍說，「不過，人參年深漸長成

解脾虛肺怯之症的人參藥方

對症： 脾虛肺怯引起的脾胃虛弱，沒有胃口。

藥材： 人參四兩、生薑半斤、白蜜十兩。

用法： 取人參四兩，炙熟研末，然後取生薑半斤，搗成汁，配白蜜十兩，一起放在藥鍋內煎成膏，每天取一勺調在粥中服下。

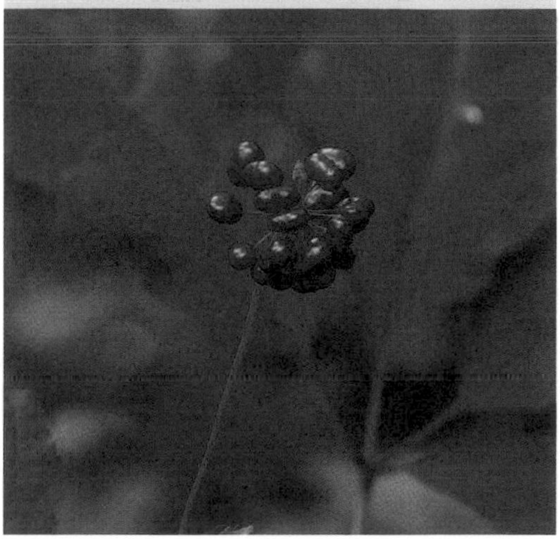

者，根如人形，有神，這就是它的基本特徵。正因如此，人們才將它稱為人參。也有人叫它神草，所謂『百草之王』，指的就是人參了。」

「師爺爺，您行醫這麼久了，在山上看到過人參嗎？」龐憲轉向李言聞問道。

「曾經遇到過。其實人參就是一種多年生的草本植物，除了你說的根莖部分，它地面部分的莖單生，直立生長，莖端漸尖，葉片邊緣有小齒，葉中脈有剛毛。它開花時會先在莖頂生傘形花序，花很小，為菩鐘形，分五瓣，顏色淡黃，多花齊開。等到花一落，就會結小漿果，果實成熟後是扁圓形的，顏色豔紅，從遠處看好看著呢。」李言聞彷彿想起了自己上山挖人參的往事，神色嚮往。

「師父，我們什麼時候也去山上找人參吧！」龐憲聽後有些迫不及待。

「現在還不是時候，快回屋睡覺去吧，時間不早了。」李時珍站起來向父親告辭，然後帶著龐憲走出屋去。

專補肺氣之藥

沙參

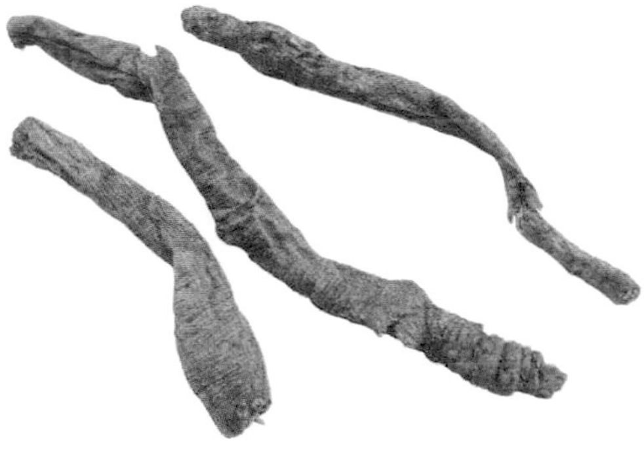

下午時分，藥堂來了位病人，坐在椅子上咳嗽不止。龐憲心想著：「肯定是得了傷寒，師父等一下定是要開散寒生汗的方子，會不會再開一副蔥薑湯呢？」

就在龐憲的小腦袋瓜不停地思考時，李時珍早為病人把了脈，「沒什麼大問題，有些肺熱傷津，我給你開副藥就可以了」。

「李郎中，您給我少開幾味藥吧，那藥湯我實在喝不下去。我聽人家說，您最擅長開單方了，我這才特地從外縣過來找您看病的。」病人邊說邊咳，神色痛苦。

「那就開味沙參吧，你每日只需取半兩煎水飲用，很快就會好起來的，而且此藥口感也不錯。」說著，李時珍便寫下了方子遞給龐憲，示意他給病人去抓藥。

龐憲一臉茫然，沒想到師父竟只用了一味沙參。他馬上包了藥，送病人出去，回來便問道：「師父，病人咳得這麼厲害，不是傷寒嗎？為什麼要用沙參這味藥呢？」

李時珍聽他這樣問，不由得笑著搖了搖頭：「看病要望、聞、問、切，你只看人家咳嗽就當成傷寒治，那豈不是容易誤診？病人脈象細數，舌質紅而苔少，明顯是肺熱所致的虛症，肺金受火所克，怎麼會不咳嗽呢？若用傷寒之法治療，恐怕就要越治越重了。」

「那沙參有什麼藥效呢？是專門瀉肺火嗎？」龐憲追問。

「沙參其根多白汁，被裡人稱為羊婆奶，也被人叫白參，其味苦，性微寒。陶弘景說沙參與人參、玄參、丹參、苦參並稱五參，可見它藥效了得。不過，沙參味苦，性微寒，是專補肺氣，益脾、腎，補陰制陽之藥，平時可用其養陰清熱、潤肺化痰、益胃生津，對於津傷口渴、肺虛久咳、燥咳痰少、虛熱喉痹等症都有治療效果。」李時珍向小徒弟細緻地講解著沙參的藥用價值。龐憲聽完點點頭，仔細想了想，把師傅說的醫理藥性都記住了，才又問道：「師父，沙參長什麼樣呢？它那麼厲害，是不是一棵大樹呢？」

「哈哈……」李時珍被小徒弟逗得笑了起來，「你呀！沙參就是一種多年生的草本植物，它二月生苗，葉子初長時如同小葵葉，形狀近圓形，有細毛；八九月抽莖，可高一二尺；在秋天開花，花為紫色，花不大，如同小鈴鐺一樣，有時也會開白花。花落之後可結球形蒴果，裡面有小而多的種子。一般在秋天採它的根入藥，根白而實，長圓錐形，表面粗糙，有橫紋，頂端有蘆頭。將根莖清洗乾淨，曬乾之後，就可以切片入藥了。」

「原來也和人參差不多，都是以地下莖入藥的。那它為什麼要叫沙參呢？」龐憲百思不得

解肺熱咳嗽的沙參湯

對症：肺熱所致的咳嗽虛症。
藥材：沙參半兩。
用法：每日只需取半兩煎水飲用，症狀緩解後即可停用。

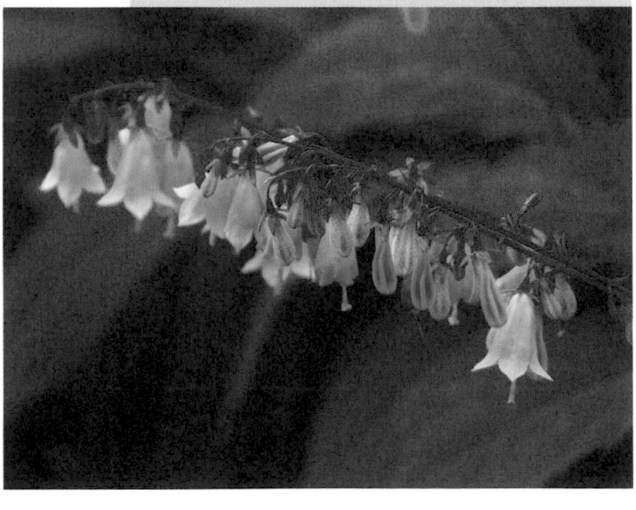

其解。

「它最適宜在沙地生長，所以才有了這個名字。」李時珍看了看龐憲，見他仍舊滿臉疑惑，就說，「等師父有時間了，就帶你去外面轉轉，要不你沒法理解藥物的特徵與由來。」

「太好了，師父，我早想上山去採藥了。」龐憲一聽，馬上高興起來。

利肺解毒的良品

薺苨

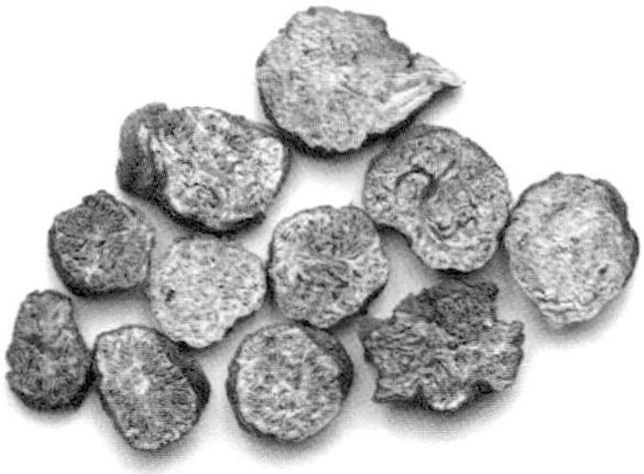

五月的清早，山上還有一絲涼意，但夏日的腳步已近，山間早有了鳥語花香。李時珍並沒有留意看風景，他帶著龐憲先乘船渡過雨湖，又朝南邊的山走去。

「師父，您快來看，這是什麼植物呀？它的莖中有很多白乳汁呢。」走著走著，龐憲忽然發現了什麼新奇的東西，大聲叫起來。

李時珍來到山坡邊仔細看了一下，解答道：這叫薺苨，也叫杏葉沙參，或者空沙參，最喜歡長在草地、坡邊、林下，在這種地方生長還真難得一見呢。」李時珍馬上蹲下來仔細看那些薺苨，雖然還沒有到開花的時間，但它們的莖已經四十到一百二十公分高了，葉片繁茂，鬱鬱蔥蔥的。

「這麼說，它與沙參應該長得差不多啦？」龐憲馬上高興起來，「我要好好看一下。原來它的葉子是心形的，葉柄很長，葉子邊緣還有鋸齒。師父，您快看，它的莖是『之』字形，彎彎曲曲的呢。」

「對，就是『之』字形，這是它的特徵。」李時珍說。

「可是怎麼還沒開花呀？我還想看它的花和果實呢。」龐憲有些遺憾。

「它要到七到九月才開花結果呢。它的花序會分枝平展，形成一個大的圓錐形，花朵呈冠鐘狀，五個花瓣，但花的顏色很多，有藍色的、紫色的，還有白色的；花萼長成倒三角狀，分成五裂。花落之後，會結圓錐形的蒴果。我們現在不要動它，等過些日子再來，就能看到花了。」李時珍說著就站起來，並不準備採摘這些薺苨。

「師父，既然薺苨與沙參相近，那效用是不是也差不多呢？」龐憲追問道。

「有相近的地方，但不完全一樣。薺苨味甘，性寒，歸肺、脾經，它的寒性可利肺，它的甘味可解毒，所以，它是潤燥化痰、清熱解毒的良品，對食物中毒、咽喉腫痛、肺燥咳嗽、疔癰瘡毒之症都有不錯的療效。」李時珍邊走邊說。

「那為什麼平時也沒見您用過這味藥呢？什麼病用它最好呢？」龐憲對於沒見過的藥材，總會打破沙鍋問到底。

「剛才師父說的話你又沒好好聽吧？中毒、燥熱之症都可以用它。至於它具體都有哪些驗方，那可就多了。比如，在被蛇蟲咬到之後，就可以將薺苨蒸熟，切碎，然後與粥同煮食用。如果要解丹石之毒，就將它做成酸菜，每日食用就可以了。」

「原來是這樣呀。師父，您都是從哪些書中看到的？我回家也要照著書好好學習一下。」龐憲孩子氣地說著。

「你跟著師父學，把師父

解百毒的薺苨單方

對症：中毒症狀。
藥材：薺苨二升。
用法：將二升薺苨搗成濃汁服用，或者直接嚼服，毒症就可以得到化解。

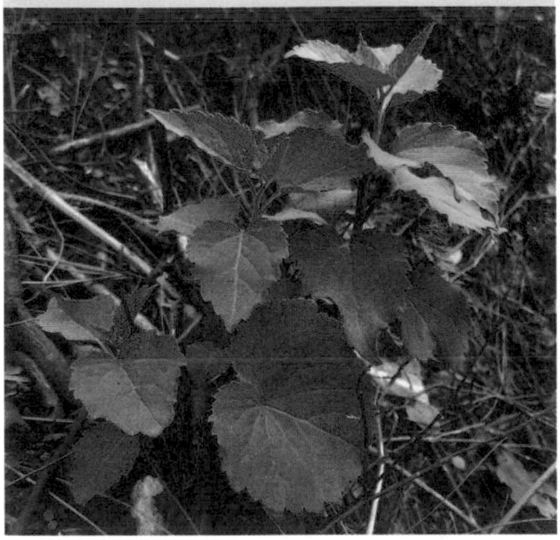

說的話都記熟，理解透了，再結合醫書，才能融會貫通啊。我記得給你看過葛洪的《肘後方》，裡面有一方說用一味藥就可以解眾毒，那就是薺苨了。只要將二升薺苨搗成濃汁服用，或者直接嚼服，毒症就可以得到化解。」

「哦，我想起來了。不過我當時沒仔細看，回去我肯定好好抄幾遍。」龐憲怕再被師父叨唸，說完就跑到前面去了。

下氣補勞除邪辟

桔梗

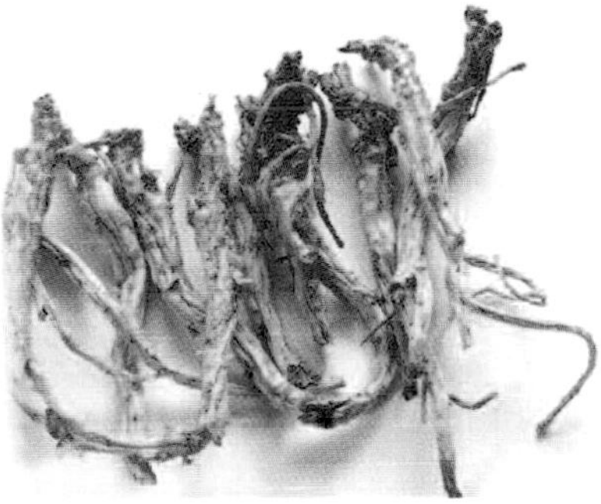

「師父，我怎麼記得書中說薺苨也叫桔梗呢？難道是我記錯了嗎？」走著走著，龐憲突然想起什麼來，停下腳步問李時珍。

「嗯，你沒有記錯，但將薺苨稱為桔梗是一種錯誤。陶弘景就曾經說過：『桔梗，近道處處有。葉名隱忍，二三月生，可煮食之。俗方用此，乃名薺苨。今別有薺苨，能解藥毒，所謂亂人參者便是，非此桔梗，而葉甚相似，但薺苨葉下光明滑澤無毛為異，葉又不如人參相對者爾。』可見，薺苨與桔梗絕對不是一種藥材，它們的區別你一定要牢記。」

「哎呀，我要是能找到一株桔梗看一下就好了，這樣我肯定能分辨清楚了。」龐憲說著就四處張望起來。

「這倒不難，桔梗在很多地方都會生長，我們這裡也一樣。山坡、草地、林邊，多注意一下，就有可能會有。」李時珍邊說邊帶著徒弟一起尋找起來。

沒走一會兒，李時珍就在林邊看到了一株桔梗：「憲兒，到這裡來。」

龐憲馬上跑過去，只見林邊的草地裡，長著一株高約五十公分，生有卵形葉片的植物，莖上沒有毛，而且分枝很少，葉子都呈對生狀，邊緣有小尖齒，葉下還有白粉。

「師父，這就是桔梗嗎？」

「對，這就是桔梗。它是多年生草本植物，可以長三十到一百二十公分高，它全株都有白乳汁。」說著，李時珍折斷桔梗讓龐憲看，「桔梗會在七到九月開花，花序為單生，有時也會集成總狀。花萼為鐘形，花冠呈闊鐘狀，五個花瓣，藍色或者紫色。花落了會結卵圓形蒴果，等到果實成熟，會在頂部爆開，多分為五瓣，裡面有多顆褐色的種子。因為其植株和花朵與薺苨很像，所以經常被人誤認為是同一種植物。」

「還真是的，如果師父不告訴我，我會將它當成薺苨的。」龐憲仔細端詳著桔梗說。

「其實，這兩種藥使用起來也不太一樣。薺苨多用來取汁，或者食用其莖葉，但炮製桔梗則要在春秋季採收，然後去掉外皮，曬乾才會使用。桔梗的根、莖都可入藥，藥性與薺苨也不相同。」李時珍說。

「師父，這桔梗的藥效是什麼呢？」

「桔梗味辛，性平，歸肺、胃經，用來利咽、宣肺、排膿、祛痰都非常有效，治療口舌生瘡、赤目腫痛、咳嗽多痰、痢疾脅痛、小便癃閉等症效果明顯。自古以來，各醫家都對桔梗非常重視。陶弘景在《名醫別錄》中說它『利五臟腸胃，補血氣，除寒熱、風痹，溫中消穀，療

桔梗半夏湯

對症：因傷寒導致陰陽不和的腹脹疼痛。

藥材：桔梗、半下、陳皮各三錢，生薑五片。

用法：取桔梗、半夏、陳皮各三錢，用生薑五片，放兩杯水煎成一杯服下。

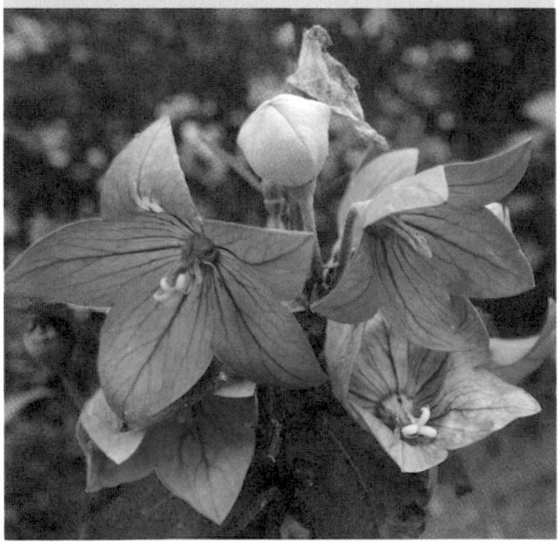

喉咽痛』，而《日華子本草》中則說它『下一切氣，補五勞、除邪辟溫、補虛消痰』。」

「這麼厲害呀！」龐憲驚訝地張大嘴，「為什麼師父沒有用過它呢？」

「誰說我沒用過？之前有位病人因為傷寒導致陰陽不和而腹脹疼痛，我不是給他開了一劑桔梗半夏湯嗎？你都忘了？」李時珍嚴肅地看著龐憲，他可不允許自己的徒弟總是將學過的知識都丟到腦後去。

「我想想，」龐憲小臉漲得紅紅的，半天才吞吞吐吐地說，「是不是取桔梗、半夏、陳皮各三錢，用生薑五片，放兩杯水煎成一杯服下？」

「對了。這不就是桔梗半夏湯的方子嗎？」李時珍臉上重浮起笑意，「好了，快走吧，還有很遠的路呢。」說著又轉身朝山上走去。

延年不饑的救窮草

黃精

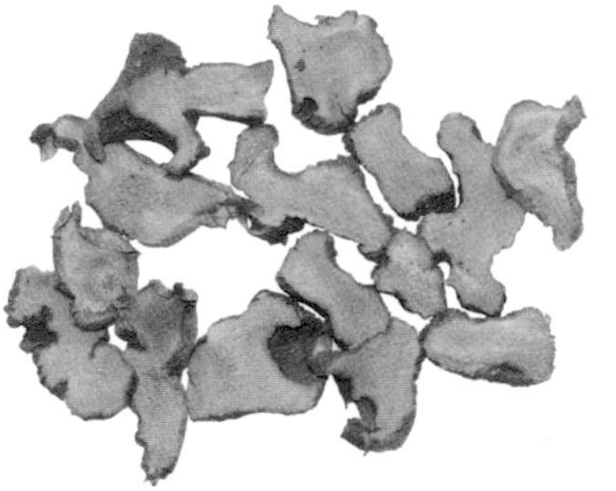

山路很不好走，但是龐憲卻很開心，因為每走一步，他都會發現新奇的植物，還能看到漂亮的小鳥。這時，遠處的樹枝上就落著一隻羽毛翠綠、叫聲清脆的小鳥，龐憲看得目不轉睛。

「憲兒，快來看，黃精已經開花了。」不遠處傳來李時珍的聲音，龐憲聽到後連忙朝師父跑去：「師父，在哪兒呢？我還從來沒看到過黃精開花呢。」他一邊跑一邊說，差點就跌倒了。

「你慢點兒，黃精又不會跑，你急什麼。」李時珍扶住小徒弟，嗔怪道，然後指向一株植物，告訴他，「看這白色的花朵，就是黃精的花。」

龐憲仔細看過去，只見它莖呈圓柱形，直立生長，並沒有分枝，全株光滑無毛。周圍桔梗高度不一，但都在五十到八十公分。葉子沒有柄，直接在莖上呈四到五枚輪生，葉片為線狀披針形，前端尖，並稍有捲曲，葉面比較綠，而葉下則呈淡綠色。在葉子的腋部生有長一點五到二公分的花梗，花梗在前端分成兩枝，分別生一朵小白花。花是筒狀的，前端分六裂，帶一點兒綠白色，花的苞片很小，花中見光滑的花絲。

「師父，這就是黃精的花嗎？這小白花真好看。」龐憲不由得賞起花來。

「為師可不是叫你過來欣賞花朵的，而是讓你學著辨認黃精。你現在看到的只是它的植株與花朵，等這些花落了，它會結球形的漿果，果成熟之後變成黑色。入藥的部分，則是它的根莖。春天或者秋天時，將根挖出來，清洗乾淨，放入沸水中煮透，曬乾就可以入藥了。」

「師父，那我現在就挖出根來看一下。」龐憲說著動起手來。很快，土中出現了一條肥大的橫走根莖，肉質肥厚，顏色黃白，通體圓柱形，但略扁，表面帶多個莖痕，而且有莖痕的地方明顯變粗，但鬚根很少。

「師父，我現在知道什麼是黃精了。」龐憲胸有成竹地說。

「恐怕沒這麼簡單，除了這一個品種之外，還有囊絲黃精、熱河黃精、滇黃精。黃精品種多樣，你要瞭解的還有很多呢。」李時珍笑著說。

「怎麼這麼多呀，師父！我要怎麼區分它們的不同呀？」龐憲一聽，立刻發問。

「囊絲黃精與你現在看到的差不多，但葉子為革質，是橢圓形的，而且開花也稍早一些，在四到五月，果實成熟後為暗紫色。熱河黃精又叫多花玉竹，顧名思義，雖然它的葉子和這種差不多，但花梗較長一些，一次會有四到十朵花開放。至於滇黃精，那就更容易分辨了，只看它結出的果實就可以分辨，因為它的果實成熟後是橙紅色的。」

「哎呀，這黃精可真麻煩，為什麼要分這麼多種呢？」龐憲聽得頭暈，不高興了。

「你呀，真是小孩脾氣！雖說它種類多，記起來難

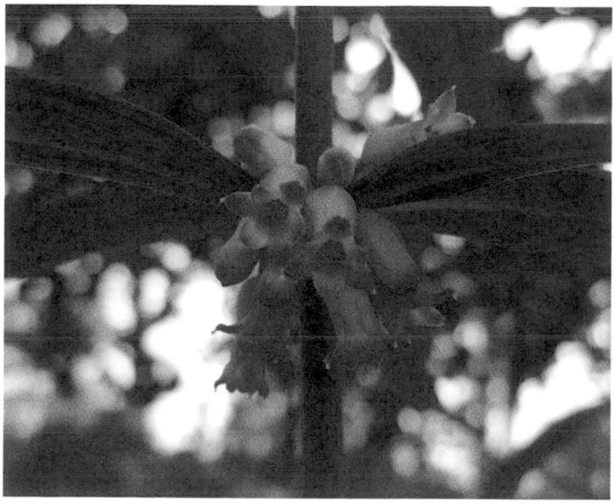

了些，但它可是既能治病又能食用的要藥。你看《名醫別錄》的第一位，記錄的就是黃精。它得坤土之精粹，被醫家視為芝草之類，所以才叫黃精。《五符經》裡就說道：『黃精獲天地之淳精，故名為戊己芝，是此義也。』不僅如此，將黃精九蒸九曝，可以代糧食食用，因此它又常被人稱為救窮草。」李時珍細細為龐憲講解黃精的知識。

「原來這黃精這麼重要呀。可是，師父，它的藥用價值是什麼呢？」龐憲最關心藥的功效，反正他又不想以黃精為食。

「黃精味甘，性平，能滋腎、潤肺、補脾，可補諸虛，止寒熱，填精髓，下三屍蟲，《別錄》中更說它『補中益氣，除風濕，安五臟，久服輕身延年不饑』，因此，它對於陰虛肺燥、脾胃虛弱、脾陰不足、腎虛精虧、腰酸膝軟、消渴多飲、乾咳痰少之症都有治療之效。」

「這麼說來，黃精就是強身健體的寶貝呀！」龐憲不由得又看了幾眼黃精的根莖。

「的確可以這樣說。比如取黃精、枸杞子各等份，將其曬乾研末，然後用白蜜調成泥狀，再做成黃豆大小的藥丸，每天以米湯送服五十丸，就能起到補虛、強腎、填精髓的功效。人體無虛，腎臟強壯，人自然就強壯了。」李時珍說。

「師父，黃精不應該叫救窮草，應該是救命草才對！」龐憲一語將李時珍給逗笑了，這個小徒弟真是頑皮又聰明啊。

益氣補不足的羊鬍子草

知母

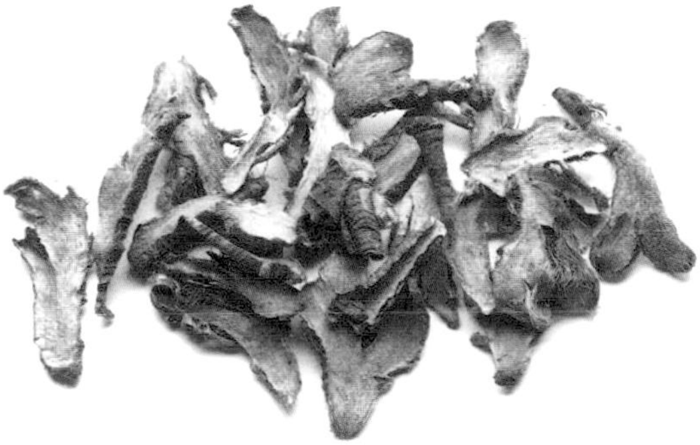

師徒倆走著走著，李時珍突然在一叢雜草前停了下來，看了一會兒又搖搖頭，繼續往前走。龐憲感覺奇怪，便問：「師父，您為什麼對著雜草搖頭呀？」

「沒什麼，師父想起來，這個時候應該也是知母開花的季節，可惜這一帶很少見到，師父就沒辦法讓你辨別這味藥了。」

「知母？是水裡的水母嗎？」龐憲好像聽父親說過，水中有種東西叫水母，但知母這個名字還是第一次聽說。

「知母是一種多年生的草本植物，又被稱為蒜瓣子草，或者羊鬍子草。它全株沒有毛，葉子基生，叢出，葉片線形，長十五到七十公分，質地較硬，基部鞘狀。每年五到六月開花，花莖可高五十到一百公分，莖上長鱗片狀的小苞葉，花序為穗狀，花兩到三朵簇生。花有六瓣，分成二輪，花瓣長圓形，花色淡綠，也有紫堇色的，但都帶有三條淡紫色的縱脈。花落之後會結出長卵形的蒴果，成熟的果實可沿腹縫開裂，每室生有一到二顆三棱形的黑色種子。」看不到植物，李時珍只好細細描述給龐憲聽。

「師父，是取它的種子入藥嗎？」龐憲認真地聽後，問道。

「當然不是。知母的根莖橫生於地面，表面生有很多黃褐色的纖維，一端還會生多而粗的鬚根。入藥就要採這些根莖，在春、秋季將它們挖出來，然後將莖苗及鬚根去掉，保留黃褐色纖維，曬乾，這就是毛知母了；如果在炮製前將根莖的栓皮都去掉，再曬乾，這就被稱為光知母。入藥時，要揀肥潤裡白的使用，最好直接將它去毛，切片晾曬。」

「可它為什麼叫知母呢？」龐憲覺得這藥名有些奇怪。

「因為在它的宿根之旁，有初生的子根，形狀如同蚳狀，所以稱它為母，後來漸漸被人叫成了知母。」李時珍說。

「那它的藥效是什麼呢？能治什麼病？」龐憲忙問。

「知母味苦，性寒，醫書中說它『消渴熱中，除邪氣、肢體浮腫，下水，補不足，益氣』，因此，脅下邪氣、膈中惡、風汗內疸、腎氣勞損、產後蓐勞、熱厥頭痛、下痢腰痛、子欲早產等症都可用知母治療。」說完，李時珍忽然想起了什麼，又道，「你還記得上次鄰居張嫂生病的事嗎？當時為師給了她一些小藥丸，那藥丸就是知母做的。」

「我知道，張嬸好像是肚子疼，但吃了那個藥丸就好了。師父，就是說知母能治肚子疼，對吧？」龐憲追問著。

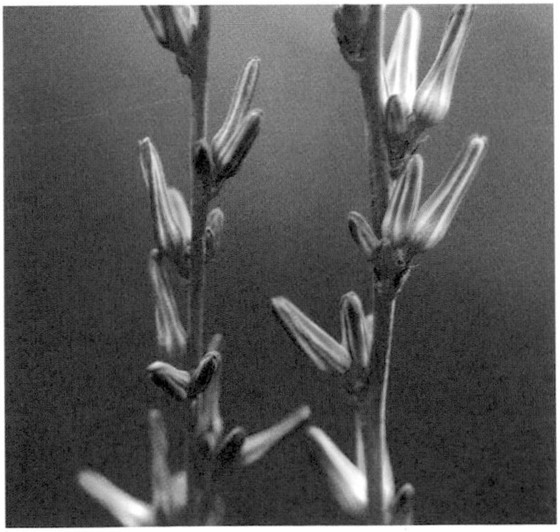

「你張嬸不是肚子疼，是孕期不足，有早產之象，所以才腹痛不止。師父用知母二兩研成末，與蜜調和，做成豆粒大小的藥丸，讓她用米湯送服，每次二十丸，這樣她的病症就治好了。」

「怪不得叫知母，原來能讓孩子瞭解母親的想法啊。」龐憲一臉原來如此的神色，說道。

「你這機靈鬼，就你最聰明！沒錯，說的就是它安胎的作用。」李時珍無奈地笑起來，「不過，你要記住了，知母味苦寒，雖清肺、涼胃、瀉腎火，但斷不可給脾虛便溏的病人使用，否則會加重症狀。」

「我記下了，師父。」龐憲認真地點了點頭，兩人才又朝山上走去。

補而不峻的黑司命

肉蓯蓉

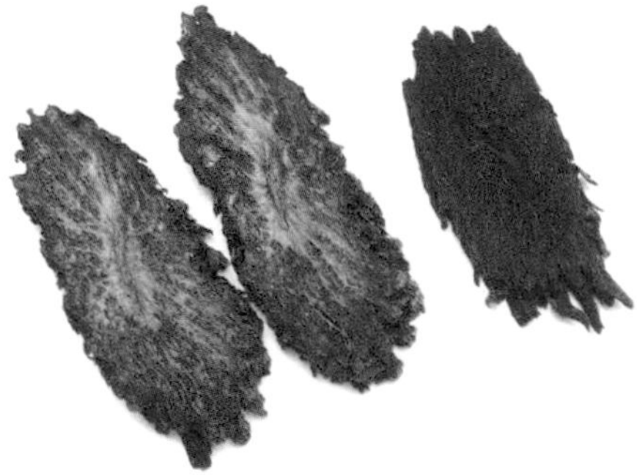

昨天在山上奔走了一整天，龐憲早早就睡了，結果一覺睡到天色大亮。早上龐憲從床上起來，發現師父的兒子建元早上學去了，他趕緊洗漱一下去了藥堂。

「起來了？吃了飯沒有？」李時珍正給一位病人抓藥，看到一臉睡意的龐憲便問。

「師父，我起晚了，今天不吃早飯了。」龐憲不好意思地說。

「那可不行，不吃早飯怎麼有精神呢，快去吃了再來。」李時珍正色道。

龐憲只好去廚房喝了碗粥，才回到藥堂。這時病人已經很多了，他馬上開始給病人按方抓藥。師徒倆忙到正午，好不容易才有了一點空閒。

「師父，以後我們要多上山，常鍛煉才行，不然身體都不好用了。您看您的臉色就不如昨天好。」龐憲打掃著廳堂，對師父建議道。

「那我們晚上可以吃點藥膳補一補，你覺得吃什麼比較好呢？」李時珍看著徒弟小大人的樣子，覺得好玩，便笑著問他。

「師父，您吃一點人參吧。那不是最好的補益之藥嗎？」龐憲立刻就想到了人參的妙用。

「那可不行，人參價高又難得，還是留著給有需要的病人用吧。」李時珍說著，一轉眼看到了藥櫃抽屜上的「肉蓯蓉」三個字，眼前一亮，「這味藥就很適合入食呀。」

「師父，您是說肉蓯蓉嗎？」龐憲順著師父的目光也看到了這味藥，馬上問道，「這不是治療筋骨無力、腸燥便祕的藥嗎？我們又沒有這種毛病。」

「你只知其一，不知其二。肉蓯蓉補而不峻，所以才有從容之名。從容是什麼？就是和緩之貌呀。我們腰膝酸軟、精力不足、面色無光，不正需要這樣的從容之貌嗎？」李時珍循循善誘道，「不僅如此，肉蓯蓉味甘，性微溫，入腎、大腸經，對陽痿、不孕、腰膝酸軟、血崩、陽事不興等症都有治療作用。醫家有言，肉蓯蓉『益髓，悅顏色，延年，大補壯陽，日御過倍』。」

「師父，原來肉蓯蓉不但能治病，還能補益虛勞啊！」龐憲說著打開抽屜，拿了幾塊出來仔細觀察。只見肉蓯蓉呈棕褐色，表面覆瓦狀排列著肉質鱗葉，品質較重，同時稍硬，並不易折斷。斷面處是棕褐色的，帶有淡棕色的點狀維管束，呈波狀環紋排列。龐憲聞了一下：「師父，它有點苦味，但又帶點甜味。」

「憲兒，你知道肉蓯蓉生長在野外時是什麼樣子嗎？」李時珍乘機引導龐憲來瞭解這味中藥。

「師父，我又沒看到過，怎麼會知道它長什麼樣子呢？」龐憲噘著小嘴。

「那師父講給你聽，你可要記仔細了。」李時珍放下手中的藥方，「肉蓯蓉又名黑司命，為多年生寄生草

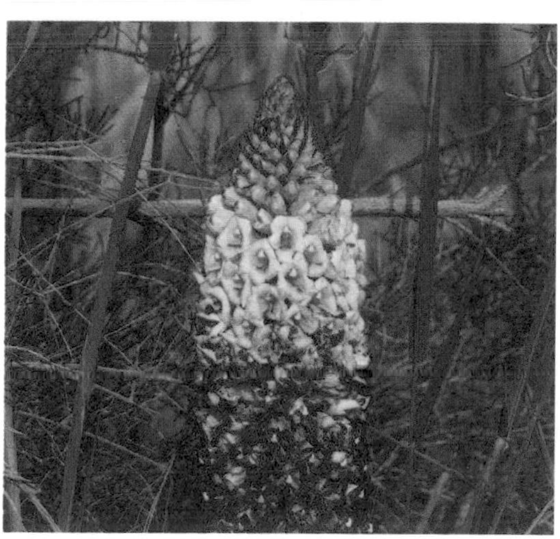

本植物，它高十五到四十公分，莖的肉質非常肥厚，通體圓柱狀，顏色發黃，沒有分枝，偶爾可在基部出二到三個小枝。莖表有多數肉質鱗片狀的葉子，顏色褐色，呈覆瓦狀。一般莖下部的鱗片葉密集，而上端則疏鬆一些。它會在每年的五到六月開花，花序為圓柱形的穗狀，花朵簇生，花朵基部可見一到兩個火苞片，花萼如同鐘形，可分五個淺裂，花冠為管狀鐘形，同樣分五裂，為紫色，但管部是白色的。花落之後，結橢圓形的蒴果，成熟後可自然二裂，裡面有多顆種子。」

「師父，這肉蓯蓉好像鹿角，不過它會開花，鹿角不開花。」龐憲歪著頭說道。

「確實有一點像，不過，肉蓯蓉也分多個類別。有一種可以長到一米高，但花是黃色的，花萼分裂處有細圓齒，人們通常叫它蓯蓉；還有一種鱗片葉呈卵狀披針形，花序是圓柱形的，苞片處有綿毛，在花瓣的邊緣也有細毛，人們將這種稱為迷肉蓯蓉。它們之間有一定的區別，你要記住才行。」

「那我們到底要怎麼用它做藥膳呢？」龐憲早上只吃了一碗粥，這會兒早餓得肚子咕咕叫了，遂問起它的食法。

「說它是藥膳，其實也是驗方之一，比如身體勞傷、精敗面黑的人，吃這個方子就最好。」李時珍賣起關子來。

「師父，那到底要怎麼做嘛！」龐憲急得抓耳撓腮。

「這還不簡單，買一點羊肉，細細地剁成末，加四兩肉蓯蓉煮至軟爛，加鹽等調味料即可，與粥同食，每天空腹食用，就可強身健體了。」李時珍看著小徒弟著急的樣子，忍不住笑出聲來。

補腎助陽的草蓯蓉

列當

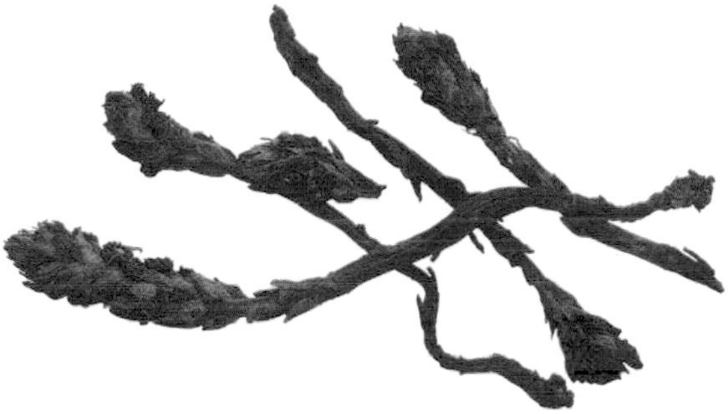

下午，李時珍正在午休，龐憲則坐在藥堂看書。這時外面走進一個與龐憲差不多年紀的孩子，一進門就問：「憲哥哥，李大夫呢？」

龐憲一看，原來是北縣藥局王老闆的兒子王天寶，他馬上起身迎道：「天寶，你怎麼來了？」

「我爹讓我給李大夫送點好東西來。我爹說這種草藥叫列當，現在賣得可好了，他特意給李大夫留了一袋。」說著，天寶將一個小布袋放到藥櫃上。

龐憲好奇地解開袋子，裡面是一小捆一小捆的草。它的莖比較粗壯，顏色黃褐色，株被有明顯的白色絨毛，而且帶縱皺縮紋，莖頂膨大，鱗葉黃棕色，花序則呈暗黃褐色，還有微微的苦味。

「這就是列當嗎？我還是第一次看到呢。」龐憲拿出一捆藥草，反覆端詳。

「你不認識列當呀？我可以告訴你它長什麼樣子。」天寶馬上神氣起來，「這是一種一年生的寄生草本植物，一般高十五到四十公分；根莖比較肥，是肉質的，地面莖粗而單一；葉片互生，鱗片狀披針形。每年五到七月開花，花序為穗狀，生於莖頂；花朵藍紫色，密集開放；花萼五深裂，披針形；花冠下部呈筒形，上部稍有彎曲，有二唇，上唇寬，下唇分三裂。會結橢圓形的蒴果，裡面有很多粒種子。」

天寶說得面面俱到，龐憲不禁佩服起來：「天寶，你都是和誰學的呀？居然知道這麼多！」

「當然是我爹呀，他經常帶我上山去認草藥。對了，我告訴你的是紫花列當，還有一種叫黃花列當。它的其他部分與紫花列當差不多，只不過開黃白色的花，而且，黃花列當也比紫花列當要矮一些，只能長十到十五公分高。」天寶說得起勁，頗有點如數家珍的意思。

「可是這列當有什麼功效呢？為什麼那麼多人要買呢？」龐憲突然問。

「這個……」天寶被問住了，他也不知道列當的功效是什麼。

「你們兩個聊什麼呢，這麼熱鬧？」這時李時珍從後門走了進來。

「師父，天寶給我們送列當來了，可是這列當是做什麼用的呢？我們兩個都不知道。」龐憲馬上說。

「哦，原來是列當呀，我這段時間正好想去採購一些呢。」李時珍看了看那些藥，邊滿意地點著頭，邊向兩個孩子解釋道，「列當又名草蓯蓉，其味甘，性溫，補益之效堪比肉蓯蓉。《開寶本草》記載它『主男子五勞七傷，補腰腎，令人有子，去風血』，所以，列當有補腎助

列當藥酒

對症：腎寒引起的腰痛。
藥材：列當五兩、白酒兩斤。
用法：取五兩列當，泡進二斤白酒中，隔水燉半個小時，每天晚飯後喝一杯。

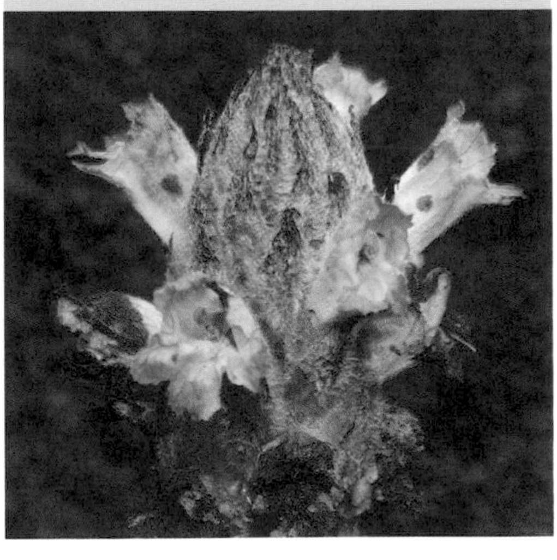

陽之效，對腎虛引起的腰膝冷痛、遺精以及小兒腹瀉、腸炎、痢疾都有很好的治療作用。」

「原來它是補腎的專用藥呀。」龐憲看一眼天寶，意味深長地點了點頭。

「李伯伯，我爹說這些列當給您用，順便還讓我問一下，他能不能用這種藥泡酒喝？」天寶問李時珍。

李時珍想了想，王老闆一直有腎寒腰痛的毛病，這個藥對他顯然很有幫助，便說：「天寶，回去告訴你爹，取五兩列當，泡進二斤白酒中，隔水燉半個小時，每天晚飯後喝一杯，這樣他腰痛的毛病很快就會好的。」

「我記住了，那我現在回去告訴爹爹。」天寶行過禮，對龐憲擺擺手，飛快地跑走了。

補腎陽、益精血的地毛球

鎖陽

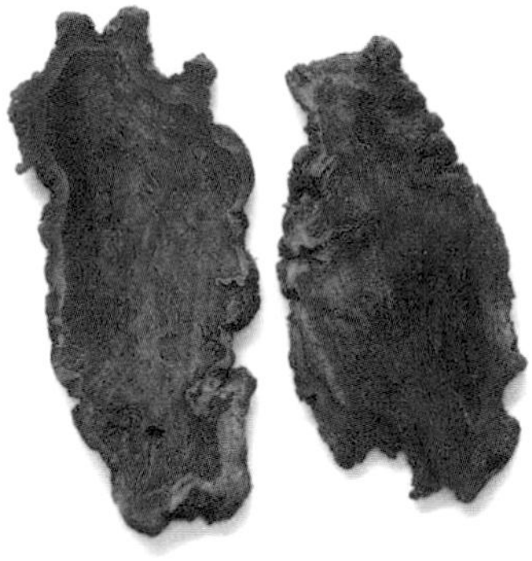

天寶早走得不見蹤影了，龐憲還在那裡思索著，口中念念有詞：「原來列當是補腎助陽的，所以很多人會買回家去泡酒……。」

「憲兒，你嘟囔什麼呢？快把這些列當放起來。」李時珍說。

「師父，只有列當才是補腎助陽的嗎？大家為什麼都要買這一種藥材呢？這樣不是就把藥價抬高了嗎？」龐憲不解地問。

「憲兒都知道變通用藥了，不錯！」李時珍笑了起來，「確實，補腎助陽的藥可不在少數，之所以現在列當熱賣，其實還是藥商宣傳所致。事實上其他藥也一樣可以有這些功效，比如說……」李時珍回頭看了一眼藥櫃，指著一個抽屜說，「比如鎖陽，就是上好的補腎陽、益精血的藥。」

「鎖陽？只聽這名字就知道它補腎功效強大了。」龐憲也上前去打開抽屜看，鎖陽也是全草入藥，只不過都被切成了小段，莖為扁圓狀，表面紅棕色，有皺縮，帶粗大的縱溝和不規則凹陷，有的甚至能看到三角形的鱗片，有些則帶著部分花序。龐憲拿起一小段，發現斷面有顆粒狀物質，氣味微香中還帶點苦澀。

「師父，鎖陽在哪裡生長的呢？長什麼樣呀？」龐憲問。

「鎖陽出肅州，陶宗儀在《輟耕錄》中說：『鎖陽，生韃靼田地，野馬或與蛟龍遺精入地，久之發起如筍，上豐下儉，鱗次櫛比，筋脈連絡，絕類男陽，即肉蓯蓉之類。』不過，這只是他一家之言，所謂野馬、蛟龍遺精入地之說不實，它應該是與列當等類相同，寄生而長。」李時珍耐心地說著，「它為多年生的肉質寄生草本植物，人們也叫它地毛球，或者鏽鐵錘。它適宜在沙地生長，地下莖粗短，有多個瘤狀突起根，地上莖則高二十到一百公分，顏色暗紫紅，生有鱗片狀葉子，呈卵圓形或者三角形。每年六到七月開花，花序頂生，穗狀，花朵為肉質花，雜性生長，顏色暗紫，帶有香氣。花落之後，會結球形的小堅果，外皮呈深色的硬殼狀。」

「它的主要功效就是補腎，對嗎？」龐憲又問。

「不止這些。鎖陽味甘，性溫，歸脾、腎、大腸經，所以它還能對脾、大腸有所助益，不但補腎陽、益精血，更能利大便，潤燥養筋，對陽痿滑精、腰膝酸軟、腸燥便祕、氣弱陰虛之症都可治療。古書中說過，對一些虛弱導致的大便燥結者，用它煮粥吃，比吃肉蓯蓉還要好呢。」李時珍將鎖陽的功效一一講給龐憲聽。

「師父，是不是普通人在大便乾燥時，可以直接用它煎服？」龐憲一點就通，馬上聯想到了驗方的運用。

「嗯，可以是可以，但一定要是陰虛便祕的人才行。如果大便並不乾燥，卻仍不易方便的人，就不能用這個方子了。一般老年人氣弱陰虛者多，往往會大便燥結，這時就可以取鎖陽、桑椹子各五錢，加適量水煎成

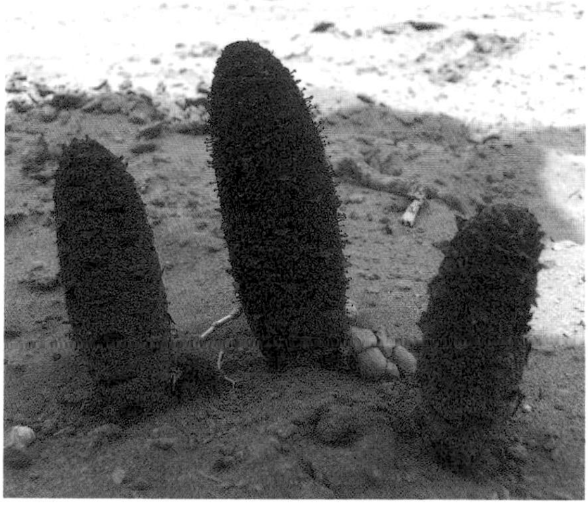

濃汁，調入白蜜，分兩次服下，馬上就能解決問題了。」李時珍說得非常仔細，就是怕龐憲隨便亂用驗方而忘了藥的禁忌。

「師父，我知道了。我覺得還是鎖陽更好一些，我們不採購列當了，直接用鎖陽吧。」龐憲提議道。

「你這孩子，凡事不能太過偏激。雖然鎖陽與列當有共同的效用，但卻並不意味著一種藥可以取代另一種藥，因為它們總有自己最好的地方，所謂尺有所短寸有所長，就是這個意思了。」李時珍搖著頭笑起來。

定驚息風的鎮靜藥

天麻

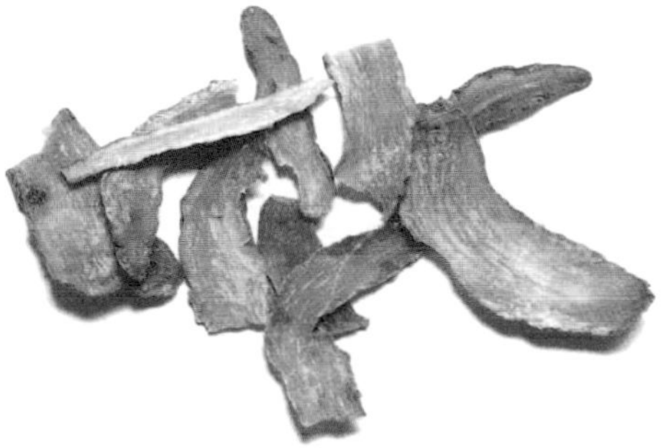

天色已經黑了，可是去私塾上課的建元還沒有回家，全家人都坐在堂屋裡著急地等候著。唯有李時珍不慌不忙，說：「急什麼？說不定又去哪裡玩耍，忘了回家罷了。」

「師父，要不我出去找一找吧。」龐憲與建元關係最要好，所以請求道。

「不用，他一會兒就會回來的。」李時珍淡定地說。

就在全家人心急如焚的時候，建元一頭汗水跑了進來，一看大家都在堂屋，就知道自己令家人擔心了，馬上小心地給祖父、祖母、父親、母親行禮，然後才小聲說：「我回來了。」

「元兒，你去哪裡了？天都這麼黑了，如果發生危險可怎麼辦？」李奶奶攬過孩子，不禁責備道。

「說，你又去哪裡瘋玩了？我讓你去念書，難道連不讓父母親友擔憂的道理也沒學到嗎？」李時珍沉聲說。

「爹，我沒去玩。放學的時候我與同學從山間穿回來，發現了一種藥材，但很難挖，我用了很長時間挖它，所以才回來晚了。」建元有些委屈地解釋著，說完從書包裡拿出一塊帶有環節的圓柱形肥厚根莖，直接遞到李時珍的面前，「爹，你說這是藥材嗎？我看很像。」

龐憲眼尖，一眼就看清楚了，這根莖肉質，長圓形，雖然帶著泥土，但顯出黃棕色的皮，斷面則是白的，很平整。

「天麻？你是在哪裡挖到的？」李時珍當然一眼就認出來了，馬上問。

「就在私塾東邊，那邊有一段山路。我看它的莖直立生長，顏色黃赤，如同鱗片狀的葉子，還呈膜質，覺得挺特別，就試著往下挖了一下，沒想到它有這麼大的根。」建元一見父親不生氣了，馬上來了精神，「而且，我覺得這個根肯定還沒長大，因為它還開著花呢。花序是總狀，十到三十公分，與莖的顏色相似，花苞片也有膜質，是線狀長橢圓形的，但花被有點歪，像一個壺嘴狀，口部斜形，呈三角形，唇瓣比較高，分成三裂。」

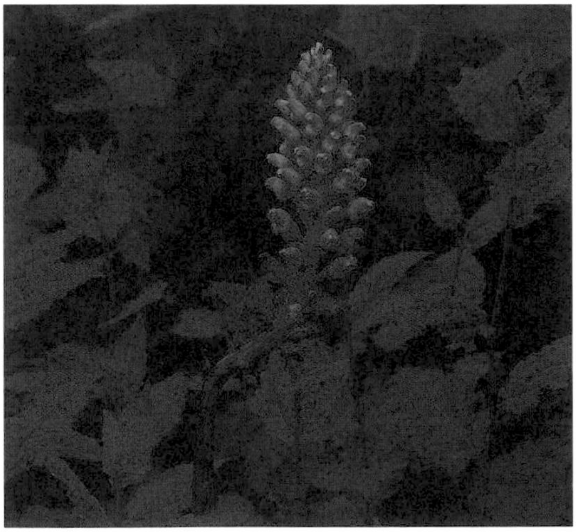

「你看得倒是仔細，可為什麼不知道它是天麻呢？」李時珍被兒子氣笑了。這個孩子像自己，從小就對藥材感興趣，不過，父親可不希望孩子們也學醫，所以，他只收了龐憲做徒弟，讓自己的孩子去上學，希望他們將來去考科舉走仕途，這是父親長久的心願。

「因為我沒見過天麻呀，但我覺得它和您用的藥材很像，所以就挖回來給您看一下。」建元說。

「建元，那裡還有嗎？明天帶我去挖。」一邊的龐憲早忍不住了。

「應該還有。今天我沒工具，所以不好挖。你明天要帶個藥鐮才行。」兩個人竟開始商量著明天去挖天麻了。

「胡鬧！天麻要到秋末採挖才好，你們現在都挖出來不是浪費了嗎？建元只看到了它的花，要知道，它也是會結果實的。它會長一個倒卵形的蒴果，成熟後，裡面會有很多細小的粉末狀種子。」李時珍馬上制止了兩個孩子。

「師父，天麻有什麼功效？可以治什麼病呢？」龐憲見師父不讓挖，只好問問與它有關的其他問題。

「天麻味甘，性平，歸肝經，是上好的定驚、息風、止痙之藥，而且能夠清風化痰、清利頭目、寬胸利膈，對於小兒驚風、癲癇抽搐、肢體麻木、頭痛眩暈、半身不遂都有治療作用。《藥性論》中就記載它『治冷氣頑痹，癱緩不遂，語多恍惚，多驚失志』，可見天麻功效巨大。」

「我知道了，原來天麻就是讓人安靜的，所以是一味鎮靜藥。」建元馬上說道。

「對呀，原來它是專門讓人安靜下來的藥。」龐憲也笑起來，「師父，這種藥是直接嚼服呢，還是煎汁用？」

「那要看如何入藥了，如果與其他藥同用，比如治療風痹之症，就要炙乾、煨熟，然後浸酒使用；但如果是偏頭疼、面目浮腫，就可以取半兩天麻，二兩芎藭，一起研成末，加白蜜製丸，每日飯後吃一粒就可以了。」

「好了，不要說天麻了，該吃晚飯了。」李言聞在一邊看到孩子們對藥物如此感興趣，雖然很高興，但又怕因此影響孫子考取功名的決心，於是忙將話題轉移，帶著大家吃晚飯去了。

健脾益氣的蒼朮、白朮

朮

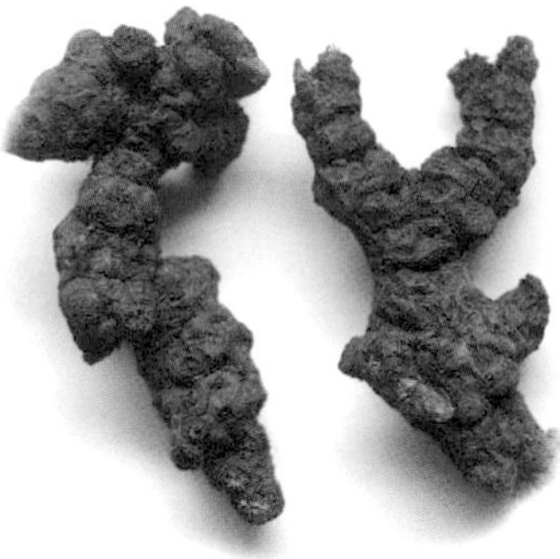

「朮有兩種：白朮，葉大有毛而作椏，根甜而少膏，可作丸、散用；赤朮，葉細無椏，根小苦而多膏，可作煎用。東境朮大而無氣烈，不任用……。」這天下午病人不多，龐憲拿著《名醫別錄》讀得認真，可讀著讀著突然沒了聲音。

「怎麼不讀了？」一旁的李時珍問道。

「師父，朮原來是有兩種的呀？那它們有什麼不同呢？您能給我仔細說說嗎？要不我會弄不明白的。」龐憲皺著眉，儼然一副小學究的樣子。

「其實，古方二朮是通用的，後來才被人們分成白朮與蒼朮兩種，也就是陶弘景所說的白朮、赤朮。」李時珍笑起來，「如果你想都瞭解一下的話，師父倒是可以給你講講它們的不同。」

「您快給我講講！我就愛聽師父講，比自己看書可有趣多了。」龐憲立刻湊近師父，準備認真聽講。

「白朮又叫于朮，或者冬朮，它是一種多年生的草本植物，高三十到八十公分。它的根莖較粗大，如同拳形，地面莖直立生長，上部分枝，單葉互生，莖下部的葉子有柄，葉片三深裂，中間一裂最大，呈橢圓形，兩側的則小，為卵狀披針形。莖上部的葉子葉柄極短，而且葉子也不分裂，只是前端尖，基部漸狹，葉緣有齒。」

李時珍頓一頓，又接著說，「白朮九到十月才開花，花序頭狀，頂生，總苞為鐘狀，總苞片有七到八列，呈覆瓦狀排列。花多數，生於花托上，花冠如同管狀，下端細，顏色是黃的，前端分五裂，呈披針形。等到冬天時，可以將它的根莖挖出，然後清洗乾淨，曬乾，去掉鬚根就能人藥使用了。」

「那另一種朮呢？長得是一樣的嗎？」龐憲又問。

「另一種被陶弘景稱為赤朮，其實就是我們常說的蒼朮。不過，它又分南蒼朮和北蒼朮兩種，也就是南北方地區的不同叫法。」李時珍喝了口茶，潤一下嗓子，接著說，「南蒼朮與白朮高矮相差不多，而且長得很相似，只不過它的花序沒有梗，而總苞片為六到八層，帶有膜質，背面綠色，邊緣帶紫色，有細毛。花期也比白朮要早，每年八到十月都會開花，多見於江浙以及我們所在的地區。」

「那北蒼朮就是生活在北方的嗎？它長什麼樣呢？」

「北蒼朮多生於東北、西北一帶，比南蒼朮要矮一些，三十到五十公分的樣子，葉片多有缺刻，而且莖上部的葉子多分三到五羽裂。花序總苞片只有五到六層，顏色是白的，每年七到八月開花。」李時珍將幾種朮的特徵詳細告訴龐憲。

「那它們的功效都一樣嗎？」龐憲接著問。

「白朮味苦、甘，性溫，歸脾、胃經，健脾益氣、燥濕利水、止汗安胎明顯，對於脾虛食少、腹脹泄瀉、水腫自汗、胎動不安的人比較適合，因此人們說白朮健

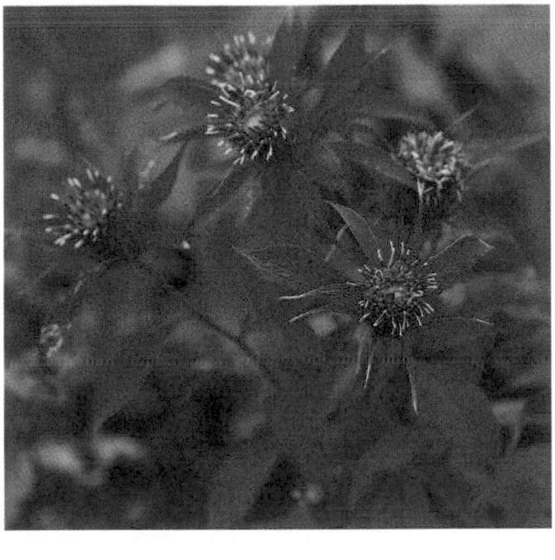

脾、和胃、安胎。蒼朮則味辛、苦，性溫，歸脾、胃、肝經，所以，它不但健脾、燥濕，而且還能明目、散寒，對風濕、水腫、風寒感冒、脘腹脹滿功效顯著。」

「師父，這可麻煩了，要用驗方還得注意區分朮的使用才行。」龐憲皺起眉來。

「那是自然。其實，不管什麼藥都要分類，視情況而定，任何時候都不能單一地看待其效用。比如說脾虛泄瀉的病人，應該用白朮，但如果是腹中虛冷的人，則應該用蒼朮，這就是不同了。」李時珍耐心教導著徒弟。

「師父，如果是脾虛泄瀉，要用什麼方子呢？」龐憲追問道。

「可取白朮五錢，白芍一兩，與熟肉豆蔻一起搗成末，加蜜製成豆粒大小的藥丸，每天飯前用米湯送服三十丸，一天三次，可以大大改善症狀。當然，如果是腹中虛冷，則可以將炒好的蒼朮、神曲研成末，用蜜調成丸藥，每日飯前服用三十丸，就很管用。如果寒重，加入三兩乾薑更好。」

「真是太神奇了，原本一味藥，卻能治不同的病，看來我還得好好學才行啊。」龐憲聽完，不由地感慨起來。

補而能走的金毛獅子

狗脊

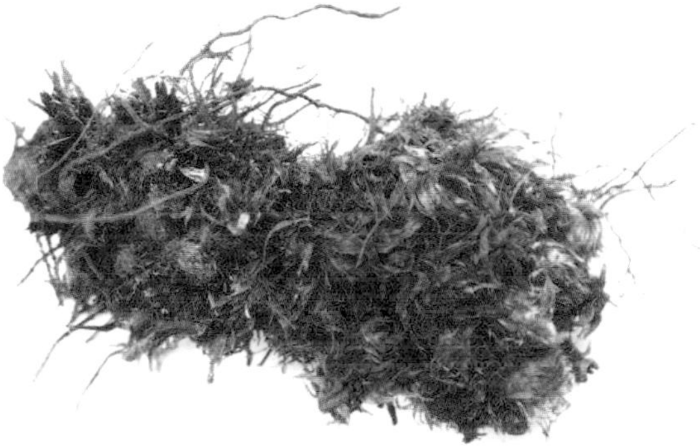

今天李言聞在藥堂給人看病，李時珍有了空閒，便帶著龐憲一起到山上去走走。一邊走，龐憲一邊說：「師父，假如天天都可以上山就好了，這樣用不了多久，我肯定能把所有的藥材都認出來。」

「每天都上山肯定不行，不過，以後師父會儘量帶你出來透透氣，不然你也會變得跟師父一樣老態龍鍾了。」李時珍打趣著說。

「師父才不老呢，就是身體有些瘦弱，要好好補一下才行。」龐憲正說著，腳下一滑，只聽他「哎喲」一聲，人就滑到山路邊的小溝裡去了。

李時珍連忙伸出手：「快，抓住師父的手。」卻遲遲不見龐憲伸手出來，反而聽見他驚叫道：「呀，師父！這裡有只小獅子！」

「什麼？小獅子？」李時珍一頭霧水，這邊山雖然高，可從沒聽說過有大型動物，連忙說，「你快上來。」

龐憲卻不肯上來，竟坐在溝裡仔細看起來，嘴裡念叨著：「師父，原來是假的呀。可它跟獅子長得太像了。」

李時珍被徒弟說得也好奇起來，於是探下身子，往溝裡看去，才發現原來龐憲發現的是狗脊，又名金毛獅子，是一種多年生的蕨科植物。

「你呀，真是頑皮！這明明是一味藥材，卻被你說成了兇猛的動物，把為師嚇了一跳。」

「這也是藥材嗎？怎麼用呀？」龐憲更好奇了。

「它叫狗脊，又名金毛獅子，或者金毛狗。可分兩種，一種根是黑色的，如同狗脊骨，所以叫狗脊；還有一種如狗形，有金黃毛，常被人叫金毛狗。不過，這兩種都是狗脊，都可入藥，只要在秋冬時將它挖出來，將硬根、葉柄、絨毛去掉，切成厚片曬乾，就是生狗脊片了。但如果先蒸至六七成乾，然後再曬乾，則是熟狗脊片。」李時珍看那片狗脊很多，而且長得都很好，不由心動起來。

「原來真的是藥材，我要好好觀察一下它的特徵。」龐憲說著，趴在地上仔細清理根部的土，「師父，它的根是平臥生長的，短而粗壯，有點木質的樣子，皮表顏色棕黃，有金色光澤的長柔毛。不過，葉子很多，叢生呈冠狀，葉柄也很粗，是褐色的，基部也有金黃色的柔毛，還帶著狹長的披針形鱗片呢。葉子是卵圓形的，為三回羽狀分裂。它下部的羽片披針形，全裂，上部的則為線狀，葉子亞革質，上面暗綠，下面粉灰。咦，它什麼時候開花呀？並沒有看到它

狗脊調經丸

對症：女性腎虛，沖任虛寒，導致月經不調、白帶過多。

藥材：狗脊、白蘞各一兩，鹿茸二兩，艾葉、醋適量，糯米糊。

用法：狗脊、白蘞各一兩，鹿茸二兩，研磨成末，取艾葉與醋煎汁，與糯米糊、藥粉一起調成藥丸，每天用溫酒送服五十丸。

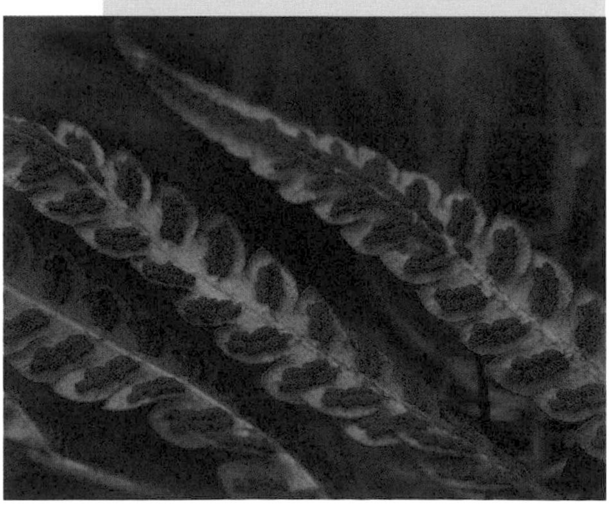

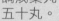

的花序呀。」

「哈哈，狗脊是不會開花的。」龐憲還是個孩子，愛看花，李時珍被他逗得笑起來。

「不開花？那怎麼傳播種子呀？」龐憲一頭霧水。

「你看它的葉下，在側脈頂上有孢子囊群生長，每個裂片上都有二到十二枚的孢子囊。這些囊群如同雙唇狀，顏色棕褐色，狗脊傳播就靠這些孢子了。」李時珍指給龐憲看。

「原來是這樣。師父，這狗脊有什麼功效？能治什麼病呢？」龐憲摸著狗脊，又問道。

「狗脊味苦、甘，性溫，歸肝、腎、心、膀胱經。《本草經疏》記載狗脊『苦能燥濕，甘能益血，溫能養氣，是補而能走之藥也』。所以，用它強肝腎、健骨、治風虛是非常好的。而且，陶弘景在《別錄》中說它可『療失溺不節，男子腳弱腰痛，風邪淋露，少氣目暗，堅脊，利俯仰，女子傷中，關節重』，因此，大凡是腎虛腰痛、脊強、足膝酸軟、風濕痹痛、尿頻、遺精等症，都可以用它治療。」

「這麼說，狗脊應該是一味男性專用藥才對！」龐憲馬上得出了結論。

「那可不對，女性也可能腎虛呀，而且還會沖任虛寒，導致月經不調、白帶過多。這時用狗脊、白蘞各一兩，鹿茸二兩，研成末，取艾葉與醋煎汁，與糯米糊、藥粉一起調成藥丸，每天用溫酒送服五十丸，很快就能治癒。」李時珍說著，拉龐憲起來。

「師父，我們為什麼不把它挖回家去呢？」

「這個時候不合適，等到秋天之後再來挖，不然就浪費了好藥材啦。」說著，師徒倆從小溝爬上來，又朝山上走去。

專調婦人血氣的鳳尾

貫眾

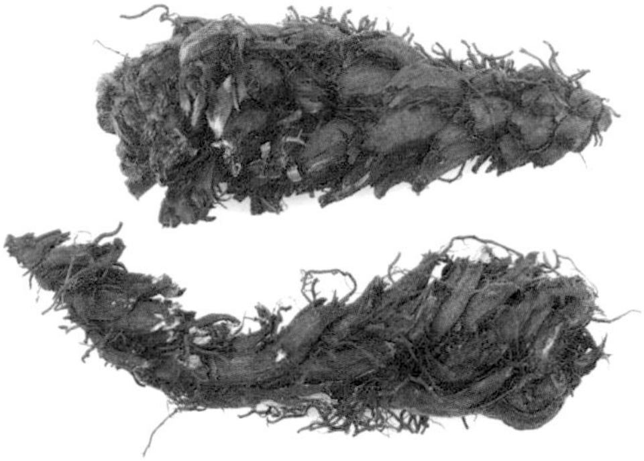

臨近中午，師徒二人在樹下乘涼。龐憲又閒不住了，問道：「師父，我發現樹下是長蕨類植物最多的地方，這是因為這裡涼快嗎？」

「應該是吧。蕨類植物多寄生，而且不耐太陽直射，自然要找個遮陽、涼濕的地方。」李時珍靠在樹邊，感覺腰腿酸痛。

「師父，有沒有什麼蕨類植物長得像狗脊那樣奇怪的？您再給我講一種吧。」龐憲都迷上這種植物了。

李時珍想了想，問徒弟：「你聽說過貫眾嗎？」

「貫眾？是用來清熱解毒的嗎？我記得有一次，藥堂有個病人牙肉腫了，而且都化膿了，師父就讓他用貫眾、黃連各半兩，與少許冰片煎鹹水，反覆漱口，一天多次，就好了。」龐憲仔細回憶著。

「對，那是出自《積德堂方》中的驗方。這張藥方裡用到的貫眾就是一種蕨類植物，不過，它不只是能清熱解毒這麼簡單，其味苦、澀，性微寒，有小毒，歸肝、胃經。不但能清熱、解毒，而且能殺蟲、涼血，還可治風熱感冒、溫熱斑疹，吐血、衄血、便血以及各種蟲症。最主要的是，貫眾大治婦人血氣，根汁可製三黃，化五金，伏鐘乳，結砂制汞，且能解毒軟堅。」李時珍說得非常全面，龐憲已經聽呆了。

「這麼厲害呀！我以為貫眾就是一種樹根呢，沒想到是蕨類植物呀。」

「是蕨類不假，是根也不假。它為多年生草本植物，高五十到一百公分，地下根莖多斜生，塊狀，粗大、堅硬，長有很多鬚根，而且還生有鏽色的大形鱗片，鱗片有的披針形，有的線形。雖然地下莖不好看，可地上部分卻很好看，其葉莖如鳳尾，葉片簇生於頂端，葉柄長十到二十五公分，基部密生條形或者鑽形狹鱗片，葉片革質，倒披針形。葉中為二回羽狀全裂，羽片長十到十五公分，長圓形，幾乎全緣，兩面都有鏽色鱗片。葉片下面是淡綠色的，中部以上的羽片上有孢子囊群分布，每個裂片上二到四對，囊群如腎圓形，顏色棕色。」李時珍四下看了看，可惜沒找到相近的植物，只好繼續說，「因此，這種植物被人們稱為鳳尾，而貫眾則是對其根的稱呼。你只要記住，其根曲而有尖嘴，黑鬚叢簇，亦似狗脊根而大，狀如伏鴟就可以了。」

「哦，師父，我想起來了。《集簡方》中有一個方子，說用鳳尾草的根煎酒服用，可以治療血痢，那說的就是貫眾吧？」龐憲馬上問。

「對，就是指貫眾了，這是陳吉言所傳的方子。他說取鳳尾草限五錢，與酒煎服，可治血痢不止，而且真的很有效。」李時珍聽完不由得笑了起來，這個小徒弟不白教，一點就通，而且記憶力非常好。

「師父，您歇一會兒，我去周圍看一看就回來。」

龐憲看出師父累了，便準備自己到別處去轉轉。

「不要走遠。」李時珍叮囑著，閉上了眼睛。

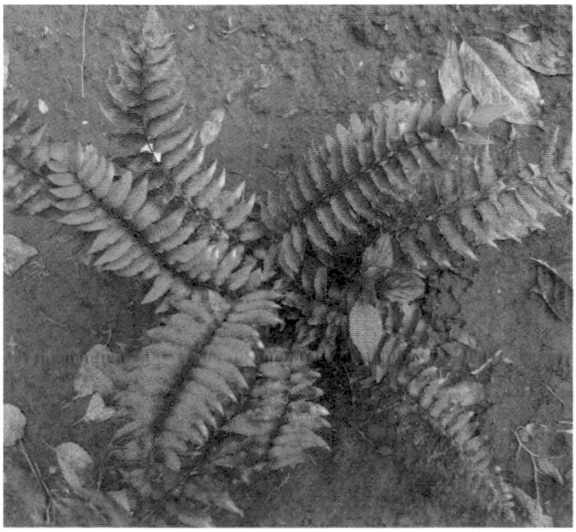

治虛羸，補五勞的雞眼藤

巴戟天

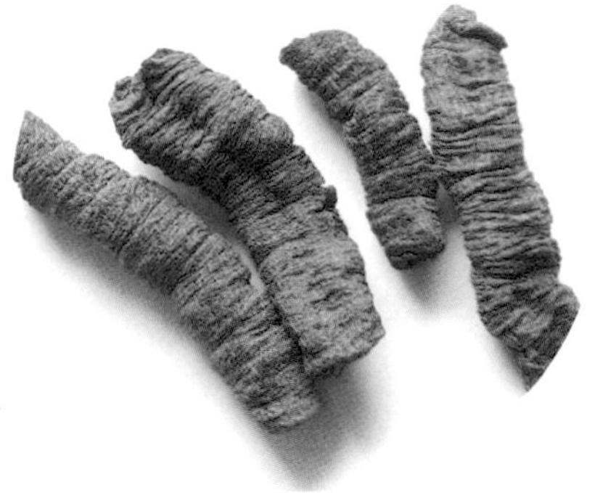

陽光已經變得不再那麼毒辣，山林間的小鳥也開始活躍起來，李時珍經過剛剛的休息，現在全身輕鬆，感覺力氣又回來了。於是，他對龐憲說：「山中樵夫的生活是最美好的，每日既能欣賞美景，又可見識百草，雖然奔波苦了些，但總有值得期待之事物。」

「師父您還是想想就好了。您忘了我們前街的孫大爺？他天天靠打柴為生，整個人憔悴得很，明明六十歲不到，看上去卻像八十歲的，他自己都說恐怕活不了幾年了。」龐憲一邊走一邊作大人樣子反駁師父。

「那是很多打柴人一生只認木柴而不懂百草之故。山中寶貝眾多，若能認識一、二味藥草，還愁身體調理不好嗎？孫大爺就是積勞成疾，導致五勞七傷，才虛羸不堪的。我聽人說，山暖之谷常有巴戟天，他若能採一些回去，與其他藥泡成酒每日飲用，遠不至於如此衰老啊。」

「也對，山上到處都是寶貝呢。」龐憲馬上聯想到了靈芝、人參之類的寶貝，「師父，您說的巴戟天是什麼藥？比人參還好嗎？」

「你呀，人參豈是那麼容易得的？想要常用常食，還是以多見的藥材為好。巴戟天是一種攀緣藤本植物，它味辛、甘，性微溫，歸肝、腎經，其補腎陽、強筋骨、祛風濕功效了得。《神農本草經》中說它『主大風邪氣，陰痿不起，強筋骨，安五臟，補中增志益氣』，而陶弘景則認為巴戟天能『下氣，補五勞，益精』，孫思邈又將其看成『治虛羸，五勞七傷百病』之藥。因此，醫家對小腹冷痛、風濕痹痛、筋骨痿軟、陽痿遺精、宮冷不孕、五勞七傷等症都用巴戟天治療，你說適不適合孫大爺服用呢？」

「哇，原來這麼好呀！師父，像孫大爺這樣五勞七傷所累積的虛羸之症，要怎麼使用巴戟天呢？回頭我告訴他一聲，說不定能幫到他呢。」龐憲熱心地問。

「這個簡單。取巴戟天、生牛膝各等份，以適量酒浸泡，然後將藥渣除掉，每日飲三次，每次一小杯，常喝身體就會好起來的。」李時珍忍不住笑起來，龐憲雖然年紀小，但是個天性善良、樂於助人的好孩子。

「可是，這巴戟天到底長什麼樣子呀？我也不知道如何將它炮製入藥。」龐憲突然想到這個重要的問題。

「巴戟天又名雞眼藤，或者兔仔腸，其根莖肉質，肥厚，圓柱形，但略有彎曲，支根有些念珠狀，新鮮時外皮是白的，乾了會變成暗褐色，表面有條紋，斷面呈紫紅色。地上莖也有縱條棱，初生莖長有粗毛，老莖表面粗糙。葉片對生，長橢圓形，全緣，葉下中脈生有粗毛。它每年四到五月開花，花序頭狀，常二到十朵小花簇生於枝頂。花萼為倒圓錐狀，前端有不規則的鋸齒，花冠則為白色，呈肉質，常分四個深裂生長。花落之後結球形漿果，成熟可變成紅色，在頂端還有宿存萼管。」李時珍詳細地介紹道。

「師父，是用它的根入藥，還是用種子呢？」龐憲追問。

「當然是用根，而且這種根全年都可以採集，只要挖出來洗乾淨，將鬚根除淨，曬到六七成乾，再敲扁就可以入藥了。」

「我知道了，師父。我們現在就去看看有沒有巴戟天，有的話我馬上就挖一點回去。」龐憲一下來了精神，用力朝山上爬去。

益智強志的小雞腿

遠志

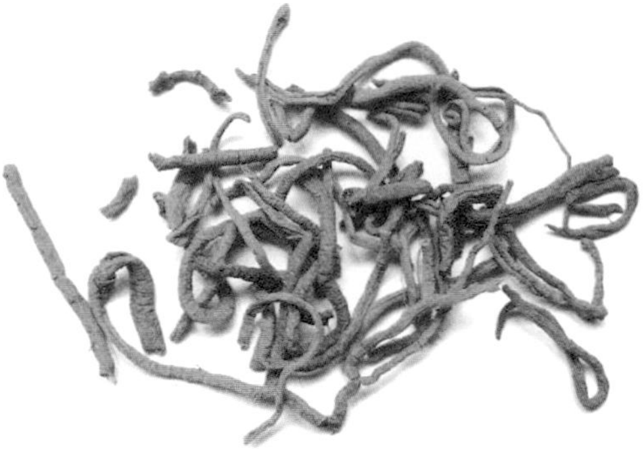

走了好遠的路，龐憲都沒有發現巴戟天的影子，他沮喪地坐在路邊，嘆著氣說：「師父，想找味藥太難了，我都要累趴下了。」

李時珍笑起來：「採藥也好，砍柴也罷，都要保持一種平和的心態，像你這樣賽跑一樣地爬山，怎麼可能不累呢？」

「師父，看來今天是沒辦法找到巴戟天了，我們順著這條坡下去就到山下了。」龐憲惋惜地說。

「那就下次再找其他的山坡，不急在這一時。」李時珍一回頭，發現龐憲身邊有幾株開著淡藍色小花的草，馬上說，「採不到巴戟天，那就認識一下遠志吧，也不算白走這麼遠的路。」

「遠志？在哪裡？」龐憲立刻四處張望。

「遠在天邊，近在眼前，你身邊開花的不就是嗎？」

「這就是遠志啊？」龐憲一下站起身來，又很快蹲下去，仔細觀察起這些小草來。只見這些長有細細葉子的植物叢簇而生，上端綠色濃重，葉片線形，互生，前端漸尖，中脈明顯，不過葉面光滑，全緣。它的花序是偏側狀，五枚萼片，其中三片較小，呈披針形，兩側二片稍大，為長圓狀的花瓣形。花瓣只有兩個，顏色淡藍，基部合生，中間的花瓣大一點，為龍骨狀。有些花已經落了，生出一個扁平的蒴果來，如同倒立的心形，很光滑，而且顏色發綠，邊緣生有狹翅。

「師父，這果實裡有種子嗎？」龐憲真想撕開一個看看，但又怕浪費了好東西。

「當然有，不過現在還沒成熟。成熟的種子是卵形的，微扁，顏色棕黑，還會帶白色的絨毛。」

「哦，那是採種子入藥嗎？」龐憲好奇地問。

「不是，要採它的根。遠志為多年生草本植物，又被人稱為小雞腿，其根莖圓形，略彎曲，表面灰黃色，通體帶密集而深的橫皺紋，有的還會有小疙瘩狀的根痕。春、秋時節，將根莖挖出，洗乾淨，曬乾，就可以入藥了。一般曬乾後的遠志質地較脆，很容易斷，斷面為黃白色，有青草氣。」李時珍說。

「小雞腿？這個名字真有意思！那這小雞腿有什麼功效？這又治什麼病呢？」龐憲笑著問。

「這小雞腿味苦、辛，性溫，歸心、肺、腎經，最能益智強志，正因如此，它才被人稱為遠志。而且，《名醫別錄》中說它『定心氣，止驚悸，益精，去心下膈氣、皮膚中熱、面目黃』，而《神農本草經》中則說它『主咳逆傷中，補不足，除邪氣，利九竅，益智慧，耳目聰明不忘，強志倍力』。可見，小小的『雞腿』對健忘驚悸、神志恍惚、失眠多夢、咳痰不爽甚至是瘡瘍腫毒、乳房腫痛之症都有很好的治療效果。」

「哇，真是寶貝呀！它怎麼會這麼厲害呢？」龐憲不由得感嘆起來。

遠志丸

對症： 胸悶心痛，感覺心裡氣逆不順。

藥材： 遠志、桂心、乾薑、細辛、花椒各三份，斷附子兩份。

用法： 將藥材研成末，以蜜調和，做成豆粒大小的藥丸，每天三次，每次飯前以米湯送下。

「其實這也很好理解，人體精與志都藏於腎臟，當腎經不足時，人就容易志氣衰弱，從而無法上通於心，這時人就會變得迷糊、健忘。而遠志正是入少陰腎經之藥，當然就能輕鬆治療這類疾病了。」

「師父，您再告訴我一個最簡單的遠志驗方吧，我喜歡這味中藥。」龐憲的小腦袋瓜不停轉著，他其實是想給自己的母親弄點，因為他覺得母親總愛忘事。

不過，李時珍早看透了他的小心思，說：「藥可不能亂用，只要不是單方，都不可隨便按它的藥效去運用。不過，遠志確實有單方。將遠志研末，吸於鼻內，可治療腦部受風引起的頭痛，不管頭多疼，吸了它就能馬上改善。另外，如果胸悶心痛，感覺心裡氣逆不順，也可以做遠志丸服用。只要取遠志、桂心、乾薑、細辛、花椒各三份，斷附子兩份，研成末，以蜜調和，做成豆粒大小的藥丸，每天三次，每次飯前以米湯送下，很快就會好起來的。」

「師父，我記下了，雖然這個小雞腿不能隨便吃，但還是很不錯。」龐憲笑著說。

「好了，時間不早了，我們也該下山去了。」李時珍拍拍龐憲的頭，順著山路朝坡下走去。

益精氣，強筋骨的仙靈脾

淫羊藿

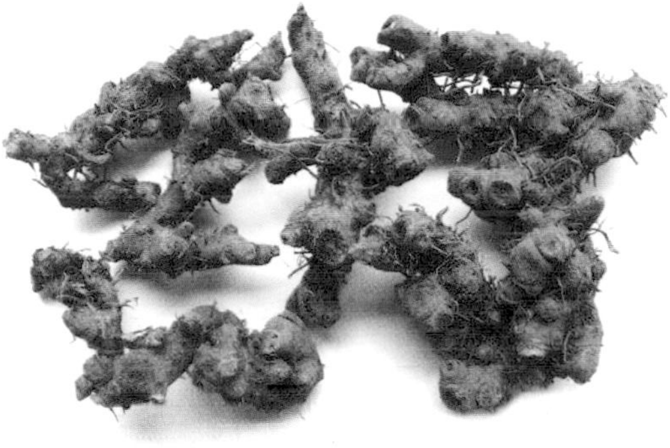

雖然李時珍有自己的藥堂，但也經常被人請去出外診，特別是碼頭一帶，那邊來往的商船多，很多慕名而來的病人總會特地請李時珍過去診病。這天，李時珍又到碼頭去給人看病，龐憲只好留在藥堂照看著。

就在他百無聊賴時，門外進來一個年輕的小夥子，他看到只有龐憲一個人，便問：「小兄弟，你師父在嗎？」

「我師父出診了，請問你是要看病嗎？」龐憲問。

「俺不看病，俺就是有個問題弄不明白，所以想請教一下李郎中，既然不在，俺就下次再來吧。」小夥子說著就要走。

「不知你要問什麼事呢？或許等我師父回來我可以幫你問一下。」龐憲是天生的熱心腸，他現在也沒什麼事，便主動問詢起來。

「小兄弟，是這麼回事，俺跟著北縣楊大叔學習採藥，已經學了半年多了。前幾天楊大叔出門送貨去了，偏偏這時來了個貨商，要我幫他採些仙靈脾。我雖學習了半年多，但從沒聽說過這味藥，所以才來問問李郎中。」

龐憲認識北縣楊大叔，他經常給師父送藥。不過，這個問題他也不太明白，他想了想便說：「我才學醫不久，對藥知道的不多，等我師父回來，我一定幫你問清楚。」

那小夥子道謝之後便離開了。沒多久，李時珍也從碼頭回來了。他剛進門，龐憲就著急地說：「哎呀，師父您要是早回來一會兒就好了。」

「出什麼事了嗎？」李時珍看龐憲著急的樣子，連忙問。

「剛才楊大叔的徒弟來過了，說有藥商要他採仙靈脾，可他不知道這是什麼藥，所以就來問師父。可惜我也不知道，讓他白跑一趟了。」龐憲撓著頭，很不好意思地說著。

「憲兒，你是要多看書了，學了一年多還不知道仙靈脾是什麼，我倒懷疑起你每天看書是否是在騙為師的。」李時珍搖搖頭，喝起茶來。

「師父，我真沒看到過仙靈脾這味藥呀！」龐憲忙辯解道，又追問，「它到底是味什麼藥？長什麼樣子呢？」

「仙靈脾是《唐本草》中的稱謂，現在，人們都稱它為淫羊藿。這是一種多年生的草本植物，在我們這裡的山上很多見。高三十到四十公分，根莖很長，橫向生長，但質地較硬，帶有很多鬚根。它葉子為二回三出複葉，九片小葉，為薄革質，呈卵形，邊緣帶齒，齒端有刺狀毛。每年四到五月開花，花序總狀，四到六朵簇生，花萼卵狀，八枚，分兩輪生長，內輪較大，外輪稍小。花瓣四枚，近圓形，花朵落了就長出紡錘狀的蓇葖果來，至成熟會自然開裂。」李時珍說完，想了想，又補充道，「現在正是淫羊藿採集的好時間，所以藥材商才來訂貨。」

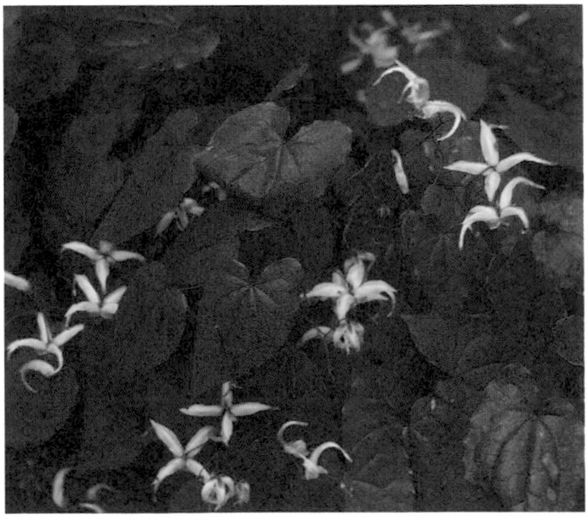

「原來是這樣，但為什麼要給藥材改名字呢？」龐憲又找到了新的問題。

「因為豆葉被稱為藿，而仙靈脾的葉子就與它相似，所以也被稱為藿。但『仙靈脾』的叫法，又或者是『千兩金』、『放杖』等叫法，是因其功效而得名。它還有其他名字，比如黃連祖、雞筋等，則是因為它的外形而得名。所以，醫者要用心研讀醫書，還要用心辨認藥材，不然很容易弄錯。」李時珍對龐憲諄諄教誨道。

「師父，我記下了。那淫羊藿是強筋骨，祛風濕的藥嗎？我之前看到書中說淫羊藿性味甘、香而不寒。」

李時珍欣賞地點點頭：「對，它氣味不但香、甘，而且性溫，最能益精氣，為陽明、三焦、命門之藥，身體真陽不足的病人，用它最合適。由此可見，它不僅強筋骨、祛風濕，而且補腎陽、益精氣，對於風濕痹痛、筋骨痿軟、麻木拘攣、陽痿遺精之症效果良好。」

「三焦之症也用它嗎？如果是三焦咳嗽，氣息不順，又感覺腹滿不思飲食，能用仙靈脾嗎？」龐憲馬上舉一反三道。

「看來你對經絡已經瞭解得差不多了，這些症狀確實都是三焦之症，完全可以用仙靈脾，但一定要加其他藥材。取仙靈脾、炒五味子、覆盆子各一兩，研磨為末，用適量白蜜調和，製成豆粒大小的藥丸，每日一次，每次二十丸，以薑茶送服即可。」李時珍說著站起來，「為師去後屋歇會兒，你自己拿了書去好好看看吧。」

清安五臟的補益藥

仙茅

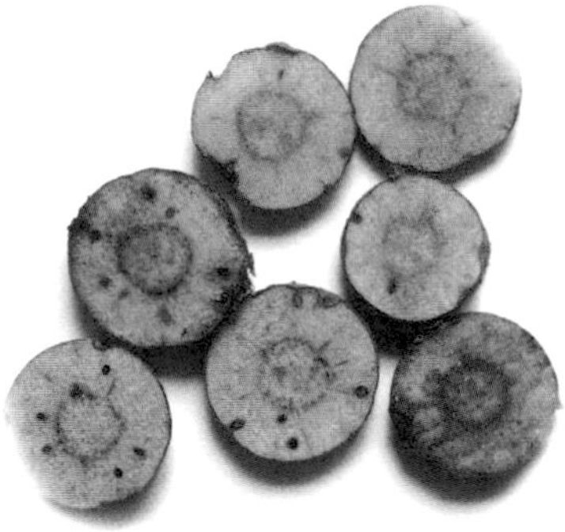

快要黃昏的時候，龐憲才停止看書，看了一下午的書，他感覺頭暈目眩，而且脖子都僵了。他從藥堂後門進入院子，就看到師父正用力地磨藥呢，他連忙走上去：「師父，要磨什麼藥，讓我來吧。」

「不用，師父就快磨好了。」李時珍邊說邊將最後一包藥材倒入藥碾中。龐憲看得清楚，那些藥材呈圓柱形，略有彎曲，表面黑褐色，很粗糙，而且有細孔狀的鬚根痕及橫皺紋。聽那聲音就知道很脆，被藥碾軋過，可以聞到微微的香氣。

「師父，這是仙茅嗎？」龐憲問。

「不錯，看來你最近進步了，都知道這是仙茅了。」李時珍笑著說。

「我當然知道啦。我還知道它是一種多年生的草本植物，葉子由根部抽出，呈披針狀，前端漸尖，基部呈鞘狀，顏色綠白，邊緣帶有膜質。它到夏天就會開花，花苞片是披針形的，花朵雜性，花基部為細長管狀，上部分六裂，裡面是黃的，外面則是白的。等到花落了，還會結出橢圓形的小漿果，果前端有喙，帶著長柔毛，裡面長有球形的黑色種子，也有喙，還有波狀溝紋呢。」龐憲一口氣將仙茅的特徵講完，得意地看向師父。

「說得真不錯，那你知道這仙茅有什麼功效嗎？」

李時珍點點頭，繼續問。

「我記得醫書說它『主風，補暖腰腳，清安五臟，強筋骨，消食』，還有『宣而復補，主丈夫七傷，明耳目，益筋力，填骨髓，益陽』，反正是味好藥，具體我也記不清了。」龐憲皺著小臉，藥材的性質太複雜，他總是容易記錯。

「你呀！仙茅味辛，性熱，是歸脾、肝、腎經的藥物，最能補腎陽，強筋骨，還可以祛寒濕。《本草經疏》有記，『凡一概陰虛發熱、咳嗽、吐血、衄血、齒血、溺血、血淋，遺精白濁，夢交，腎虛腰痛，腳膝無力，虛火上炎，口乾，咽痛，失志陽痿，水涸精竭，不能孕育，老人孤陽無陰，遺溺失精，血虛不能養筋，以致偏枯痿痹，胃家邪熱不能殺穀，胃家虛火嘈雜易饑，三消五疸，陰虛內熱外寒，陽厥火極似水等證，法並禁用』，你可記住了？」李時珍慈愛地囑咐道。

「嗯，我記住了。師父，現在磨這些仙茅做什麼呀？」

「你師爺爺年紀大了，多加保養才更益健康。所以，為師要給他老人家做味仙茅丸，以壯筋骨、益精神、明目、黑鬚髮。」李時珍邊說邊用力磨著藥。

「這仙茅丸這麼厲害？師父，您不用配其他藥嗎？您快給我講講，我也學一下。」龐憲不敢相信，真有這麼神的藥，竟可以讓人返老還童。

「當然要放其他的藥，這二斤仙茅是用糯米水泡了五天後又曬乾的。」李時珍指一指旁邊的藥粉，「這些藥粉則是車前子十二兩，去皮白茯苓、去殼柏子仁、

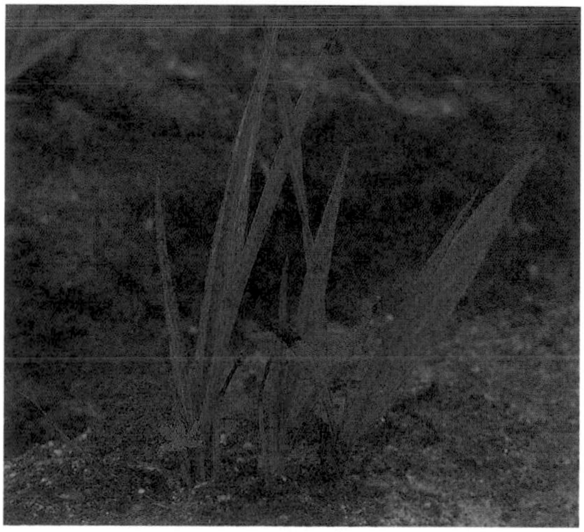

炒茴香各八兩，焙過的生地黃、熟地黃各四兩，然後一起磨成粉。等下再用酒煮一下，調成糊，製成豆粒大小的藥丸就可以了，每天吃兩次，每次吃五十丸，以溫酒送服，效果非常好。」

「師父您可真孝順！我還是給藥草們澆水去吧。」龐憲皺了皺眉，這仙茅丸效果雖然好，可也太複雜了。李時珍看小徒弟走開，搖了搖頭，自己繼續低頭碾藥材。

滋陰降火的涼血藥

玄參

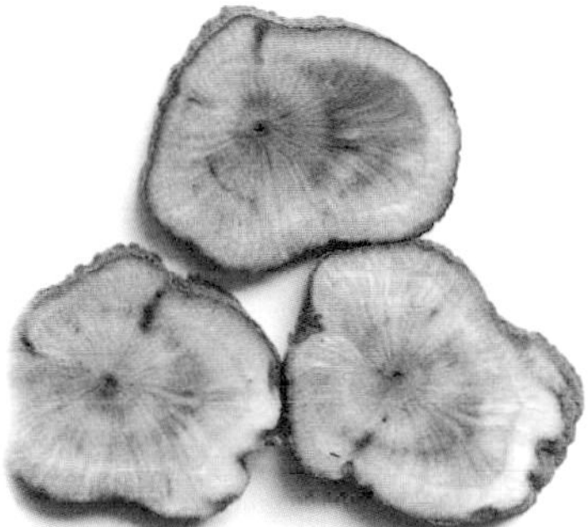

快要吃晚飯的時候，藥堂突然來了位病人，一臉痛苦地坐下，說：「李郎中，我這嗓子是怎麼了，疼痛難忍，可我又沒有得傷寒，這是怎麼回事啊？還有臉上，您看一塊一塊的紅斑……。」

李時珍連忙讓病人張開嘴，一看就發現病人喉嚨上火嚴重，而且紅腫異常；他又為病人診了脈，明顯是溫毒之象。他知道這是內熱之症，於是安慰病人說：「沒什麼大事，我給你開個方子，你只要按時吃幾副藥就好了。」

說著，李時珍在藥方上寫下：玄參、升麻、甘草各半兩，水三杯，煎成一杯半，溫服，每日一劑。

一邊準備配藥的龐憲看到藥方傻眼了，說：「師父，是玄參還是人參呀？」他還從來都沒聽說過玄參這味藥呢，他以為是師父寫錯了。

「當然是玄參。玄參味苦、甘、鹹，性微寒，歸肺、胃、腎經，最能涼血滋陰、降火解斑毒、利咽喉、通小便，是治內熱之症的上好藥，對於舌絳煩渴、溫毒發斑、熱病傷陰、津傷便祕、骨蒸勞嗽、目赤白喉等症都有強效。」

「為什麼是玄參而不是人參呢？生用人參不就可以祛燥了嗎？」龐憲想到自己在醫書上看到的，反問師父。

「雖然你說得沒錯，但病人之內熱為腎水受傷，從而使體內真陰失守，致使孤陽無根，發為火病，這時就應該壯水以制火，而玄參與地黃同功，最能消瘰散火，只取人參的滋養之效可不夠，所以要用玄參而不是用人參。」李時珍仔細地解釋。

病人聽到這裡卻笑起來，對龐憲說：「小兄弟，你總要聽師父的才對，可不能隨便給我配藥。人參太貴，我吃不起的。」一句話，把師徒倆都逗笑了。

送走了病人，龐憲還是有些不解，對李時珍說：「師父，玄參長什麼樣呢？咱們上山時看到過嗎？」

「還真沒看到過，不過等到秋天應該能看到。這味藥材是一種多年生的草本植物，高六十到一百二十公分，比人參可高多了，莖直立生長，呈四枝形，這與人參也不一樣。它的葉子對生，卵形，葉緣有鈍齒，下生細毛。每年七到八月開花，花序聚傘狀，有小花梗，花序與花梗都帶小腺毛。花萼五片，為卵圓形，花冠暗紫色，管部有些斜壺狀，和天麻的花差不多。花落之後，會結卵圓形蒴果，前端顏色深綠，有短尖，這與人參又完全不一樣了。」李時珍將玄參

玄參降火湯

對症：內熱之症導致的喉嚨上火嚴重，紅腫疼痛。

藥材：玄參、升麻、甘草各半兩。

用法：藥材放入，加水三杯，煎成一杯半，溫服，每日一劑。

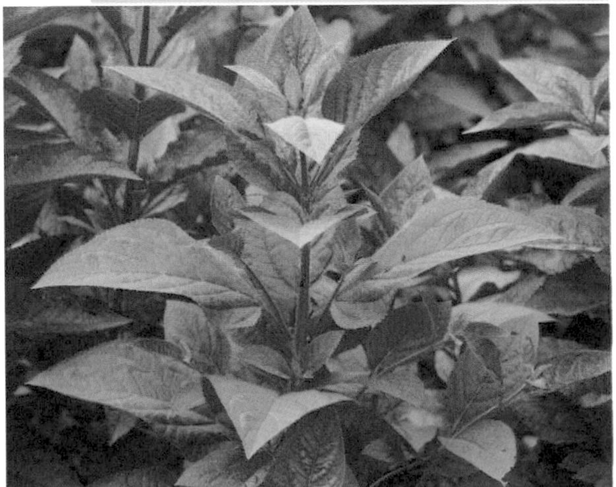

的特徵一一講給徒弟聽。

「那玄參也是用根入藥嗎？」龐憲忙問。

「對，玄參的根為圓柱形，可長五到十二公分，下部多分叉，外皮顏色灰黃褐色。」

「哦，這還真與人參區別很大。」龐憲這才心滿意足，「師父，咱們吃飯去吧，時間也不早了呢。」他一邊說著，一邊拉著李時珍朝堂屋走去。

專除下焦之熱的山棗子

地榆

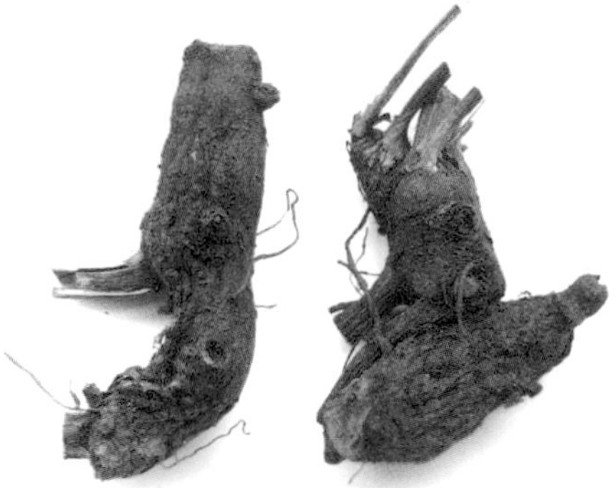

晚上，李時珍正坐在燈下整理藥材資料，門外突然傳來龐憲與建元爭論的聲音。只聽龐憲說：「你不信就問師父，到時你輸了可要揹我回屋。」建元也不甘示弱：「問就問，如果你輸了，你就要給我洗腳。」

兩個人說著，便敲開了書房的門，來到李時珍的跟前。李時珍看著他們倆面紅耳赤的樣子，問：「又怎麼了？」

「師父，我看書中講解地榆，說它以根部入藥，其皮表暗紫紅色，有縱皺，頂端帶有環紋，而且斷面為粉紅色。我覺得這就是我們平時說的酸赭，可建元卻說肯定不是。您給我們評評理吧，看誰說得對。」龐憲用幾句話將問題說明白了。

「看來建元要揹憲兒回屋了。」李時珍笑起來。

「為什麼？爹爹，酸赭真的是地榆嗎？」建元不敢相信。

「是呀，酸赭為地方語，今蘄州鄉民多如此稱呼，有的人甚至還叫它赭為棗呢。但從藥材上看，它就是地榆，其功效主除下焦之熱，對大、小便血症非常有效。不但如此，地榆味苦、酸、澀，性微寒，涼血止血、解毒斂瘡非常有效，對痔血、崩漏、癰腫瘡毒、水火燙傷、腸風、吐血等症都有很好的治療作用。」李時珍細細講給兩人聽。

「怎麼樣，我說得沒錯吧？」龐憲興高采烈地說，「師父，我在《肘後方》中看到，說小兒疳痢時，只要用地榆煎汁，煎到像飴糖一樣黏稠，給孩子吃下去就能好，這是真的嗎？」

「當然是真的，師父就用過這個方子，又簡單又好用。而且，小兒濕瘡之症，只要用地榆煮濃汁，每天洗兩次就能好。」李時珍點頭，笑著說。

「可是，爹爹，地榆到底長什麼樣子呢？」一邊的建元見兩個人說得開心，心裡不是滋味起來。龐憲讀的醫書比自己多，見過的藥材也比自己多，長此以往，自己可怎麼和龐憲比呀！

「地榆就是一種多年生的草本植物，高一到兩米，根莖粗壯，而且肥厚，如同紡錘形。莖直立生長，有棱，葉片為單數羽狀複葉，互生，葉子邊緣帶鋸齒。每年六到九月開花，花朵密集生長，顏色暗紫，還有膜質苞片。花謝之後會結橢圓形的瘦果，表面有四條縱棱，裡面可長一枚種子。」李時珍看看建元，「有時間讓憲兒帶你去山上看看就知道了。」

建元輸了，也不生氣，反而笑著說：「好吧，看來我要揹你回屋了。」

「不用你揹，我就是和你開玩笑而已。」龐憲懂事地笑著，「我們不要打擾師父了，快走吧。」兩個人說說笑笑就出去了。

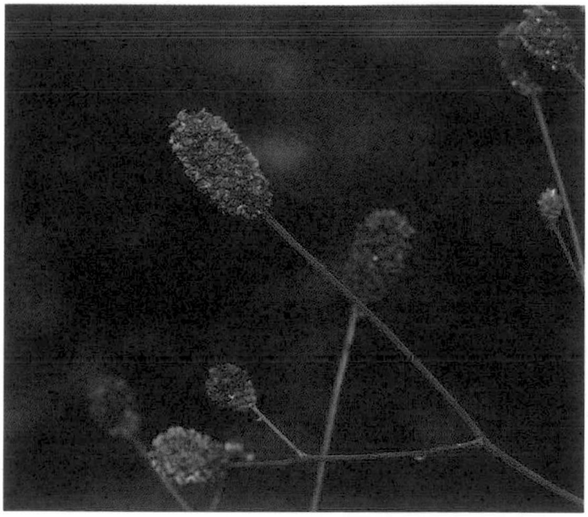

活血通經的入心藥

丹參

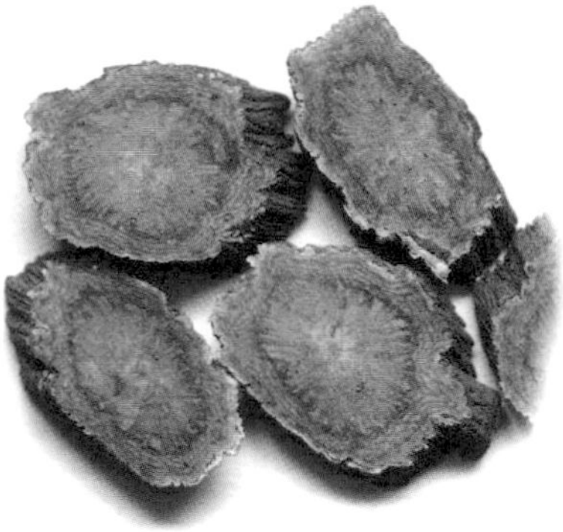

王大娘住在李時珍家隔壁，平日裡兩家關係很不錯。這天，王大娘急匆匆地來找李時珍，說：「現在只有您能幫我了，不然我女兒這輩子恐怕就要毀了。」

李時珍連忙問怎麼回事，王大娘這才告訴李時珍，自己的女兒一直經期不正常，經事或提前或錯後，現在都結婚半年多了，一點懷孕的跡象也沒有，夫家就說她經事不正常，肯定懷不了孩子。就在這個當口，女兒偏還生病了，昨天開始肚子疼，疼得要死要活的，為此，全家急得不知如何是好。王大娘說：「先不管能不能生孩子，老肚子疼也不行呀，您快給想想辦法吧。」

李時珍連忙安慰王大娘，說：「這不是什麼難事，但要以脈象診斷才能開方，叫你女兒來一趟吧。」

王大娘連忙扶著女兒過來。李時珍一把脈就明白，這不過是寒氣入體、腹中寒痹引起的；從脈象中還可以看出，病人有癥瘕積聚之症，經絡瘀堵，也難怪經事不調了。他想了想，說：「既是治病，不如就一起調理吧。」

說著，李時珍在藥方上寫道：丹參一兩，研末，取二錢以溫酒送服，每天一到二次。開完方子，他又說：「等到腹痛停止後，可用丹參泡酒，每日服用，能有效調理經事。」

王大娘千恩萬謝地帶著女兒走了，龐憲卻在旁邊一頭霧水：「師父，丹參不是味苦，性微寒的嗎？剛才的病人肚子本來就受了寒，為什麼還要用寒性的藥呢？」

「你有所不知。雖然丹參性微寒，但入心、肝經，其祛瘀止痛功效了得。同時，它活血通經，為陰中之陽，是心與包絡的血分之藥，身體之血症都可調治，比如心驚不眠、月經不調、痛經、經閉、血崩、頹瘕、瘀血腹痛等。《日華子本草》中說它『養神定志，通利關脈。治冷熱勞，骨節疼痛，四肢不遂；排膿止痛，生肌長肉；破宿血，補新生血；安生胎，落死胎；止血崩帶下，調婦人經脈不勻，血邪心煩；惡瘡疥癬，癭贅腫毒，丹毒；頭痛，赤眼，熱溫狂悶』。現在你知道為師為何要用丹參了吧？」李時珍笑著問。

「真沒想到，這表面棕紅粗糙的藥材，功效竟如此大呀。」龐憲拿著幾片丹參片，反覆看著，那丹參片表面不僅棕紅，而且有不規則的縱皺，呈鱗片狀剝落，斷面很不平坦，皮部顏色較深，為紫黑色，木部則有灰黃色的維管束。龐憲看著，又有了新問題：「師父，這應該是丹參的根莖吧？它的地上部分長什麼樣呢？」

「地上莖是直立生長的，如同玄參一樣呈方形，表面有淺槽，葉子也是單數羽狀複葉，對生，葉片邊緣有齒，葉背顏色灰綠，帶長柔毛。每年五到八月開花，花序總狀，頂生或者腋生，花萼紫色，呈長鐘狀，花冠為藍紫色，二唇形，上唇是鐮刀狀，下唇則短一些，為圓形。花落後可結出四個小堅果，黑色的，橢圓形。」李時珍正為龐憲細細講解著，又有病人來了，師徒倆只好先停止談論，專心給病人看病。

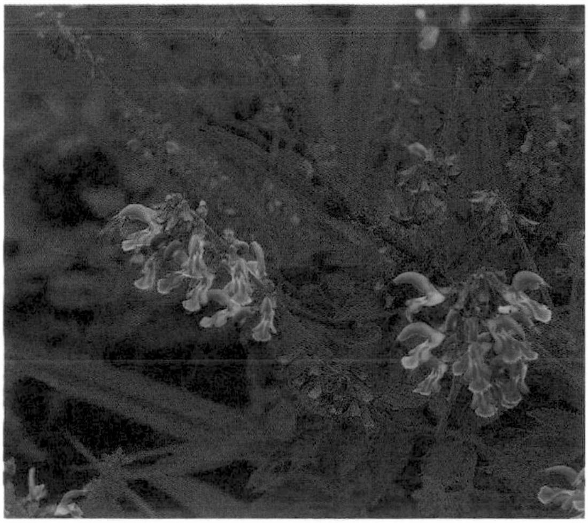

活血理氣的肝臟血分藥

紫參

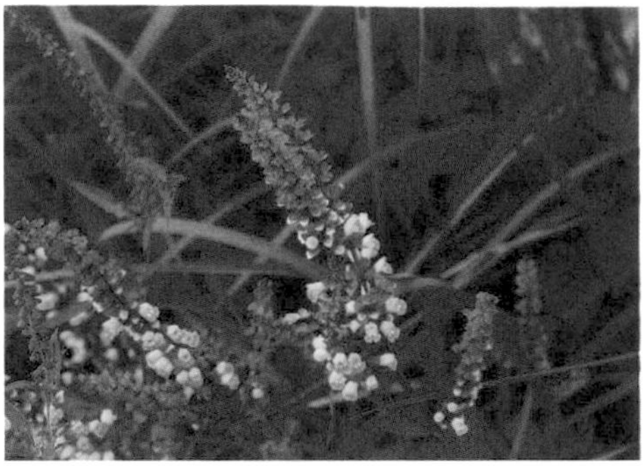

送走病人，龐憲還對丹參的事念念不忘，他接著問李時珍：「師父，參類藥太多了，怎麼區分它們呢？比如說丹參與紫參，明明都長得差不多呀，為什麼要分兩種稱呼呢？」

「因為它們是不同的兩種藥呀。日常中，五參五色配五臟，人參被稱為黃參，是入脾的；沙參是白參，所以入肺；玄參稱為黑參，其入腎；丹參又叫赤參，是專入心的；紫參又叫月下紅，是專入肝的。所以，丹參與紫參可不能混淆了。」李時珍喝了口茶，笑著說。

「這麼說紫參是肝臟的血分藥了？那都可以治些什麼病呢？」龐憲馬上問。

「紫參色紫黑，氣味俱濃，其性陰沉，味苦、辛，專入肝臟，所以，各種血症用它效果都非常好。另外，寒熱瘧痢，癰腫積塊、脘脅脹痛、濕熱帶下、急慢性肝炎、乳癰之症，都可以用紫參治療。」

「因為它能活血通瘀，所以能治療血症。可它為什麼還能治療寒熱瘧痢呢？這又是什麼原理？」龐憲不解地問。

「這是因其具清熱解毒、理氣止痛之功。張仲景在《金匱玉函》中有一個方子，叫紫參湯，是專治痢下的，方中說以紫參半斤，水五升，直接煎煮至二升，然後加入二兩甘草，再煎到剩餘半升，瀝去藥渣，分三份服下，即好。」

「原來是這樣。」龐憲在腦海中迅速默記著，突然又想到什麼，抬頭問師父，「那紫參與丹參的形態特徵相似嗎？」

「略有不同，紫參為一年生草本植物，可高二十到七十公分，莖雖是方的，但少有分枝，表面紫棕色，帶有同方向生長的柔毛。葉子對生，為三出複葉，葉片卵形，邊緣上帶有圓齒。它七到八月開花，花萼是紫色的，花冠是藍紫色的，外面生有長柔毛。花落之後會結橢圓形的小堅果，顏色為褐色。」李時珍耐心地講解道。

「那咱們什麼時候去採一些呢？咱們又好幾天沒上山去了。」龐憲嘟著嘴說，他又想上山去找藥了。

「恐怕找不到。紫參只在江浙一帶最多見，我們有時間倒是可以去山上找找丹參。」李時珍笑著告訴徒弟。

「哎，真是可惜啊，又沒機會看看紫參什麼樣了。」龐憲失望地嘆息著，剛要去打掃衛生，突然聽到師母在叫他：「憲兒，來幫師母抬一桶水。」

「來了！」龐憲馬上丟下掃把，一溜煙跑出藥堂去。

透疹解毒的染色草

紫草

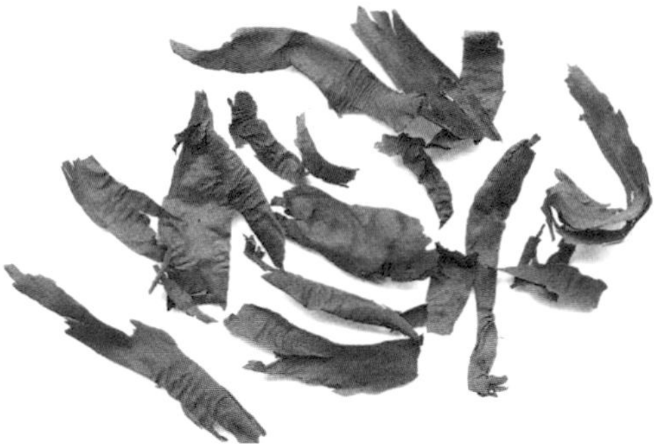

龐憲走到廚房時，便看到師母面前擺了好大一盆深紫色的水，還冒著熱氣。水在盆裡晃來晃去，那樣子看上去很是奇怪。

「師母，這水怎麼是這種顏色？」龐憲問。

「這是我剛煮的紫草水，我想把那塊舊桌布染一染，應該會好看一些。」李時珍的妻子吳氏因為受到丈夫的薰陶，瞭解很多藥草的性質，這紫草染布的方法就是她聽丈夫說「可以染紫」，才想到用來染桌布的。

「紫草？聽起來似乎是一味中藥。」龐憲一邊幫師母把水抬到院子裡一邊說。

「應該是中藥吧，我聽你師父說的。」吳氏站起身來，一手捶打著自己的腰，一手指著門邊一堆草根說，「那些就是紫草的根，你自己看吧。」

龐憲馬上湊過去，只見那一堆草根長成扭曲的圓柱形，粗一到二公分的樣子，長度都有十多公分，在根的頭部有殘基，還有側根。但那表面的顏色確實是紫色，只不過較暗一些。再看根的表面非常粗糙，不但有縱溝，還有鱗片。但根的皮很薄，質地特別脆，一折就斷開來了，斷開的地方居然是片狀的，中間還有小圓孔的裂隙。然而，根皮雖然是紫的，裡面卻是黃白色的，有一股酸甜味。

「師父，這就是紫草嗎？是不是可以入藥的呀？」龐憲抓了幾根草根便奔去藥堂向師父請教。

「這是紫草根，」李時珍看龐憲一臉稀奇的樣子，搖著頭說，「好歹你也算半個小郎中，這麼點東西就把你興奮成這樣。」

「不是呀師父，我真的第一次知道還有這樣的草，居然可以染色。那顏色紫得很，也不知染出布來會是什麼樣子。」龐憲望著師父，大眼睛轉了轉，「師父，附近山上有紫草嗎？我想去採點回來，也好仔細看一看它的樣子。」

「當然有了。」李時珍見龐憲又對紫草產生了興趣，便趁熱打鐵給他講起來，「紫草是一種多年生的草本植物，長不高，約九十公分。莖直立生長，全株生有粗硬毛，葉子是互生的，披針狀，葉面上下都生有糙伏毛。它每年五到六月會開花，花序頂生，為聚傘總狀，雌雄同株，苞片如同葉狀，生有粗毛，花萼則五深裂，呈短筒狀。花冠是白色的，前端分五裂，至七八月份可以結出卵圓形的小堅果來，裡面會有四顆卵圓形的種子。」

「師父，咱們什麼時候上山呀？我想去採紫草。」龐憲一聽，真想現在就上山採一株紫草回來研究。

「採紫草容易，但是你應該先弄明白，紫草有多個品種。你看到的是硬紫草，這在我們山上是多見的，軟紫草以及滇紫草，我們山上就沒有分布了。」李時珍一本正經地說著。

「啊？還有這些說法！那它們長得一樣嗎？」龐憲一頭霧水。

「軟紫草的根與硬紫草相差不多，不過其木部不明

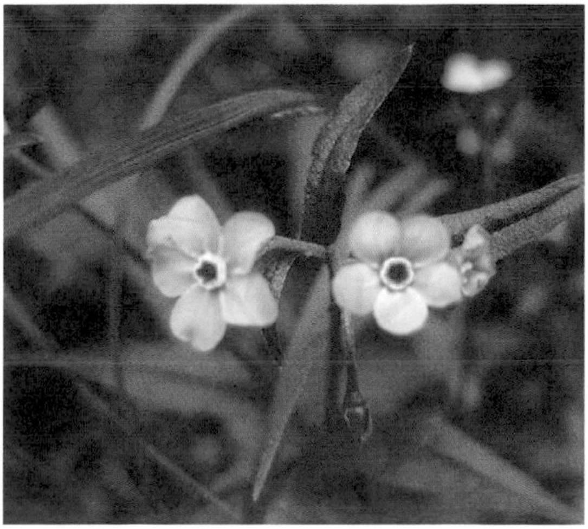

顯，而且是環狀的，中間有暗紫色大型髓；味道多酸，甘味幾乎聞不出來。滇紫草雖然也差不多，但質地比較堅硬，不易折，其木部黃白之中帶點紫色，髓部則是完全的紫色。」李時珍說著放下手中的書問徒弟，「你只認識紫草可不行，你知道它的藥性嗎？」

龐憲一聽，馬上不好意思地笑起來：「我不是還沒問師父嗎？師父快給我講講它的藥性吧。」

「紫草味甘鹹而氣寒，入心包絡及肝經血分，其功長於涼血活血，利大小腸……」李時珍還沒說完，龐憲便搶過話去：「噢，我知道了，原來是涼血藥，那用來治熱症就合適了。」

「你呀，只知其一不知其二。它不只可涼血治熱症，因其氣寒，祛血熱盛毒之效也好，特別是痘疹不出時，用它就最合適了。當然，濕熱黃疸、淋濁、熱結便祕、燒傷、腹腫脹滿、斑疹也一樣可治。」李時珍突然想到什麼，「你還記得鎮東頭林老闆的兒子嗎？有一次那孩子出痘，痘都被抓破了，師父就給他用一錢紫草，五分陳皮，三寸蔥白煎了水，只喝了三副便完全好了，這就是紫草透疹解毒的作用了。」

「哇，原來這小小的染色草這麼厲害，我先記下來。」龐憲說著，急忙取了紙筆，認真記錄起紫草來。

利咽解熱的「老頭兒」

白頭翁

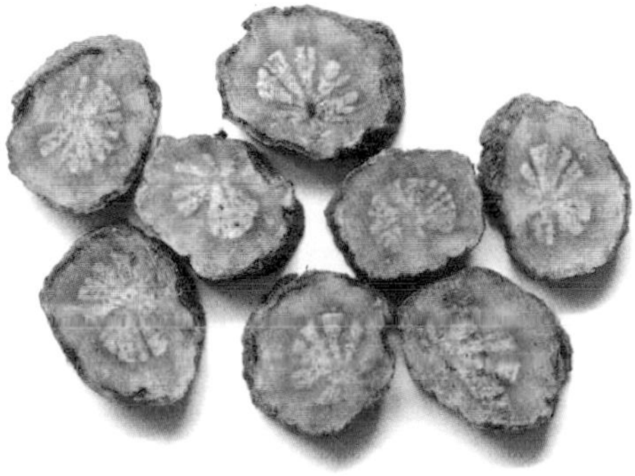

五月底的太陽雖然已經變得非常強烈，但因為離夏暑還有段時間，所以李時珍家後園種的各種花花草草依舊保持著生機勃勃的姿態。龐憲趁著中午師父在藥堂午睡的工夫，一個人到後園透氣。他坐在籬下那簇月季花下，深深地吸一口帶有花香的空氣，滿足地咧嘴笑起來。

這時，一隻長腿的小蟲從龐憲眼前大搖大擺地經過，一頭鑽進了不遠處的植物裡。龐憲這才注意到，那叢植物長得蠻高的，十到四十公分的樣子，不過莖身肥大，生有白絨絨的柔毛，葉子為三出複葉，基部帶有寬鞘，形狀呈倒卵形，邊緣有淺裂，葉上是深綠色，生有白色柔毛，葉背顏色卻為淡綠色。不過它的小花很好看，為單一頂生，花莖直接從根部生出來，花苞分三片苞葉，邊緣有三齒深裂。它的花排列成內外二輪狀，花瓣長圓形，紫色的，加上黃色的花藥，看上去還別有一番風韻。

龐憲從小在田間長大，這樣的野花早看過不知多少回了。不過，他還真不知道這草是什麼。他看著那叢花發了會兒呆，大黑眼珠轉了幾下，嘴角突然露出一抹笑來。只見他立刻拔了這叢草，大步向藥堂走去。

「師父，這草不但有苦味，掐斷還會流白汁，怎麼這麼奇怪呢？羊都不愛吃它，是不是應該叫它討羊嫌？」龐憲把那草放在桌子上，然後擦著手指上的白色汁液。

「羊不愛吃沒關係，可以用來入藥，難不成你要叫它藥喜歡嗎？」李時珍知道小徒弟又想為難自己了，所以打趣道。

「什麼？這也可以入藥？」龐憲心裡暗想：完了，本想難一下師父的，結果撞到他強項上了。

李時珍了然，笑了笑：「你這小鬼靈精！」他知道龐憲平日跟著自己學醫，生活著實枯燥了些，所以偶爾也配合徒弟開點小玩笑。看到龐憲一臉驚訝，李時珍便把徒弟帶到藥櫃前，「看看這是什麼。」說著便從左腳邊的藥箱裡拿出幾根灰黃色、皺巴巴的草根來。龐憲看那草根雖然是圓形的，但稍扭曲，長度都在六到十五公分的樣子，但外皮因為乾燥的緣故，有的已經脫落了，呈現出網狀裂紋。用手捏一下，感覺挺硬的，不過一折就斷，質地清脆，折斷之後斷面是平坦的，木心為淡黃色，還帶著淡淡的苦味。

「師父，您是說它和我採的草是一種東西嗎？」龐憲很聰明，師父肯定不會無緣無故拿出一種草藥讓他認的。

「當然。只不過你採的是植物的地上部分，我拿的則是地下的根部，也就是入藥部分。人們通常叫它白頭翁，又或者是丈人、胡使、奈何，皆狀老翁之意。」李時珍說完，把那幾根藥草收了起來。

白頭翁黃連湯

對症： 春夏時節上火拉肚子、咽喉疼痛。

藥材： 白頭翁與黃連各一兩，木香二兩。

用法： 白頭翁與黃連各一兩，再加二兩木香煎水服用，服三次。

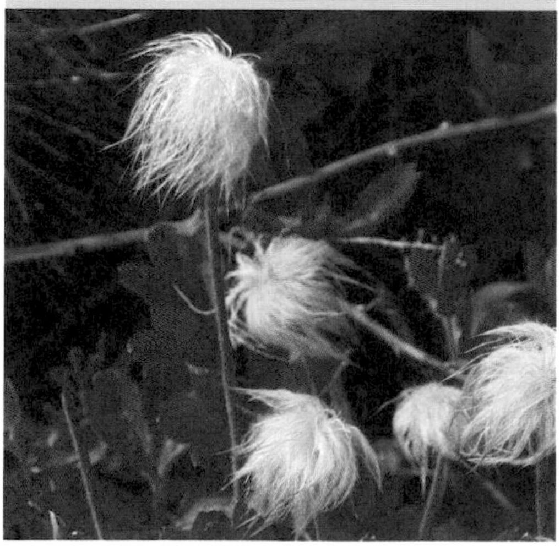

「哎呀，反正就是老頭兒的意思嘛，直接叫老頭兒就好了。」龐憲這才恍然大悟，「怪不得它結出瘦果之後會在頂端長很多羽毛狀的東西出來，原來那是它的『白頭髮』啊。」

「別看它是個不起眼的『老頭兒』，其味苦性寒，可是歸胃、大腸經的清熱解毒良藥，用來治療熱毒血痢、帶下、陰癢、咽痛等症，既便宜又有效。」李時珍說著，把一本《聖惠方》推到龐憲跟前，「看看，古人可比我們聰明，總是將這些常見藥用得恰到好處。」

龐憲低頭看師父打開的一頁，沒看幾行就叫起來：「師父，原來您前幾天治療那位上火嗓子疼的病人時就用了這味藥啊！」

「不錯嘛，記得這麼清楚！」李時珍微微笑起來。

「當然呀，您看這書中寫得多清楚！春夏時節拉肚子、咽喉疼痛就用白頭翁與黃連各一兩，再加二兩木香煎水服用，服三次就可以了，這多簡單呀。」

「知道簡單還不認識這麼好的藥，不是白學醫了？」李時珍故意沉下臉說。

「師父，我不是人小見識少嘛，下次肯定就不會這樣大驚小怪了。」龐憲說著，連忙給師父賠起笑臉來。

生肌治瘡的神奇草

白及

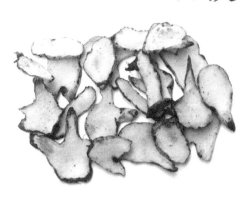

吃過晚飯，李時珍照例對一天的診病用方進行整理，龐憲則坐在一邊翻閱師父的書籍。看著看著，他不由驚訝地叫出聲：「哇，這不可能吧？」

李時珍知道這孩子又看到什麼新奇事了，但並不理會他。可是，龐憲卻是個憋不住問題的孩子，他拿著書來到李時珍跟前：「師父，您說這書中寫的是真的嗎？」

李時珍看一眼那本書，是洪邁所著的《夷堅志》，便說：「書中也有傳說之聞，不可全信。」

「我就說嘛，您看這一段，居然說有一個罪犯多次犯重罪，因為拷問用刑以致肺臟損傷，從而吐血。然後他每天只喝白粥，粥裡放一些白及粉，居然很快就好了。後來這名犯人遭受凌遲之刑，劊子手剖開他的胸，發現肺間雖然多處有傷，但卻都被白及補好了，這是不是太不可思議了？」龐憲嘰裡呱啦地說著，一臉的難以置信。

「你這孩子，性子總是這麼急！你再往後讀，接下來書中便有對此傳言的驗證。洪貫在聽說這件事之後，特別對一個吐血的小兵使用白及治療，很快就治好了。」李時珍一向生性淡然，認為行醫最重要的就是冷靜，而龐憲在這一方面還遠遠不夠，還得好好調教呀。

「怎麼會這樣？這也太神奇了。」龐憲百思不得其解。

「白及味辛、苦、甘、澀，性微寒，歸肺、肝、胃經，因其性澀而收，故能入肺止血，生肌治瘡。」李時珍放下手裡的筆，給龐憲細細講起白及來，「不僅如此，在《本草經疏》中還記載『白及，苦能泄熱，辛能散結，癰疽皆由榮氣不從，逆於肉裡所生，敗疽傷陰死肌，皆熱壅血瘀所致，故悉主之也』。所以，它是治肺疾、理血邪、生肌止痛、斂瘡損、止血痢的良藥。」

「師父，白及長什麼樣子？怎麼會這麼神奇呢？」龐憲不解。

「白及，又稱白芨，為多年生草本植物，地上莖高十五到七十公分，地下根為三角狀扁球形，肥厚多黏性。葉片呈披針形，前端尖，基部有鞘狀，全緣。它每年四到五月開花，花序總狀頂生，通常三到八朵簇生於一起，苞片是披針形的，脫落時間較早，花瓣長圓形，為紫色，或者淡紅色。花落之後會結圓柱形的蒴果，兩頭稍尖，表面有六縱肋。每年夏天或秋天時，挖它的根清洗、去皮、曬乾，即可入藥。」

「這麼說白及是專止肺血的奇草啦？」龐憲追問。

「不只是止肺血，肺氣不足、肺虛、咳嗽都可以用它治療，總之對肺非常好。而且如我前面說的，痢疾、腸風、痔瘺、刀箭傷、血症也都可以用它治療。我再告訴你一個單味藥使用的方子，比如燙傷，只要將白及碾成末，用油調和之後塗在傷處，一天換幾次，很快就好了。」李時珍說完又拿起筆，繼續整理病歷。

「那我去哪裡可以找到白及呢？咱們這邊的山上有嗎？」龐憲又問。

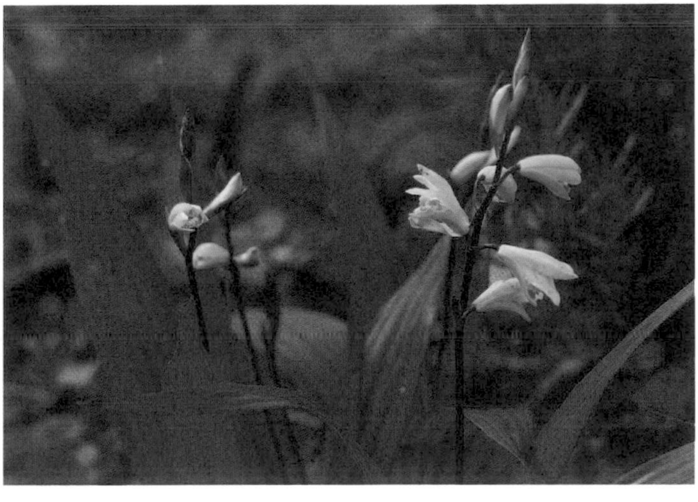

「當然有，它生存能力極強，中國各地多有生長，下次上山時你可以找找看。」李時珍看了一眼默默出神的龐憲，笑著摸了摸徒弟的小腦袋瓜，「時間不早了，去睡覺吧。」

「那師父您也早點休息。」龐憲見師父已經專注於整理藥方，懷著滿足的心情回自己的房間去了。

和營止血的金不換

三七

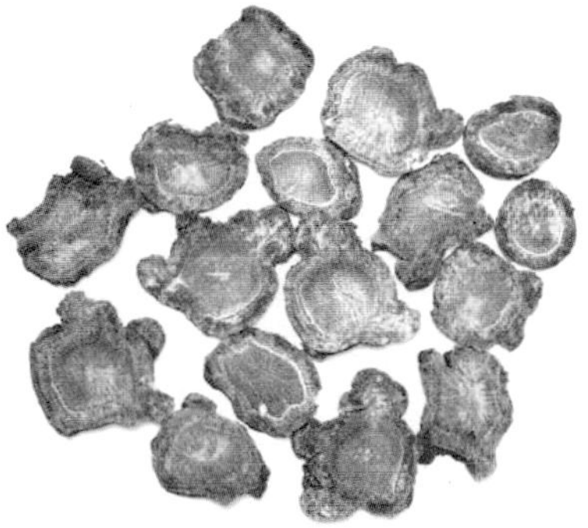

初夏的清晨，天剛微微亮，龐憲還在美美地睡著，突然聽到院外傳來一陣「劈哩啪啦」的聲音。他一下坐起身來，迷迷糊糊地披上衣服就往門外跑，一邊跑還一邊問：「出什麼事了？師母，是您摔倒了嗎？」

龐憲之所以這樣問，是因為每天都是李時珍的妻子吳氏最早起床，聽到不尋常的聲音，他就以為是師母摔倒了。不過，他推開門後，卻看到建元正趴在院子裡。龐憲連忙跑過去：「建元，你怎麼了？」

「哎喲，摔死我了！憲哥哥，你快看看我的手腳還能不能動。」說著，建元這才齜牙咧嘴地爬起來，伸著雙手讓龐憲看。

「當然能動啦，不然你怎麼爬起來的？對了，今天你怎麼起這麼早呀？」龐憲可是瞭解建元的，只要不去上課，他可是最愛睡懶覺的。

「我昨天和小石頭說好今早去爬山看日出的，誰知院門口有個臉盆，被我一腳給踢翻了，我自己也摔倒了。」建元揉著鼻子，一臉的委屈。

這時全家人也都起來了，紛紛上前扶建元。建元卻「哎喲」地叫著，說：「別拉我，我腿疼！」

李時珍讓建元坐好，輕輕挽起他的褲管，看到膝蓋處一大塊血跡，皺著眉道：「都摔成這樣了，能不疼嗎？

憲兒，拿點三七粉過來。」

龐憲迅速地去藥堂端了一個小盒出來，裡面是淡白色的藥粉。李時珍取了些藥粉輕輕覆在建元腿上的傷處，用妻子吳氏拿來的藥布把傷口包紮好，才說：「現在起你就老實在家待兩天，哪兒也不准去。記住，腿不可以碰水，減少彎曲。」說著，就把建元抱起來，送回房間裡去了。

龐憲照顧建元坐好，才追問李時珍：「師父，三七不是活血的嗎？您為什麼用它來止血呢？這樣不會越止越嚴重嗎？」

「三七味甘、苦，性溫，不但能活血通脈，更能消腫定痛、止血斂傷。《玉楸藥解》中就說過，『三七和營止血，通脈行瘀，行瘀血而斂新血。凡產後、經期、跌打、癰腫，一切瘀血皆破；凡吐衄、崩漏、刀傷、箭射，一切新血皆止』。」李時珍坐在椅子上，細細給龐憲講解著。

「那您剛才用的粉末便是三七嗎？它是從石頭上來的，還是從藥草裡來的呢？」坐在床上的建元被師徒倆的話吸引了，顧不得疼痛，也追問起來。

「你不是吵著要上山嗎？卻不知這藥便是從山裡的草中而來。彼人言其葉左三右四，故名三七，蓋恐不然。或云本名山漆，謂其能合金瘡，如漆黏物也，此說近之。金不換，貴重之稱也。」李時珍看兒子傷成這樣，故意板著臉教訓道。

「原來山上就有呀，我下次就去採一點。不過它長什麼樣？」建元覺察到父親的神色，只好轉過頭求救似地問龐憲。

「三七是一種多年生草本植物，不高，三十到六十公分，直立生長，不分枝，莖為圓柱形，帶有縱條紋。葉子為掌狀複葉，三到六片輪生。夏天會開花，花朵傘形單生於莖頂，黃綠色，花瓣長圓狀卵形。花落之後會結扁球形的種子，成熟之後為紅色，可好看呢。」龐憲收到建元的求救信號，立刻講解起來。

「哦，那是用種子磨粉入藥嗎？剛才用的藥粉那麼細，應該不是葉子磨出來的吧？」建元又問。

「當然不是。三七是以根入藥的，它的根肉質，呈倒圓錐形，也有短圓柱形，長二到五公分，表面有多數支根，顏色棕黃，有突起的小疣狀物和橫向皮孔。下次我再磨三七就叫你一聲，讓你看看。」龐憲儼然一幅師兄的樣子，向建元保證道。

「那咱們說定了，到時候你可別忘了！唉，它除了治跌打損傷，還能治什麼病呢？」建元的好奇心徹底被勾起來了。

「此藥為金瘡要藥，有奇功，凡是杖撲傷損、瘀血淋漓者，嚼爛，罨之即止，青腫者，即消散；若受杖時，先服一、二錢，則血不沖心；杖後，尤宜服之。產後服，亦良。大抵此藥氣溫、味甘微苦，乃陽明、厥陰血分之藥，故能治一切血病，與麒麟竭、紫礦相同。因此，對於咯血、吐血、便血、產後血瘀、崩漏等症都有奇效。你祖父平時給吐血症病人調理時，就會讓病人直接取一錢三七粉調於粥內送服，病人很快就好了。」李時珍見建元感興趣，便耐心地為他講解。

「哇，怪不得叫金不換，真是好藥呀。」建元不由得讚嘆道。

「都出來吃飯吧，時間不早了。」這時，李時珍的母親李氏在門外叫道。龐憲主動上前攙扶起建元，三個人就吃飯去了。

清熱解毒的苦口良藥

黃連

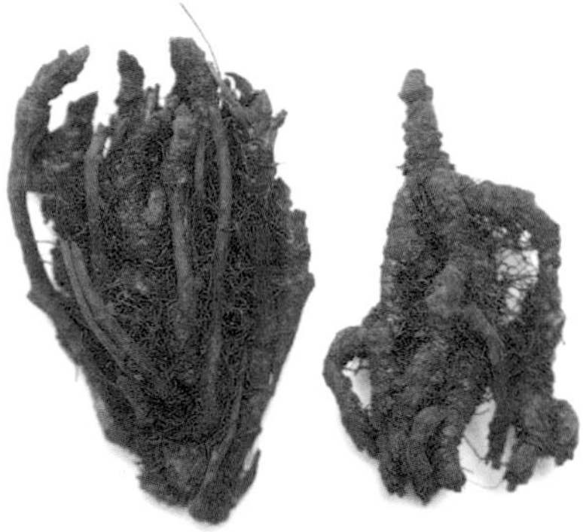

「師父，您在忙嗎？徒兒有問題想問您。」龐憲站在書房外，恭敬地詢問道。

「進來吧！」李時珍問：「想問什麼？」

「師父，《本草圖經》中說道：『黃連治目方多，而羊肝丸尤奇異。蓋眼目之病，皆血脈凝滯使然，故以行血藥合黃連治之。血得熱則行，故乘熱洗也。』您能給我講講黃連這味草藥嗎？徒兒對它很是好奇。」

「那就先說它的外形特徵吧！」李時珍放下書，微笑著說，「黃連具有黃色的根狀莖以及較多鬚根。葉片為卵狀三角形，形狀較大，且生有羽狀的深裂，尖銳的鋸齒生於葉片邊緣處，並具較長的柄。黃連的花開在二到三，花期較短，最多有八朵花聚集為聚傘花序，並具有長橢圓狀卵形的萼片以及一到兩條花葶。黃連的蓇葖果較小，其種子為褐色的長橢圓形。」

龐憲認真地聽著，時不時點點頭。

「再說它的藥性。」李時珍接著說道，「黃連的入藥部位為乾燥的根莖，其性寒，味苦，歸脾經、胃經、心經、肝經、膽經以及大腸經。嘔吐吞酸、黃疸、心神不寧、心悸煩悶、目赤腫痛、癰腫疔瘡、瀉痢、高熱神昏、濕熱痞滿、心火亢盛之症皆可由黃連治療。此外，黃連外用還可治療耳道流膿、濕瘡以及濕疹，因其有清熱解毒以及燥濕瀉火之效。」

龐憲早已拿出紙筆，把師父說的重點都記了下來。

「去年初，鎮東頭的楊婆婆患上心經實熱之症，她來看病時，全身發熱，四肢沉重無力，腹部脹滿而疼痛。此病需飲用瀉心湯，即取黃連七錢放入一盞半水中，煎至一盞，溫時服下。楊婆婆服用了此方，未出幾日，症狀便緩解了許多。」李時珍特意將看診實例講給龐憲聽，幫他更加深入地理解草藥的藥性及功用。

「所以這黃連還有治療心經實熱之效。對了師父，先前有位少年耳內流膿，您讓我用玉簪搗出汁滴在少年耳內，那是否可以將玉簪換成黃連呢？我聽您剛才講，黃連可治耳道流膿。」

「當然可以！你說得很對！」李時珍笑著點點頭。

「還有，我記得《傷寒論》一書中記載有黃連湯，書中說此湯可治療傷寒，它對於胃有邪氣、腹痛及嘔吐之人也極為有效。」有了師父的鼓勵，龐憲又想到了更多關於黃連的用法。

「你記得沒錯。黃連湯即是將黃連與乾薑、甘草、桂枝、人參、大棗以及半夏配伍而煮成。此外，黃連多方入藥時，特別是與灶突墨、獨頭蒜等相配伍時，可治療臟毒下

瀉心湯

對症：心經實熱之症，全身發熱，四肢沉重無力，腹部脹滿而疼痛。

藥材：黃連七錢。

用法：取黃連七錢放入一盞半水中，煎至一盞，溫時服下。

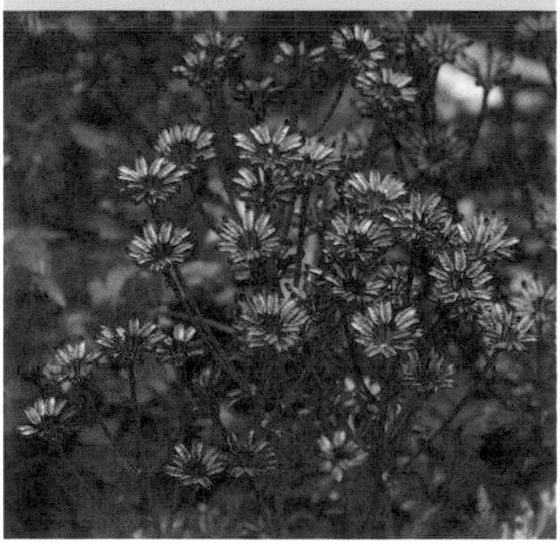

血以及下痢出膿血之症。」李時珍又補充道。

「師父，黃連在使用時，可有什麼禁忌嗎？」龐憲接著問道。

「黃連屬大寒之物，久服以及過量服用都會傷及人的脾胃，所以脾胃虛寒之人絕對不能服用，同時，陰虛津傷之人要謹慎服用。」

「徒兒明白了！謝謝師父！」龐憲乖巧地說道。

「咦？今日憲兒怎麼如此乖巧？你是不是又闖了什麼禍？」龐憲一反平常頑皮機靈的模樣，倒讓李時珍心裡敲響了警鐘，真是太不正常了。

「哎呀，師父，我這不是長大了嗎！總不能像以前一樣隔三岔五就闖禍，然後讓您幫我收拾爛攤子吧。」龐憲諂媚地笑了起來，「想請教的問題已經問完了，我這就去整理草藥了。」

龐憲說完，一溜煙跑了出去。李時珍內心更加不安，最終還是放心不下，索性跟出去看看。果然——龐憲又將藥櫃裡的草藥放錯了位置，現在正手忙腳亂地將放錯的草藥歸置原位呢！

「烤糊」的「細木棍」

胡黃連

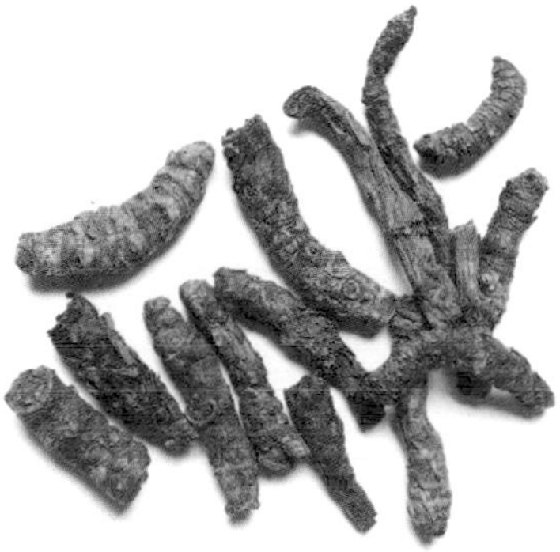

「憲兒，去幫為師取十錢胡黃連。」李時珍在案几旁說道。

「糊？糊的黃連？師父，黃連烤糊之後還能用？」龐憲很是不解地問道。

李時珍聽後，哈哈大笑。龐憲看著師父大笑的模樣，更是丈二和尚摸不著頭腦，「師父，您到底在笑什麼啊？我說錯什麼了嗎？」龐憲忍不住開口問道。

「好笑，確實好笑。」李時珍依舊忍不住笑，「傻憲兒，胡黃連是一種草藥，它可不是烤糊的黃連啊！」

「哦，我明白了。」龐憲紅了臉，向藥櫃處走去。

「可是師父，藥櫃裡根本沒有胡黃連這味藥材啊？」龐憲搜尋著寫有胡黃連的抽屜，可並未找見。

「它在最上面一層右邊角落的位置。」李時珍邊伏案寫作邊說道。

「啊！我瞧見了，可是師父，藥櫃裡是空的，什麼也沒有。」龐憲爬上梯子，找到了寫有胡黃連的藥櫃。

「怎麼會？我前兩天剛晾曬了一批胡黃連，你沒有收進來嗎？」李時珍擱下筆，忙問道。

「哦！我確實見到有東西晾在院子裡，可那是些細小的木棍，我就拿到堂前去了。」龐憲邊回憶邊說。

「糟了！」李時珍趕忙放下手中的筆，匆匆向堂前跑去。不明所以的龐憲見李時珍如此舉動，也跟著跑了過去。

「你呀！唉……。」李時珍撿起地上的「細木棍」，忍不住嘆氣道。

「師父，您怎麼對這些破木棍這麼上心？」龐憲依舊不解。

「傻孩子！這是草藥啊！你所謂的『破木棍』便是胡黃連！」李時珍敲了下龐憲的腦瓜。

「啊？」龐憲張大了嘴，一臉驚訝地喊道。

「啊什麼呀！快點幫忙。」聽到師父的吩咐，龐憲立刻幫著把胡黃連抱向藥櫃處。

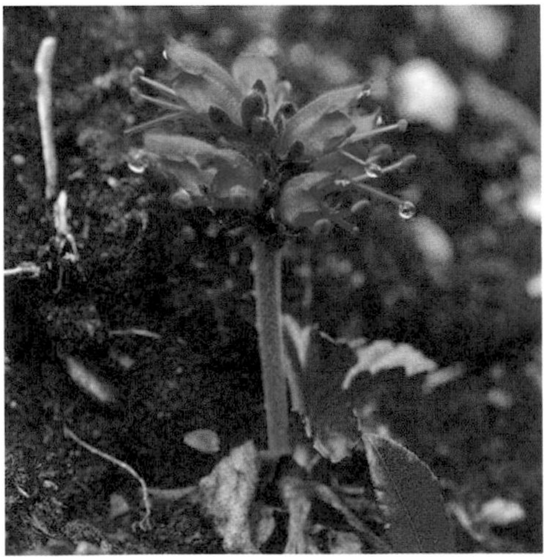

「師父，胡黃連是種什麼草藥啊？您給我講講吧！這樣我以後就不會再認錯了！」龐憲紅著臉，不好意思地說。

「好了，別不好意思了，師父也沒怪你。胡黃連為多年生的矮小草本。它具有較短的根狀莖，較粗的鬚根生於節處。葉片為卵形，並有鋸齒生於邊緣處。胡黃連的花開於七到八月，花期短，花朵聚集為穗狀花序；花冠為深紫色；花葶具毛。胡黃連的蒴果為長卵形。」李時珍放好藥材，繼續說道，「你拿的是入藥的胡黃連，其形狀為圓柱形，呈彎曲狀，表面為灰棕色、暗棕色，摸起來較粗糙，觸感雖類似『木棍』，但質地較輕，是很容易被折斷的。」

龐憲認真點點頭，又問：「那胡黃連有哪些藥性呢？」

「胡黃連有清熱瀉火、解毒燥濕、消疳熱之效，能治療小兒疳疾、黃疸、衄血、臃腫瘡瘍、目赤腫痛、自汗、陰虛骨蒸、驚癇、盜汗、因濕熱引起的瀉痢、吐血。胡黃連性寒，味苦，歸於胃經以及大腸經。若是有小兒得了目赤之症，便可用茶調和適量胡黃連粉末，塗於小兒手足心處。」

「目赤之症也就是平日裡所說的紅眼病、火眼，其症狀為眼白髮紅。是嗎，師父？」

「沒錯。此外，胡黃連還可多方入藥，可與川黃連、靈脂、烏梅肉、山梔子、柴胡、穿山甲、石決明、槐花等相配伍，從而治療肥疳熱、痢血、小兒盜汗、痔瘡、小兒疳熱之症。胡黃連還可與川黃連、硃砂、豬膽、麝香、蘆薈相配製成胡黃連丸。但是，脾胃虛弱之人服用時須格外謹慎。」

「徒兒明白了！」龐憲道。

「下次可不要再將草藥當作木棍燒火用了，知道了沒有？」李時珍不忘囑咐道。

清熱寧神的「瀉心湯」

黃芩

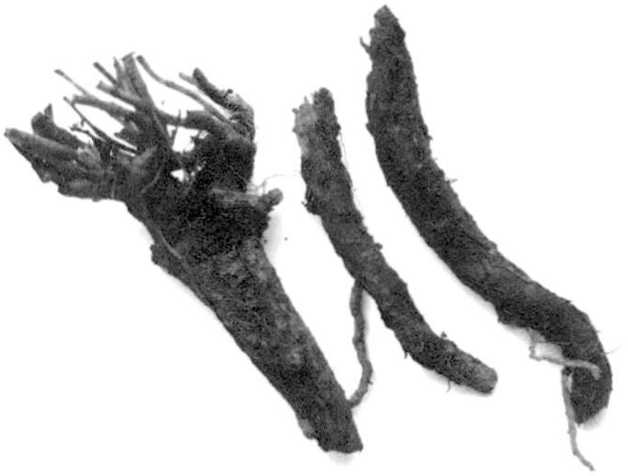

「師父，您聽見小孩的哭聲了嗎？」龐憲豎著耳朵問道。

「哭聲？沒有啊，你是不是熱得出現幻聽了？」李時珍豎起耳朵聽了聽，然後打趣道。

龐憲說著走到了牆根處，並將耳朵貼在牆上，「肯定不會錯的，就是從這裡發出來的。」說完，龐憲就跑了出去。

「你小心點，別摔了！」李時珍趕緊囑咐道。

一會兒，龐憲攙扶著一位婦女走進了藥堂，她的懷中還抱著一個啼哭的嬰兒。

「師父，您看我說的，真的有小孩的哭聲。」龐憲有些得意。

「好好好，你最厲害了！」李時珍回道。

婦人坐定後，開口道，「李大夫，我的孩子總是不停地哭。可他既不是餓了，也未有大小便的跡象，卻總是像受了驚嚇一樣哭個沒完，不知他是否病了……。」

李時珍為其診斷過後詳細地說道：「他所患之病為小兒心熱驚風，是因心經有熱而引起的，你看他舌尖發紅，這便是此病的症狀之一。欲治此病，需用清熱寧神的藥方，即黃芩散。將去掉黑心的黃芩與人參搗羅為散，每次用竹葉湯調和一錢匕服下，服藥不分時間。」

待婦人走後，龐憲忍不住開口問道：「師父，黃芩長什麼樣子呀？」

「黃芩是多年生的草本植物。它具有肉質的根莖，其上長有分枝。它的莖貼於地面生長，呈鈍四棱形，同樣具分枝，顏色有綠色和紫色之分。葉片為披針形，且為堅紙質，正面暗綠色，背面為淡綠色，且具較短的葉柄。黃芩的花開於七到八月，花期很短，花朵聚集為總狀圓錐花序，且生於頂端；花冠有紫紅色與藍色之分。黃芩的小堅果為黑褐色，外形為卵球形。」

「它的外形特徵我記住了，那麼藥性呢？藥性又有哪些呢？」龐憲追問。

「黃芩以其乾燥的根入藥，其性寒，味苦，歸於膽經、脾經、肺經、大腸經以及小腸經。胎動不安、血熱引起的吐血症、黃疸、暑濕、濕熱痞滿、胸悶噁心、崩漏、瀉痢、目赤腫痛、癰腫瘡毒、高熱煩渴以及肺熱咳嗽之症均可由黃芩來治療，因其有清熱解毒、止血、燥濕瀉火、安胎之效。《本經》一書中道『主諸熱黃疸，腸澼，泄利，逐水，下血閉，治惡瘡，疽蝕，火瘍』。」李時珍耐心地講解道。

「那黃芩這味草藥，使用時可有禁忌？」龐憲繼續問道。

聽到徒弟這樣問，李時珍略感欣慰地笑了，回答道：「有，脾胃虛弱之人不可用。黃芩還不可與蔥同用。此外，黃芩還可與葶藶子、地膚子、大黃、地榆、黃蜀葵花、芍藥、甘草、白朮、炒曲、白芷、麥門冬等藥材相配伍，因而還可治療小兒禿瘡、久瘡出血、火毒、血痢不止，產後飲水不止等症。張仲景曾在《金匱

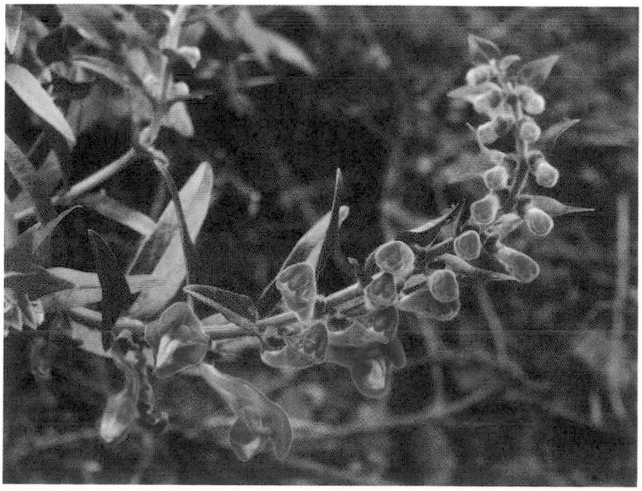

玉函經》一書中寫道『因心氣不足所引起的吐血衄血之症，可服用瀉心湯，即用一兩黃芩、黃連，二兩大黃，一同加入三升水中，將其煎至一升，熱服即可』。」

「我懂了！我全都記下了！謝謝師父！」又學到了新知識，龐憲心滿意足。

祛濕止痛退熱的多效藥

秦艽

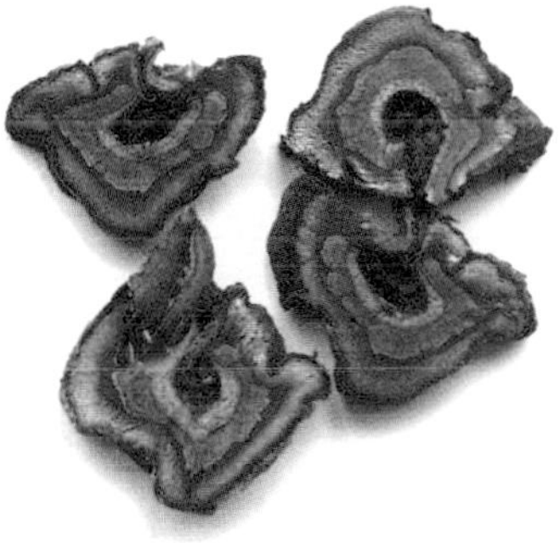

這日，難得藥堂無人來看病，龐憲整理完草藥，便去書房找李時珍。

「師父，我可以去找小胖玩一會嗎？」龐憲恭敬地請示道。

「可以，不過要早些回來啊！」李時珍還叮囑道，「對了，切記不可跟人打架！」

「我知道啦！」龐憲開心地跑出門去。

龐憲一路小跑著，就為了節省時間和小胖多玩一會兒。可就在街口拐角處，看到一位老爺爺摔倒在地，趕忙上前去攙扶。

「老爺爺，您沒事吧？有沒有哪裡受傷啊？」龐憲一邊拍打著老爺爺身上的土，一邊詢問道。

「沒有，沒有，好著哩！」老爺爺笑著答道。

「哎呀，您的手掌流血了！」龐憲見老爺爺的手掌正在流血。

「哎，你不說我都沒發現！不過我這手一點感覺也沒有。上個月啊，我這手不小心打翻了滾燙的熱水，可並沒有疼痛之感，你說奇怪不奇怪。」老爺爺笑著將手臂處的傷疤給龐憲看。

「您跟我來，我帶您去包紮。」龐憲心生疑惑，將老人帶至藥堂。

「師父，這個老爺爺摔倒了，手上流了好多血。」龐憲一進門便喊道。

李時珍查看後便為老人家包紮。龐憲在一旁小聲說道：「師父，這老大爺手上沒有知覺，他先前被熱水燙了也同樣沒感覺。」說著，龐憲努了努嘴，示意李時珍看向老爺爺手臂處的疤。

李時珍隨即為老大爺把了脈：「老人家，您生病了。您這是手足不仁之症，即手腳不知痛癢，也不能感受到冷熱。您這病是由邪氣壅盛所引起，我為您開副方子，您按照藥方按時服藥，不久您這手便能恢復感覺了。」

「原來我這是病啊，我還納悶怎麼會一點感覺也沒有。謝謝您啊李大夫！真是太感激您了！」老爺爺拱手說道。

「您客氣了！一會我讓徒兒將熬好的湯藥給您送去。」李時珍笑道。

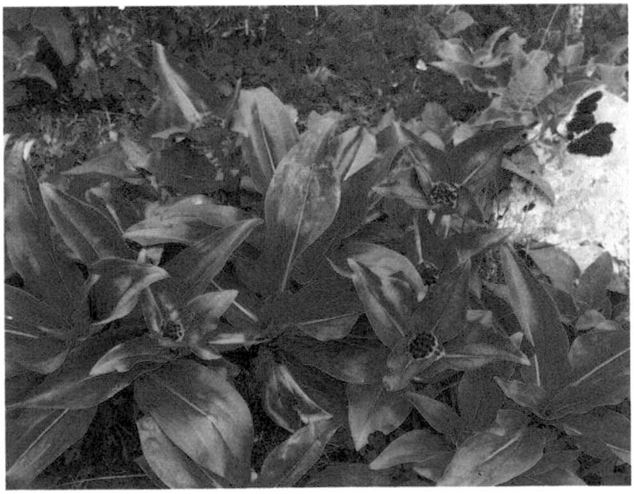

待老爺爺走後，龐憲立刻湊近李時珍問道：「師父，您開的是什麼方子呀？」

「我開的乃是大秦艽湯，即用秦艽、石膏、羌活、生地、白芷、黃芩、防風、細辛、當歸、川芎、白芍、熟地、白朮、甘草、茯苓、獨活這十六味藥材一同煎湯。」

「哇，這大秦艽湯竟然一共用到了十六味藥材！簡直是個『大工程』啊！」龐憲感慨道，「這麼多味藥材裡，秦艽是我最不熟悉的，您能給我講講秦艽嗎？」龐憲緊接著問道。

「秦艽能治療中風引起的半身不遂、骨節酸疼、小兒疳積發熱、濕熱黃疸、筋脈拘攣、風濕痹痛之症。秦艽以其根入藥，它性平，味苦、辛，能人胃經、膽經以及肝經，它有祛除風濕、止痹痛、清濕熱、退虛熱之效。但《本草經疏》一書中說，『下部虛寒人，及小便不禁者勿服』。」

「那秦艽長什麼樣子呢？」龐憲急切地問道。

李時珍看著小徒弟著急的樣子，依然不慌不忙地說：「秦艽為多年生的草本植物，它全株不具毛，且具有較多鬚根。其葉片有卵狀橢圓形以及狹橢圓形之分，蓮座狀，正反面均具有明顯的葉脈。秦艽的花開於七到十月，花朵數量較多，但不具花梗，其枝有頭狀與輪狀之分，花絲為線狀的鑽行，花冠為壺形。秦艽的蒴果有些藏在內部，有些則外露，其形狀為卵狀橢圓形，其種子為紅色的矩圓形。」

「我懂了！」龐憲點著頭說道，「師父，那現在我去找小胖玩了。」

「天色不早了，早點回來啊！」李時珍叮囑道。

抵禦風寒之藥

柴胡

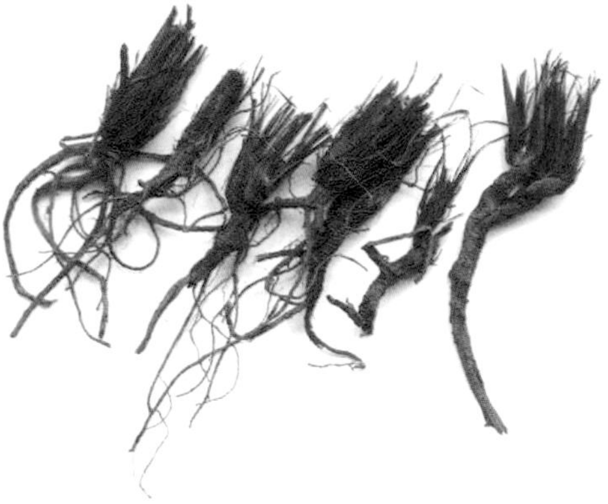

這日一早，李時珍不停打著噴嚏，說起話來都帶著濃重的鼻音。

「師父，我看您這是外感風寒之症，即是風寒之邪侵入體內，導致肺氣失宣。」龐憲主動化身為小郎中，開始為李時珍診病，「師父，您可有頭痛以及身痛之感？」

李時珍配合地回答：「有。」

「伸出舌頭讓我看看。」龐憲學著李時珍平日裡為病人看病的模樣，一板一眼地說道。

「嗯，苔薄白。」龐憲一邊點頭一邊說道。

「請問這位小郎中，我這病該如何醫治呢？」李時珍一副十分擔憂的樣子，問道。

「咳咳……」龐憲清了清嗓子，道，「我剛剛就說了，你這病是風寒之症，其治療之法應以辛溫解表為主……。」龐憲突然不作聲了，小眼珠卻眨得飛快，片刻後才支支吾吾地說道：「喝點甘草湯就好了！」

李時珍先是一笑，戲謔道：「龐大夫，你可不能隨隨便便就給病人開藥方，得對症下藥才行啊！我看你這大夫經驗尚淺啊！」

「哎呀，師父，您就不能讓我多過會兒當大夫的癮嗎？」龐憲不滿地噘起小嘴，「念在您是病人，我就不同您計較了！可是師父，您這傷寒症到底要怎樣醫治呢？」

「三錢柴胡，一錢防風，一錢半陳皮，二錢芍藥，一錢甘草，三片生薑，加入一鐘半水，煎至七分，即可飲用。」李時珍笑道。

「師父，您等著，我這就去給您煎藥。」龐憲說著向藥櫃跑去。半個時辰後，龐憲端著熱騰騰的湯藥來到李時珍面前，道：「師父，藥煎好了，您快趁熱喝！我方才想了想您開的方子，裡面柴胡這味草藥我不是很熟悉。我剛才煎藥時，找了些醫書來看，我給您說說，您看看我掌握的可有疏漏之處？」

李時珍接過藥碗，輕輕地點了點頭。

龐憲想了想，便開口道：「先說它的外形特徵吧！柴胡是多年生的草本植物。它具有較為堅硬的根；其莖有些叢生，有些則單一生長。基部生出的葉片有倒披針形以及寬橢圓形之分，莖生葉片則為長圓狀披針形，互生；葉片正面為鮮綠色，反面為淡綠色，其上生有白霜。柴胡的花開在七到九月，花朵生於頂

抵禦風寒的柴胡湯

對症：外感風寒之症，導致肺氣失宣，頻打噴嚏、流鼻水。

藥材：柴胡三錢，芍藥二錢，防風、半陳皮、甘草一錢，生薑三片。

用法：將所有藥材，加入一鐘半水，煎至七分，即可飲用。

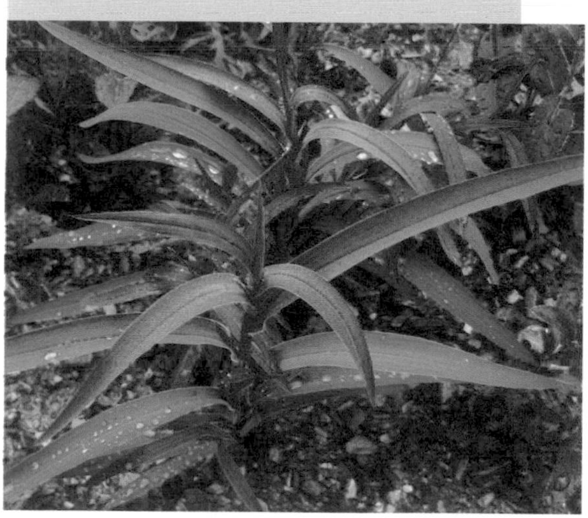

端或側面，並形成圓錐狀複傘形花序，顏色為鮮黃色，並具有狹披針形的苞片。柴胡結棕色、廣橢圓形的雙懸果。」

看李時珍點點頭，於是龐憲繼續說道：「柴胡以其乾燥的根入藥，其性微寒，味苦、辛，歸於肝經、膽經以及肺經。它具有升陽、疏肝解鬱、和解表裡、退熱截瘧之效，因此常用於治療寒熱往來、胸脅脹痛、頭暈目眩、瘧疾、月經失調、脫肛、口苦耳聾之症。《別錄》一書中說道，『除傷寒心下煩熱，諸痰熱結實，胸中邪逆，五藏間遊氣，大腸停積，水脹，及濕痹拘攣。亦可作浴湯』。」龐憲見李時珍認真地看著自己，於是繼續說道：「柴胡可與黃芩、人參、甘草、生薑、半夏、白芍、青皮、枳殼、山梔、當歸、白朮、茯苓、車前子、決明子等藥材相配伍，並且還能治療肝經鬱火、血虛勞倦、筋骨疼痛、黃疸、肝黃之症。但是肝陽上升以及真陰虧損之人不可服用。」

李時珍終於露出滿意的笑容，對徒弟點了點頭。

「師父，我看您還是先回屋休息一下吧。現在沒什麼人，我來照看藥堂就行了，若是遇著急病、重病，我再去請您。」龐憲輕聲說道。

清熱化痰之良藥

前胡

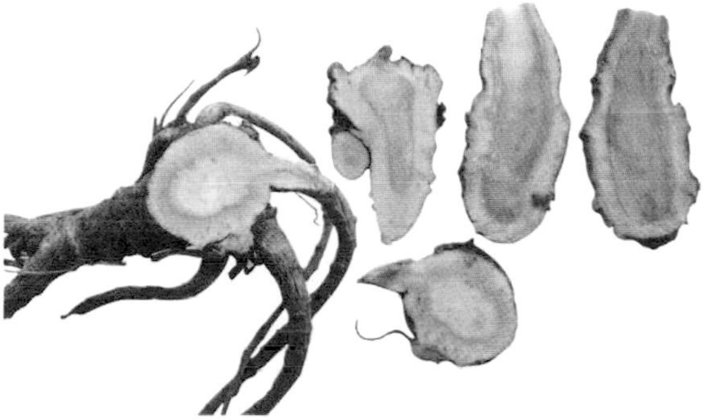

「師父，今日一早，徒兒溫習前胡這味藥材時，怎麼也記不得那日您開出的『前胡散』的藥方了。」龐憲不開心地嘟起了小嘴。

李時珍正要問徒弟怎麼知道前胡散的，便聽他說道：「那日，有位壯漢來找您瞧病。他舌質較紅，苔黃膩，脈滑數，時常咳嗽，咳出的痰為黃色，同時還伴有氣喘之症。您說他這病屬肺熱咳嗽，起因是情志抑鬱，導致肺內鬱熱，液則化痰，痰多則生熱，進而引起肺氣失宣。隨後您開出的藥方便是『前胡散』。」龐憲記憶力好，又聰明，總能將病例記得一清二楚。

李時珍明白了，遂為徒弟解釋道：「取一兩半去掉蘆頭的前胡以及去心且焙烤過的麥門冬，一兩去心的貝母以及白前，一兩去瓤且麩炒過的枳殼，一兩半芍藥、去掉根節的麻黃以及蒸過的大黃；將此八味切成麻豆大小，每次取三錢加入一盞水中，煎取至七分，過濾掉渣滓後，吃過飯後溫服，一天兩次即可。」

「嗯！我記住了！這次肯定不會忘了！」龐憲說著便向外走去。

「憲兒，你既然溫習了前胡，那為師可要考考你！」李時珍叫住徒弟，有心考考他。

「沒問題！那先說它的特徵吧！」龐憲毫不猶豫地說

道，「前胡是多年生的草本植物。它具有粗壯的灰褐色根莖，其形狀為圓錐形。其莖為圓柱形，從上部開始分枝。前胡的葉片有三角狀卵形以及寬卵形之分，分裂並具柄，邊緣有圓鋸齒，葉片正反面通常都不具毛。其花開在八到九月，花期很短，花朵生於頂端或側面，並形成複傘形花序，花瓣為白色，且呈卵形。前胡的果實為棕色的卵圓形，其上生有短毛。」見師父沒說話，龐憲繼續說道：「至於它的藥性，前胡以乾燥的根入藥，其性微寒，味苦、辛，歸於肺經。師父您給我看的筆記中說它『清肺熱，化痰熱，散風邪』，因此咳喘痰多、風熱咳嗽、胸膈悶滿、痰黃黏稠、痰熱喘滿之症均可用它來治療。」

龐憲見李時珍點了點頭，於是向外走去。

「這便走了？」李時珍突然開口說道。

龐憲抬起的腳懸在了半空。「糟了，我哪裡說錯了嗎？不對，我若是說錯了，師父一定會糾正我的。可是我將該說的全部都說了啊！師父不會是故意考驗我的吧……。」想到這裡，龐憲趕緊開動所有腦筋，仔細回憶看過的醫書。

「還有，《本草經集注》中曰，『半夏為之使。惡皂莢。畏藜蘆』。」說著，龐憲笑著轉過身來，又想起什麼，道：「嗯……那個……，前胡與麥門冬、貝母、杏仁、桑根白皮、甘草一同入藥，還可治療心胸不利，煩熱不安之症，此藥方也被稱為前胡飲。嗯……還有什麼呢？」龐憲不禁緊張起來，小手捏著衣角搓個不停。

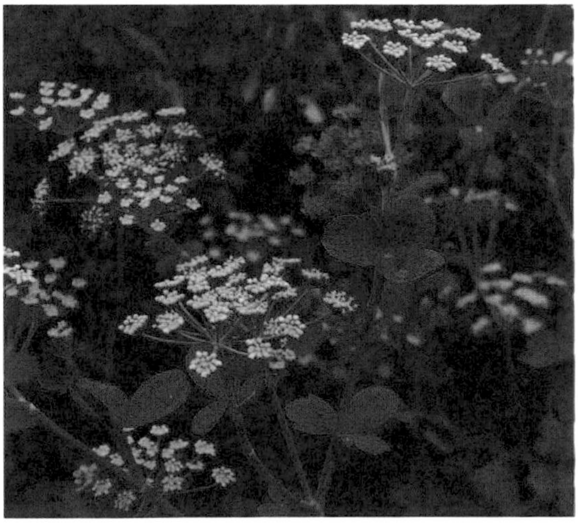

「別緊張，你說得非常正確。為師不過是想告訴你，你後背有一塊汗漬。」李時珍忍笑道。

「哎呀，師父！我不理您了！」龐憲說著就跑了出去。

妙治眼疾之神藥

防風

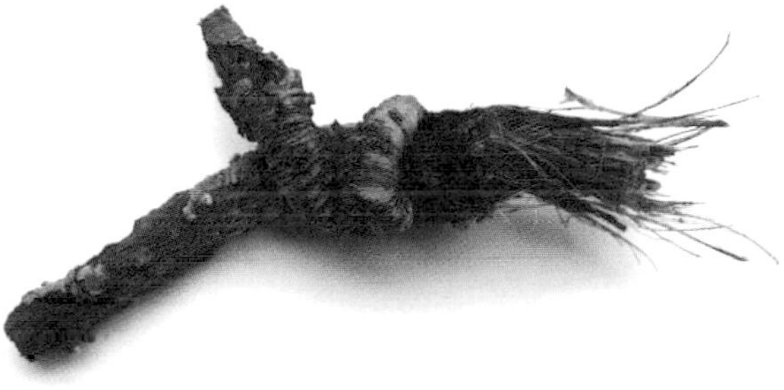

「師父，您快來看呀！咱們家園子裡的接骨木開花了！」龐憲開心地嚷嚷道。

「接骨木？園子裡什麼時候種了接骨木？」李時珍有點納悶。

「師父，您快來呀！您看，這小白花，好漂亮呀！」龐憲不禁感慨道。

「來啦，來啦，別催了！」李時珍快步走了過來。

「憲兒，你是不是只認識接骨木？怎麼所有開小白花的草藥到你嘴裡都成了接骨木？」李時珍看著院子裡的植物，又想想龐憲方才所說的話，簡直哭笑不得。

龐憲專心看著小白花，並未聽出李時珍話裡的意味，便答道：「何止接骨木這一種，徒兒可認識好多草藥呢！」

「那你再好好看看，這到底是不是接骨木？」李時珍敲了下徒弟的小腦袋，說道。

「是呀！我看了好多遍了……哎喲……，師父您打我做什麼？」龐憲頭上無故吃了一顆栗子，不滿地抱怨起來。

「傻孩子，這是防風。並不是所有開小白花的都是接骨木！」李時珍加重了語氣。

「啊？防風？」龐憲撓著小腦袋瓜，疑惑不已。

「您這麼一說，這好像確實是防風！」龐憲再次認真觀察起眼前的植物。

「不是好像，它就是！說說防風的特徵。」李時珍順勢坐下，準備考考這小徒弟。

「這個，防風……師父……」，龐憲那委屈的表情早已告知了李時珍結果——他忘記了。

「你呀！只記得一個接骨木可不行！」李時珍無奈地搖了搖頭，說道，「防風是多年生的草本植物，它具有粗壯的圓柱形根，且呈淡黃棕色。其莖具有較多分枝，且為單生，具細棱。葉片有長圓形以及卵形之分，且有莖生葉與基生葉之分，葉片為羽狀分裂。其開花在八到九月，花期較短，花朵生於莖部或分枝處，並聚集成複傘形花序，花瓣為白色的倒卵形。防風結雙懸果，形狀有橢圓形與狹圓形之分。」

說完，李時珍又問小徒弟：「你可記得它的藥性？」

「防風的藥性？這個……師父……。」龐憲又是一副迷茫的表情。

「也忘了？」李時珍搖了搖頭，只好繼續說道，「防風以根入藥，其性微溫，味辛、甘，歸於肺經、脾經、肝經以及膀胱經。它有止痙、祛濕止痛、散風解表之效，因此常用於治療脾虛濕盛、破傷風、風濕瘙癢、外感表證以及風濕痹痛之症。但防風在使用時是有禁忌的，陰血虧虛、熱病動風之人不可使用。先前有位老嫗患有眼疾，眼內渾濁，視物不清，你可還記得為師是用何種藥方治療的？」

「用了防風……師父，徒兒錯了，徒兒一點印象也沒有了。」龐憲已經把頭埋進了胸口，

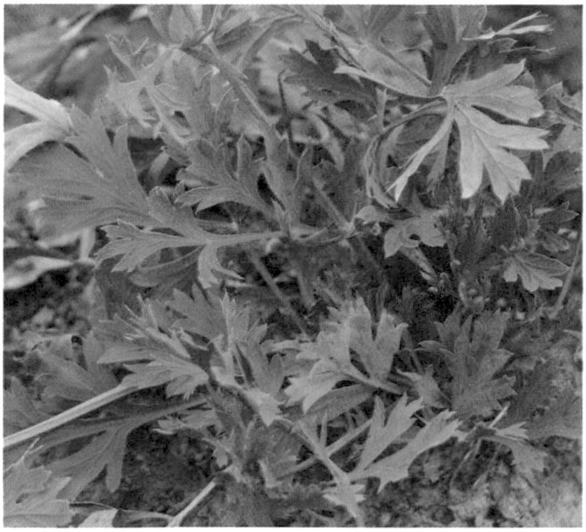

活像一隻鴕鳥。

「取六錢防風和甘草，五錢黃連以及三錢去油的薤仁，將其熬出濃汁，製成薤仁膏，每日點塗。」李時珍無奈地說道。

經李時珍的提醒，龐憲方才恍然大悟：「我想起來了！」隨即大聲說道：「防風還可與地骨皮、炙甘草、防己、葵子等相配伍，以此來治療骨蒸煩熱以及小便淋澀之症。」

「沒錯！」李時珍的臉上終於露出一絲微笑。

「我要將防風的這些特點全部記錄下來，可不能再忘記了。今天的事太丟臉了。」龐憲反思道。

治療風濕痹痛的良藥

獨活

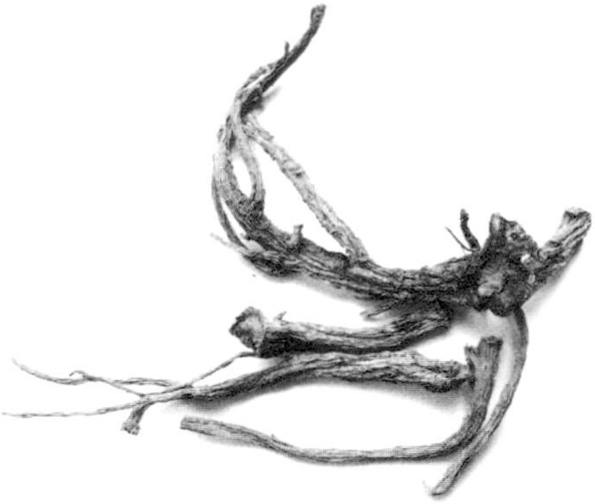

龐憲來到書房為李時珍倒茶水，見李時珍正伏案寫作。龐憲一時好奇，便探頭去看那紙上寫著什麼，只見「試題」兩個大字赫然立於紙上。龐憲已離開學堂許久，突然見著這二字，心中還是忍不住生出一股緊張感。

「師父，這是建元學堂的試題嗎？」龐憲有些好奇地打聽道。

「不是的，這是為師給你出的試題。」李時珍笑道。

「啊？給我出的？師父，您怎麼跟私塾的先生一樣啊？還要考試？」龐憲頓時驚嚇不已。

「不過就是個考試而已，看把你嚇的！」李時珍搖著頭笑道。

「師父，您一定要以這種慘絕人寰的方式來考驗我嗎？」龐憲抱著最後一絲希望，看著李時珍說。

「你這孩子，這麼害怕幹什麼？為師出的題很簡單，你肯定能答出來。」李時珍似乎對徒弟十分有信心。

龐憲哪敢不聽師父的話，只好乖乖接過試題，仔細看了看，不禁念出了聲：「第一題：隔壁王甲的脈弦滑，舌苔薄白，舌質黯淡，其病起因為風痰瘀血而導致脈絡受到阻塞，進而引起中風不語之症。此病該如何治療？對症之藥有何藥性？該藥又具有哪些外形特徵？」

龐憲的眼睛骨碌碌轉了幾圈，隨後答道：「我記得王大爺就曾得過這種病。將一兩獨活加入二升酒中，煎至一升。再將五合大豆炒出聲音，用大豆將藥酒捂熱，用布蓋在藥酒上放置一段時間，每次服用三合。」

李時珍點了點頭，龐憲底氣足了些，繼續說道：「獨活以其根入藥，它性微溫，味辛、苦，歸於腎經、膀胱經。獨活對於風寒濕邪所引起的頭痛、腰膝酸痛、手腳痙攣、牙痛、風濕痹痛、胸脅疼痛以及少陰伏風引起的頭痛極為有效，因為它是一種可以止痛、祛風除濕、散寒的藥材。《本經》中說它『主風寒所擊，金瘡止痛，奔豚，癇痙，女子疝瘕』。不過，陰虛血燥之人要謹慎服用才行。」

龐憲見李時珍並來說話，心裡生出些許不安：莫非答錯了？不，若是我說錯了，師父一定會糾正我的。難道是答案不夠全面？

他只好繼續說道：「獨活酒可以治療風濕痹痛，其藥方為四兩獨活、石南，三兩防風，二兩天雄、茵芋、烏頭，將此六味加入二斗酒中，浸泡七日，每次服用半合，服用三日。獨活散可以治療諸癰疽，其藥方為一兩獨活、莽草、川芎、大黃、赤芍藥、黃芩、當歸，將其七味搗羅為散，分為兩份，先將豬蹄放入二升水中煮熟，去掉豬蹄後放入藥材，再次煎煮後去掉渣滓，就著熱時清洗瘡傷。嗯……還有，獨活還可與白芍藥、防風、桂心、甘草、熟地黃、人參、大當歸、蒼朮、羌活、秦艽等藥材相配伍，用於治療風邪傷腎、四肢及面腫、驚癱、婦女產後中風、少陰頭痛之症……。」龐憲一股腦將自己知道的全部說了出來。

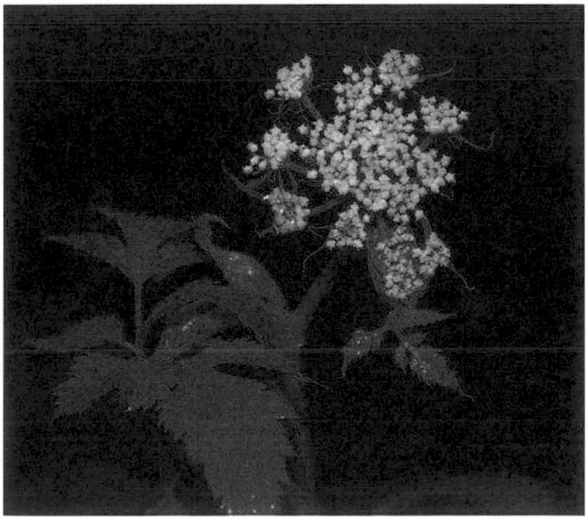

李時珍不作任何表示，只是輕聲道：「繼續。」

龐憲歪著頭想了想，又說道：「獨活是多年生的高大草本，它具有圓柱形的褐色根，並能散發出特有的氣味。其莖較高，最高能長至兩米，紫色且光滑。葉片為寬卵形，二回三出式全裂；莖生葉柄較為粗大，有重、尖鋸齒生於邊緣處。獨活開花在八到九月，白色的花朵生於頂端、側面，通常有十七到三十六朵，倒卵形，並形成複傘形花序。其果實呈橢圓形，且具凸起的背棱。」

「不錯，今日的考試過關了！」李時珍對龐憲的表現十分滿意。

「呼……」龐憲緊繃的神經終於鬆了下來，「終於結束了！」龐憲捂著頭感嘆道。

解表散寒的草本植物

羌活

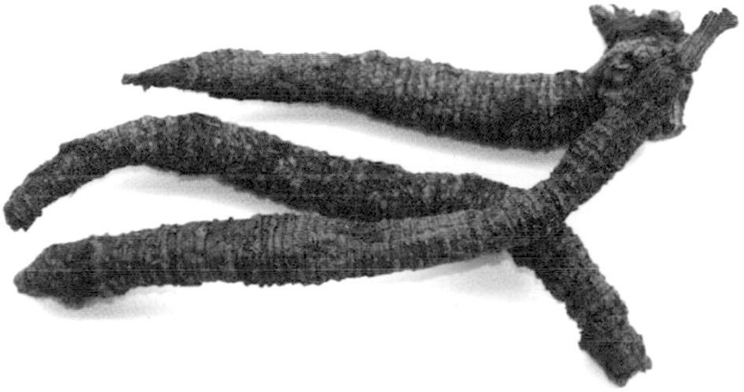

龐憲送藥回採的途中，偶然瞧見了同縣的張虎。龐憲發覺張虎並未發現自己，就悄悄繞至張虎身後，突然使勁拍了下他的肩膀，並在他背後大聲喊道：「張虎哥哥！」

龐憲這一聲可將張虎嚇得不輕，只見他先是聳了下肩，隨後慢悠悠地轉過身來：「是你呀，龐憲！你可嚇死我了！」張虎說著撫了撫自己的胸脯，不過他的動作看起來似有些僵硬。

「張虎哥哥，你這是怎麼了？怎麼動作如此緩慢，像個蝸牛似的。」龐憲這個比喻，將張虎逗得哈哈直笑。

「最近我這肩膀和後背痛得不得了，就連回頭都很難。還有這腰，就像要折了似的，簡直坐立難安。」張虎說著話，表情十分痛苦。

龐憲感覺張虎的病並不簡單，但自己又說不出個所以然來，只得將張虎拽到藥堂，準備向師父求助。

「哎呀，龐憲，我都說了沒什麼大事，用不了幾天就自己好了。李大夫那麼忙，就不要打擾他了……。」張虎一路不斷說服著龐憲。

「不行，必須讓我師父給你看看。」龐憲這脾氣執拗起來，任誰也攔不住，張虎只得乖乖隨他來到藥堂。

正巧，李時珍在院內晾曬藥草，老遠就聽見他倆的說話聲。

「師父，張虎哥哥肩背疼，腰也疼，您能給他看看嗎？」龐憲簡單地將張虎的病情說給李時珍聽，並強行將張虎按在椅子上。張虎只得乖乖將手伸出來，讓李時珍為他診脈。

「你這病是由風寒引起的，發於表證，於是出現了肩背疼痛且不可回顧的情況。這病看似是小問題，但卻不能掉以輕心，風寒久治不癒，很容易引發其他病症。」李時珍語重心長地說道，「你這病需服用羌活勝濕散，即一錢羌活、獨活，五分防風、槁本、炙甘草、川芎，三分蔓荊子，將此七味入二盞水，煎至一盞後濾掉渣滓，空腹溫服。」

羌活勝濕散

對症：風寒引起的全身痠痛。
藥材：羌活、獨活一錢，防風、槁本、炙甘草、川芎五分，蔓荊子三分。
用法：將此七味藥入二盞水，煎至一盞後濾掉渣滓，空腹溫服。

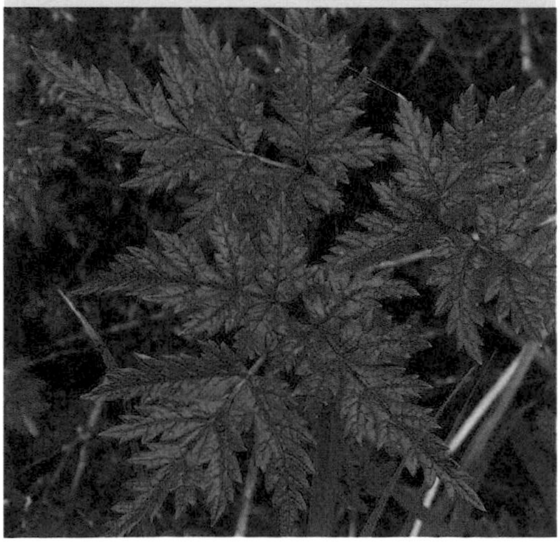

「我師父開出的方子，保證你藥到病除！」龐憲自豪地說道，「我去給你抓藥！」

「看來今日還真是要謝謝龐憲。我本以為自己這病並無大礙，被他強行拉來才知道病情這麼嚴重，看來以後生病還是要及時就醫才行啊！」張虎感慨道。

待張虎走後，龐憲立刻問道：「師父，羌活是什麼樣的草藥啊？它有哪些外形特徵呢？」

「羌活是多年生的草本植物，最高可長至一米，它具有竹節狀的粗壯根莖，其莖為圓柱狀，直立向上生長，紫色，並具有縱向的紋路。葉片為羽狀複葉，三回三出，有淺至深裂生於邊緣，莖上部生出的葉不具柄。羌活開花在七月，花朵為白色，花數較多，形狀由卵形過渡至長卵圓形，並形成複傘形花序，總苞片為線形，但凋落較早，萼齒為卵狀的三角形。羌活具長圓狀的分生果，並具有油管。」李時珍詳細地解答。

「那羌活的藥性有哪些呢？」龐憲繼續問道。

「羌活具有解表散寒、利關節、止痛、祛風濕的功效，對於風濕痹痛、五更泄瀉、浮腫、瘡瘍腫毒、骨節疼痛、腰膝酸痛、風寒頭痛之症有絕佳療效。《藥性論》一書中寫道，『治賊風、失音不語，多癢血癩，手足不遂，口面歪邪，遍身頑痹』。羌活以其乾燥的根入藥，其味性溫，味苦、辛，歸於腎經、膀胱經。除此之外，羌活還可與蒲公英、荊芥、防風、甘草、蒼朮、川芎、白芷、黃芩、生地、乾薑、附子、白朮、人參、紫蘇等藥材相配伍。」李時珍講解道。

「我明白了！謝謝師父！」龐憲開心地笑了起來。

除風和血的大獨活

土當歸

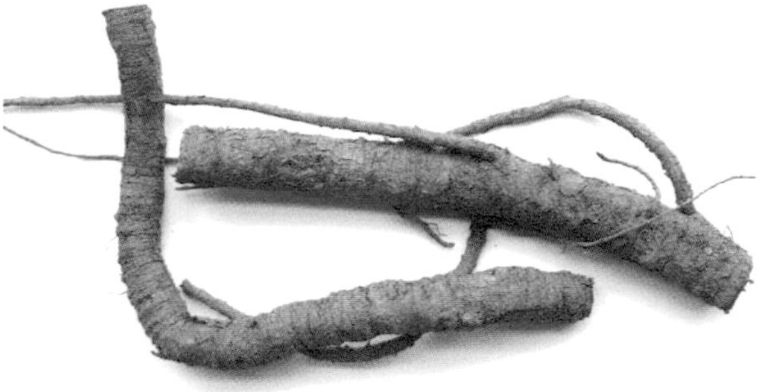

「龐憲，龐憲，你給我出來。」這天下午，小胖氣衝衝地來到藥堂。

「小胖？你怎麼來了？」龐憲看到小胖來十分開心，並未察覺出小胖語氣的異樣之處。

「你不是說昨天來找我玩的嗎？我等了一天也不見你來，真是氣死我了！」小胖說著，一屁股坐在了長凳上。

「啊，你是為了這件事情生氣呀！」龐憲方才醒悟，「昨天藥堂來了許多病人，我一直忙到天黑。晚上我還要溫書，就沒有出門了。」龐憲趕緊坐在了小胖身旁，滿含歉意道：「哎呀，你就別生氣了。我這不是事出有因嗎？我又不是故意不去找你玩的……。」

小胖別過頭去不理龐憲，卻不停地搓著手指。

「咦，小胖，你這食指怎麼又紅又腫的啊？」龐憲突然發現小胖手指有些異常。

「我也不知道怎麼回事，可能是睡覺的時候壓到了吧。沒事，說不定過幾天就好了。」小胖滿不在意地說道。

龐憲放心不下，又摸了摸小胖的手指：「還有些硬。要不讓我師父給你瞧瞧吧，我猜你可能患了關節腫毒之症。」

「真的假的啊？你可不要嚇我啊？」小胖聽龐憲這麼說，頓時有些害怕。

「還是讓我師父給你看看吧。若真是腫毒，可耽誤不得。」龐憲拉著小胖去找李時珍。

「師父，小胖的手指得了病，您給看看吧！」龐憲道。李時珍診斷之時，小胖不禁小聲問龐憲：「我這手指還保得住嗎？會被切掉嗎？」

「不會切掉的，你不要自己嚇自己！」龐憲趕忙安慰道。

李時珍為小胖診脈，又仔細察看了他的手指，這才溫和地說：

「這是關節腫毒之症，起因為熱毒侵於體內，而阻塞經絡，瘀則不通，不通遂痛。憲兒，你去取五錢土當歸，五錢蒼朮，四錢黃柏，煎湯給小胖喝。」吩咐完徒弟，李時珍又轉身和藹地對小胖說：「一日兩次，病好即停藥。」

「好！」龐憲大聲應道。他看向小胖，頗得意地說：「果然我說得沒錯，你這就是關節腫毒之症。」

「龐憲，今天要不是你，我這病情恐怕會更加嚴重，我真得好好謝謝你！」小胖誠懇地向龐憲鞠了一躬。

「你突然這麼有禮貌，我還真有點不習慣呢！你別掛心了，咱倆是好朋友嘛！我去給你煎藥！」龐憲一臉豪爽地說。

「我同你一起去。你知道土當歸是什麼嗎？我總是聽我奶奶提起這味草藥。」小胖跟著龐憲耳濡目染，平時對中草藥也很感興趣。

「當然知道啊！這土當歸是大獨活的根，其性溫，味溫，歸於肝經以及腎經，它有辛散溫通以及除風和血之效，對於治療閃挫、關節腫痛有極好的療效。但是，

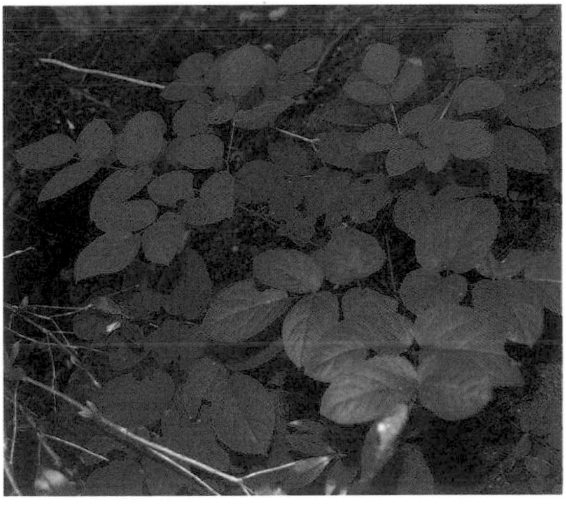

大便溏瀉以及濕阻中滿之人不可服用。」龐憲認真地向小胖解釋道。

「你可真厲害！記得如此清楚。那土當歸又長什麼樣子呢？」小胖不禁好奇地問。

「若要說土當歸的植物形態，那便是說大獨活了。大獨活為多年生的高大草本，最高可長至兩米，且具較短根莖。它的根為圓錐形，並具分枝；其莖較為粗壯，且呈紫色，但不具毛。葉片形狀為近三角形，羽狀分裂，莖生葉均具葉柄，並有鋸齒生於邊緣處。大獨活的花開於七到九月，花朵為深紫色，且聚集為複傘形花序，花瓣為倒卵形，並具有紫色苞片。其果實初為紫紅色，成熟後，漸漸變為黃褐色，形狀為卵圓形。」龐憲邊煎藥，邊給小胖解說。

「原來是這樣！我今天也學到了新的知識，真開心！」小胖笑道。

「等湯藥煎好了，趁熱喝掉，你的手很快就會好的！」龐憲也跟著笑道。

清熱解毒的良藥

升麻

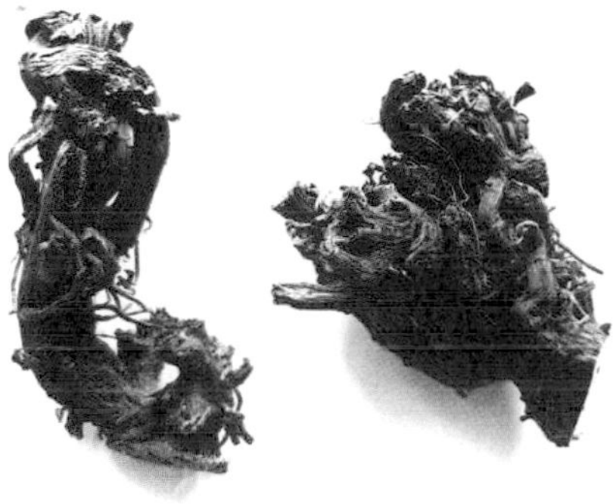

「李大夫，我近來總是感到頭痛難忍，有時身體也跟著痛，還很怕冷。雖說現在是夏天，可我依舊蓋著棉被入睡，出門也要多穿一件衣服才行……。」這是今日來的第一位病人，一位二十七、八歲的女子。

李時珍為其診斷道：「你脈浮數，苔薄白，所患之病為太陽病之中的傷寒症。傷寒以六經來辯證，其中六經即太陽、太陰、少陽、太陰、少陰、厥陰。而太陽主表，寒邪入侵之時，多乙太陽開始，遂出現如此之表證。你這病需服用升麻葛根湯，每日溫服，並無時間限制，病好則停止服用。我已將藥方寫在紙上，你隨我徒兒去取藥即可。」李時珍耐心地說。

「好，謝謝您，李大夫！」女子連忙道謝，取過藥後便離開了。

「師父，我見您給的藥方為：等量升麻、銼細的乾葛、銼後的炙甘草、芍藥，將四味研為粗末，每次取四錢加入一盞半水中，煎至一盞服用。為什麼要加入升麻這味藥材呢？」龐憲不解道。

「升麻以其乾燥的根莖入藥。其性微寒，味甘、辛，歸於肺經、脾經、大腸經以及胃經。它具有升陽、清熱解毒、發表透疹之效，因此常用於治療傷寒、頭痛寒熱、中氣下陷、久瀉久痢、脫肛、口瘡、麻疹不透、癰腫疔瘡、婦女崩漏、時氣疫癘、咽喉腫痛、陽毒發斑等症。除此之外，升麻還可與前胡、甘葛、牛蒡子、梔子、荷葉、蒼朮、馬牙硝、玄參、花椒、甘草、黃連、人參、大黃、薏苡仁、地榆、柴胡、陳皮等藥材相配伍；它還可以治療雷頭風、咽喉閉塞、口熱生瘡以及脾不升清證等病。」李時珍一一為徒弟講解道。

「那升麻長什麼樣子？徒兒還從未見過升麻的原植物呢！」龐憲又有了新的疑惑。

李時珍似乎早知道徒弟會這麼問，笑著繼續說：「仔細的說，升麻分為升麻、大三葉升麻以及興安升麻。其中，升麻多長於我們這裡，今日為師就先為你講升麻。它是一種多年生的草本植物，最高可長至兩米。它具有粗且壯的黑色根莖，其莖直立生長，且具分枝。葉片為羽狀複葉，並有莖生與側生之分，通常具柄，有鋸齒生於邊緣。升麻開花在七到九月，花朵分白色和綠白色兩種，並聚集為複總狀花序。升麻結蓇葖果，為長球形，並具有褐色的橢圓形種子。」

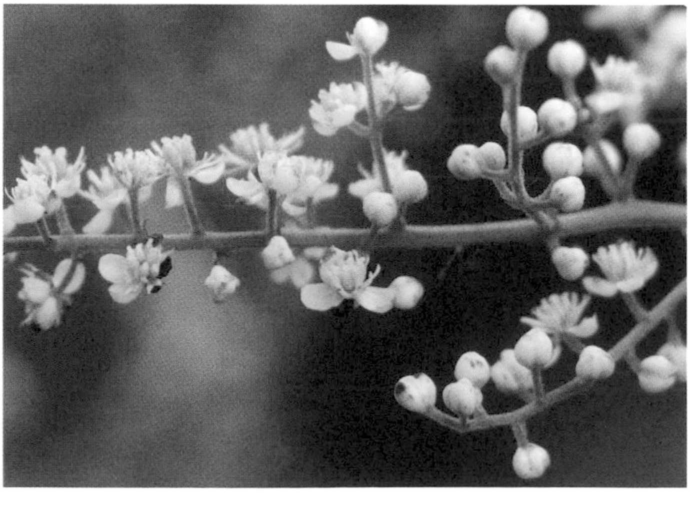

「那升麻這味藥材在使用時，可有禁忌？」龐憲又問。

李時珍端起茶喝了一口，看到小徒弟一臉的求知欲，只好接著說：「《本草經疏》一書中說道，凡吐血鼻衄，咳嗽多痰，陰虛火動，腎經不足，及氣逆嘔吐，驚『降旺十中，癲狂等病，法咸忌之』。先前有位老人家因胃火上攻而引起了牙痛，又因牙痛之牽引而引起了頭痛，並且他的牙齒碰不得熱水，只有用涼水才有舒服之感。治療老人家的藥方中就用到了升麻，即取一錢升麻、黃連、當歸、生地黃，二錢牡丹皮，將這五味一同煎水。此處的升麻為藥方中的臣藥，因其有清熱解毒、升而能散之效，並能歸於胃經與大腸經，此方也被稱為清胃散。」

龐憲聽完，認真地說：「我這就將升麻寫下來，否則忘了可就不好了！」

李時珍笑著點了點頭。

清熱利尿的苦藥

苦參

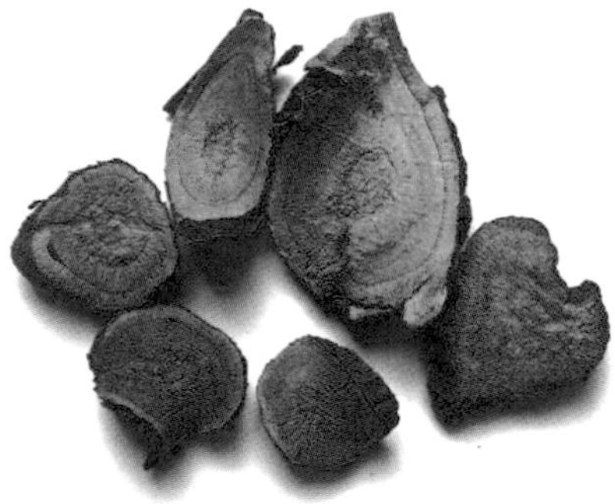

「李大夫，不知怎的，我生了疥癩。這一癢起來簡直攪得我不得安寧，有時還會流出黃色的膿水，噁心極了！我這手腳全部長滿了這噁心的東西……。」正在述說病情的，是今日的第二位病人，一位四十歲上下的中年人。

「你這病為風疾，是因風毒入侵於皮膚所引起的症狀，其病因出於腎臟。」李時珍為其診斷道。

「李大夫，我這病還能治嗎？您可一定要救救我啊，我現在這樣簡直生不如死啊！」男子哽咽著說道。

「每日服用三十丸，以好茶吞服，或者以荊芥湯服下，但一定要在飯後服用。」李時珍從藥櫃裡拿出一瓶藥遞給病人。

「好，我肯定按時吃藥，謝謝您李大夫！」說著，男子便離開了。

「師父，您剛才給那人的是什麼藥丸啊？徒兒很是好奇。」龐憲急著開口道。

李時珍答道：「那是苦參丸。」

「苦參丸？它是如何製成的呢？」龐憲更加好奇了。

「製作此丸，需取三十二兩苦參，十六兩去掉梗的荊芥，將此二味研磨為細末，加入水後製作成如梧桐子般大小的丸子即可。」李時珍邊清理著藥櫃，邊說。

「哦，原來如此！苦參……苦參可是長得如此模樣？」龐憲努力回憶了一下，便接著說了起來：「它是一種落葉灌木，最高可長至三米。它具有圓柱狀且呈黃白色的根。其莖直立生長，具有較多分枝，且長有縱向的溝紋。它的葉片為互生的羽狀複葉，形狀為披針形至線狀披針形，全緣。苦參的花開於六到七月，花期較短，花朵生於頂端，並形成總狀花序，花冠為淡黃白色。苦參結線形的莢果，具有三到七顆黑色的種子，形狀為近球形。」

「不錯，這苦參的外形特徵你說得絲毫不差。那它的藥性你可瞭解？」李時珍繼續問道。

「不太瞭解……」龐憲開始支支吾吾起來，最後只好說，「師父，還是您講給徒兒聽吧！」

李時珍搖搖頭，想著這徒弟還得好好訓練，開口解答道：「苦參以乾燥的根入藥，性寒，味苦，歸於心經、胃經、肝經、大腸經以及膀胱經。腸風下血、中噁心痛、赤白帶下、傷寒結胸、濕疹、皮膚搔癢難耐、疥癬痲風、疥癩惡瘡、黃疸、痞積、痔漏、脫肛、熱病且伴隨狂邪之症以及瘰鬁、熱毒血痢以及滴蟲性陰道炎均可用苦參治療，因其具有祛風殺蟲、清熱燥濕、利尿的功效。苦參還可多方入藥，尤其可與地黃、龍膽、五倍子、陳壁土、牛膝、海螵蛸、枯礬、黃柏、蒼朮等藥材相配伍；它還能

苦參丸

對症：風毒入侵於皮膚所引起的皮膚發癢流膿。

藥材：苦參三十二兩，去掉梗的荆芥十六兩。

用法：將此二味研磨為細末，加入水後製作成如梧桐子般大小的丸子，每日服用三十丸，以好茶吞服，或者荆芥湯，於飯後服用。

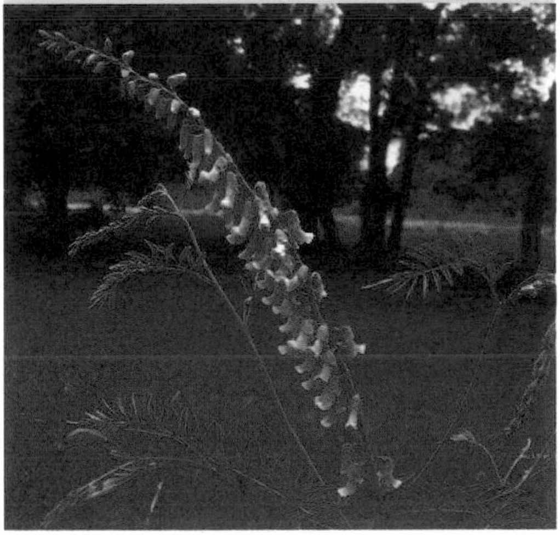

治療血痢不止、月食瘡、牙齦出血之症。此外，將苦參研磨為末後，與香油一同調和塗抹於患處，可治療火燒傷。」

「我想起來，《本草經集注》一書中過道，『玄參為之使。惡貝母、漏蘆、菟絲子。反藜蘆』。還有，脾胃虛寒之人也不可服用苦參。當然，苦參也不可久服以及過量服用，否則會損傷腎氣。」龐憲在一旁補充道。

「你說得沒錯。」李時珍笑著說道。

「那我這便去喚下一位病人！」龐憲也跟著笑了起來。

「白鮮皮散」之君藥

白鮮

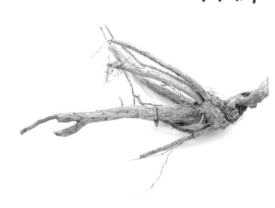

「李大夫，我女兒近來總是打噴嚏，流鼻涕，並且一直口渴，咳出來的痰是黃色的。起初我以為她是受了寒，餵她喝了幾天甘草水卻並未見效，煩請李大夫為她看看。」說話的是一位婦人，她帶著女兒來看病。

李時珍為小女孩兒診過脈後，說道：「她的脈浮數，舌苔薄白，此為風熱證，確切說來為小兒心肺風熱壅滯。風熱之邪侵入體內，犯於表，因此引起肺氣失和，治療則以疏風散熱為主。」

「請問李大夫，小女這病該如何治療呢？」婦人一聽，頓時有些著急。

「此病需服用白鮮皮散，即取三錢白鮮皮、沙參、人參、知母、犀角、防風，六錢炙甘草，每次取三錢煎湯服用。」李時珍解釋道。

婦人取過藥，一番感謝後便帶著女兒離開了。

「師父，徒兒有一個疑問，您方才開出的藥方中，為什麼要加入白鮮皮這味藥材呢？」龐憲趕忙湊到李時珍身旁問道。

「白鮮皮具有清熱解毒以及祛風之效，同時它也是此方中的君藥，不可缺少。」李時珍解釋道。

「那白鮮皮還有沒有其他藥性呢？都可以治療哪些病症呢？」龐憲追問道。

李時珍耐心地解答道：「白鮮皮性寒，味苦、鹹，歸於脾經、胃經、膀胱經以及小腸經。它有清熱解毒、祛風燥濕、止癢、瀉火之效，因而多用於治療風熱瘡毒、皮膚瘙癢、黃疸、疥癬、風濕痹痛之症。白鮮皮與苦參、蒼朮、連翹、知母、防風、地膚子、黃柏、薏苡仁等藥材相配伍時，還可治療皮膚潰爛流黃水、尿赤、婦人產後中風、痼黃以及關節紅腫痛等症。白鮮皮，氣寒善行，味苦性燥，為諸黃風痹要藥，世醫止施之瘡科，淺矣。」

白鮮皮散

對症：風熱證引起的肺氣失和，口乾，打噴嚏、流鼻水，有黃痰。

藥材：炙甘草六錢，白鮮皮、沙參、人參、知母、犀角、防風三錢。

用法：每次取三錢煎湯服用。

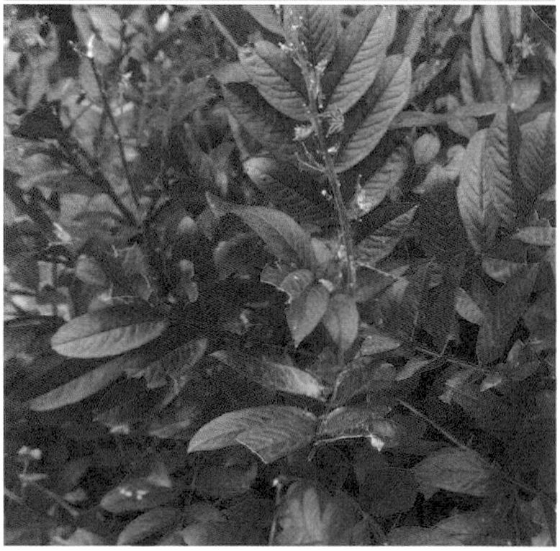

「那白鮮長什麼樣子呢？」龐憲又問。

「白鮮是多年生的宿根草本植物，最高可長至一米。它的根斜向生長，且呈肉質。其莖則直立生向上生長。葉片為橢圓至長圓形，對生，最多能長十三片小葉，並有細鋸齒生於邊緣。白鮮開花在五月，花期較短，花朵聚集為總狀花序，且具有花梗，花瓣為倒披針形，且呈淡紫色或紫紅色。白鮮的蓇葖果分為五個果瓣。其種子分為近圓球形以及闊卵形。」李時珍描述道。

龐憲點著頭，小眼珠卻不停轉來轉去。

「在想什麼呢？」李時珍問道。

「我總覺得白鮮這名字很是耳熟，可我怎麼也想不起在哪裡聽過。」龐憲皺起了眉頭。

「會不會是在你讀私塾的時候，有位叫白鮮的同學？」李時珍笑道。

「哎呀，師父，您又拿我尋開心！」龐憲立刻嘟起了小嘴。

「我想起來了！張嬸家院子裡便種了白鮮！有一次我去給張嬸送草藥，她跟我說，有一年她女兒得了產後中風，師爺爺開的藥方，就是將十八錢白鮮皮加入三升水中，煮至一升，分次服用。此方中白鮮皮的作用為祛風，這藥方也被稱為白鮮湯。」龐憲興奮地說道。

「嗯，你記得不錯。」李時珍也跟著笑了起來。

可配童子尿的活血止痛藥

延胡索

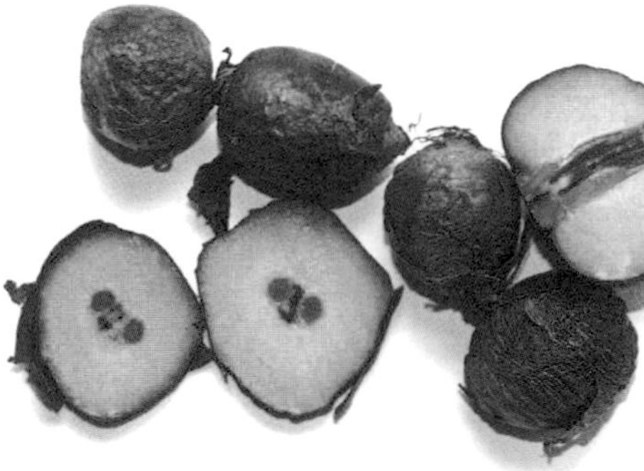

「哎喲……累死了……。」龐憲身尚在院子裡，整個人呈「大」字狀癱倒在椅子上。

「累壞了吧？」李時珍收拾著案几上的雜物，邊說道。

「太累了！一、二、三……師父，您今天一共看了十五位病人。」龐憲一邊伸手數數，一邊說道。

「才十五個病人就把你累成這樣。若是五十個，你豈不是連抱怨的氣力也沒有了？」李時珍笑道。

「現在我這腦子已經像木頭一樣，根本運轉不了了。師父……」龐憲掙扎著坐起身來，「我算了算，我覺得我呀，五行缺吃肉！」龐憲一本正經地說道。

「哈哈哈哈……。」李時珍聽後，止不住地笑了起來。

「師父，您笑什麼啊？我說認真的呢！」龐憲說著，也跟著李時珍「哈哈」大笑起來。

「我看你呀，是五行缺個腦子！」李時珍大笑著說道。

「師父，看看您，您總是拿我逗趣！」龐憲假裝大人的口氣說道。

「你這個孩子，真是越來越沒大沒小了！」李時珍搖著頭笑道。

「請問，李大夫在家嗎？」門外傳來一個聲音。

「在，您請進。」龐憲趕忙站了起來。

「李大夫，兩個月前我不小心從山坡上跌了下去。我當時只受了些輕微的皮外傷，但是近來我總是感到肋部疼痛，也不曉得因何而起，還煩請您幫我看看。」來者是位四十歲左右的中年男人。

李時珍看完診，才說：「你這是肋骨骨折後有瘀血停滯於腹內；瘀則不通，不通所以出現疼痛之感。你這病雖不難治，但是我這藥堂缺少一味藥引……。」

「缺少什麼？我立刻去找！」男子搶著說道。

「需取一合童子尿。」李時珍不緊不慢地回答。

聽到童子尿三個字，龐憲忍不住偷偷笑了起來。

「那藥方又是什麼呢？」男子急切地問道。

「一兩延胡索、劉寄奴、骨碎補，將此三味加入二升水中，煎至七合，再將一合酒以及一合童子尿放入其中，溫服即可。」李時珍道。

「我明白了！謝謝李大夫！」男子取走草藥後便迅速離開了。

「師父，延胡索是什麼藥呢？這藥名聽起來有些陌生。」龐憲疑惑不解道。

「延胡索是一種多年生的草本植物，它具有圓球形的塊莖。其莖直立生長，並具有分枝。葉片有些具裂或深裂，並具有葉柄，有二回三出以及三回三出之分。延胡索的花聚集為總狀花序，且為紫紅色，通常生有五到十五朵；苞片具全緣，並具有較短的花梗。其蒴果為線

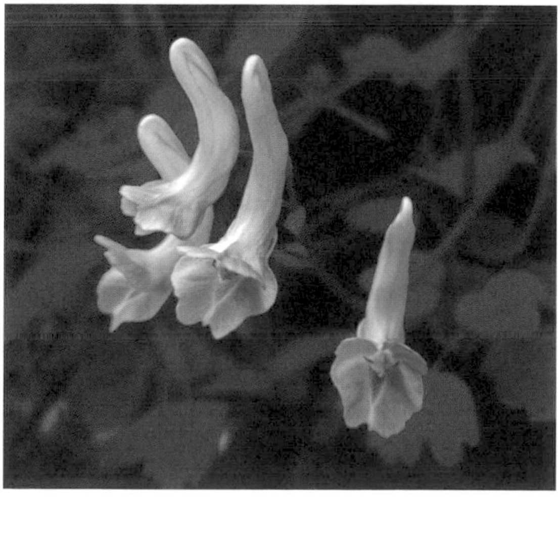

形且具一列種子。」李時珍解答道。

「那延胡索的藥性呢？」龐憲追問道。

「延胡索以乾燥的塊莖入藥，其性溫，味苦、辛，能歸於脾經以及肝經。因為它具有行氣止痛，活血化瘀之效，故能治療跌撲損傷、婦女閉經或痛經、脘腹疼痛、胸脅疼痛及婦女產後瘀阻之症。延胡索多方入藥時，還可與鱉甲、琥珀、荊三棱、沒藥、熟附子、木香、大黃等藥材相配伍。《本經逢原》中說道，『延胡索色黃，入脾胃，能活血止痛，治小便溺血。得五靈脂同入肝經，散血破滯』。但是血熱氣虛以及孕婦萬萬不可使用。」李時珍詳細地解答道。

聽完師父的話，龐憲的眉頭緊鎖著，彷彿在思考什麼難題。

「瞧你這為難的樣子！是哪裡沒聽懂嗎？」李時珍詢問道。

龐憲搖了搖頭，表情凝重地開口：「師父，用童子尿做藥引，真的沒有味道嗎？萬一這小孩上火了，尿出了赤色的尿可如何是好？」

李時珍愣了片刻，隨後大聲笑了起來：「你這個孩子啊！真是個小鬼靈精！」

止咳潤肺的「蓮子」

貝母

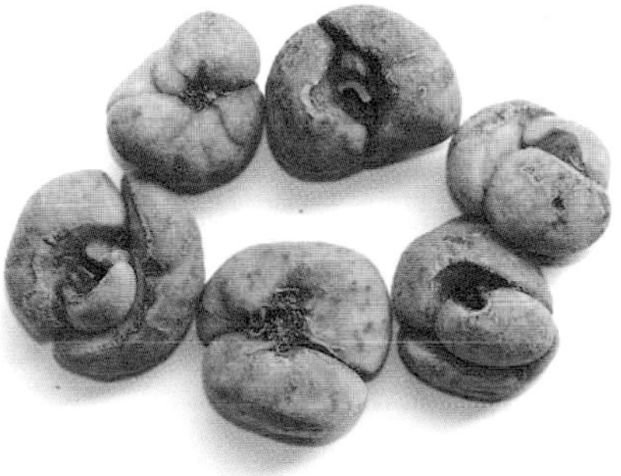

「師父……出大事啦！師父，您快來看呀！」龐憲在藥堂裡大聲喊道。

「毛毛躁躁的，出什麼事啦？」李時珍趕忙跑了過來。

「師父，您看，這裡有味藥材放錯了位置，您卻沒發現……」龐憲說道。「但是我可以保證，這次肯定不是我放錯的！」龐憲信誓旦旦地說道。

李時珍朝龐憲所指的抽屜看去，隨後便一聲不吭地走到一邊，坐了下來。

龐憲見師父不說話，以為師父不好意思了，更加得意地說：

「您看是不是放錯了？這是蓮子，卻被放在了貝母的抽屜裡。」

「你再好好看看，那到底是什麼。」李時珍面無表情地說。

「蓮子啊……這是蓮子啊……」龐憲撓著小腦袋瓜說道，又湊近仔細看了看，「哎呀，不對，這是薏苡仁！對對對，這是薏苡仁！看我這眼神，薏苡仁跟蓮子都分不清了。」龐憲小聲嘀咕道。

「傻孩子，藥材並未放錯位置，那些就是貝母。」李時珍無可奈何地說道。

「啊？貝母？這……仔細看看，它確實跟蓮子、薏苡仁不大一樣。」龐憲仔細觀察後說道。

「貝母為多年生的草本植物，它具有圓錐形的鱗莖，其莖直立生長，但較矮。葉片為披針形至線形，多為對生，此外有少數輪生或散生，但不具柄。貝母的花開在五到七月，花朵生於莖部頂端，且為單生，外形為鐘狀。貝母的蒴果具縱向的翅。」李時珍為徒弟解惑道。

「那它具有什麼藥性呢？」龐憲忙問。

李時珍緩緩開口道：「貝母以其鱗莖入藥，其性微寒，味苦、甘，歸於肺經以及心經。它有潤肺之效，因此多用來治療咳痰帶血、乾咳少痰、陰虛勞嗽以及肺熱咳嗽之症。貝母多方入藥時，還可與天竺黃、硼砂、知母、牡蠣、生薑、荊芥、薄荷、胡椒、土豆根等相配伍。但脾胃虛寒以及濕痰之人切不可服用。《本草經集注》中還說它『惡桃花，畏秦艽、礬石、莽草，反烏頭』。」

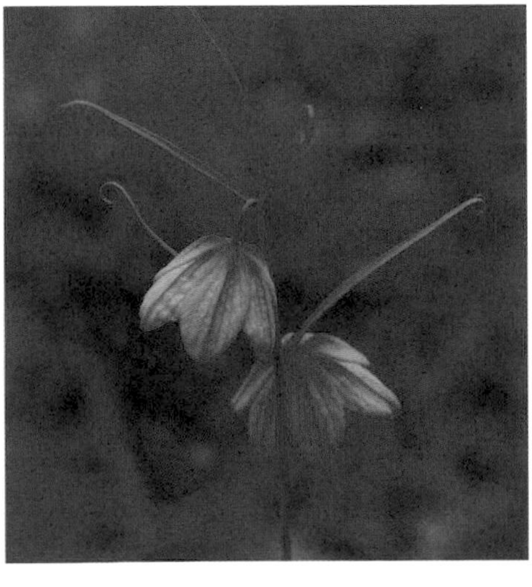

「先前劉大爺得了傷寒，痊癒後卻突然咳嗽不止。他因沒有及時就醫，日久便轉為嘮嗽，久咳成癆便傷及了肺部，你可還記得我是用何種方法醫治的？」李時珍引導龐憲回憶病例道。

「嗯……我記得您好像給劉爺爺服用了一種藥丸。至於名字，我不記得了……。」龐憲搖了搖頭。

「我給劉大爺的，正是貝母丸。取一兩半煨後變為微黃的貝母，一兩剉過的炙甘草，一兩去掉蘆頭的桔梗，一兩洗去苗土的紫菀以及半兩杏仁，需將杏仁應先用湯浸泡一段時間，然後去掉尖頭以及外皮，再用麩炒至微黃色。將這五味藥材搗羅為末後，加入蜂蜜製成梧桐子般大小的丸子，便是貝母丸。」李時珍耐心地為徒弟解釋道。

「師父，您前些天可是將一包貝母放在了桌子上？」龐憲突然問道。

「沒錯，那就是貝母。」李時珍不明所以。

「糟了！」龐憲說著向藥櫃處跑去，「我錯將貝母放進了蓮子的櫃子裡。這回是真的出大事了……。」

「你啊！幸好那一包貝母的數量並不多。」李時珍感嘆著搖了搖頭，上前幫著龐憲一起整理放錯的藥草。

除蟲藥方之君藥

山慈菇

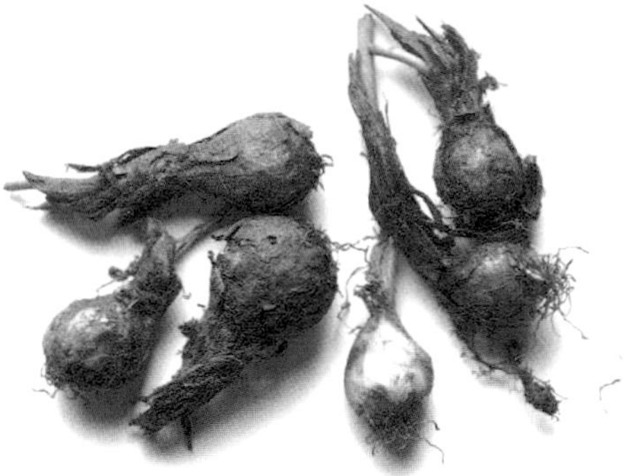

一大早，龐憲趴在院子裡的長凳上，嘴裡呢呢喃喃地不知在說什麼。

「怎麼了憲兒？一大早便一副無精打采的樣子。」李時珍關切地詢問道。

「師父，我發誓，我以後再也不一次吃半個西瓜了！我昨晚整整跑了一夜茅房，腿都要跑折了……。」龐憲有氣無力地說道。

「早就告訴過你，西瓜吃多了容易拉肚子，你偏不聽。現在吃到苦頭了吧？」李時珍略帶責備地說道。

「請問李大夫在家嗎？」門外響起了女子的聲音。

「哎喲……在呢，您請進！」龐憲掙扎著想要起身。

「你就趴在這裡吧。好生休息，不要亂動了。」李時珍按下徒弟，前去開門。

李時珍將前來看診的一對母子請到藥堂。沒一會兒，女子就抱著孩子離開了。

「師父，剛才那小孩得了什麼病啊？」龐憲好奇詢問。

「你怎麼知道是孩子生了病？」李時珍笑著反問道。

「這還不簡單，我看那小孩面黃肌瘦，並且從進門開始就一直捂著肚子，肯定是病了唄！」龐憲得意地說道。

「那孩子肚子裡生了條蟲，平日裡吃不下飯，所以才如此瘦弱，再加上睡眠不安，人也沒什麼精神。」李時珍答道。

「師父，您開的是什麼方子呀？」龐憲好奇地追問。

「取二錢酒炒熱的山慈菇以及等量枯礬、續斷子、明雄黃、鶴虱、雷丸、川黃連、川乾薑、青黛、炒吳茱萸、升麻、白芷，十個去殼的使君子，六錢酒炒過的苦楝根皮以及等量黨參、全當歸、阿膠、防風、葛根、黃芪、于朮。將這二十一味藥材洗淨後，研末放入瓶中，隨取隨用。因山慈菇有消癰散結之效，所以它在此藥方中為君藥。」李時珍細細道來。

「山慈菇？那是種什麼樣的藥材？」龐憲聽到了自己沒學過的草藥，頓時來了精神。

李時珍喝了口茶，繼續為徒弟講解：

「山慈菇的植物形態為杜鵑蘭和獨蒜蘭。先說杜鵑蘭，它是一種陸生植物，它具有假鱗莖，形狀為近球形。葉片為橢圓形，通常只生一片。它開花在六到八月，花朵數量較多，且聚集為總狀花序，花朵為紫紅色；假鱗莖的頂部生有花葶，且具狹長披針形的花苞片以及倒披針形的萼片。再說這獨蒜蘭，它同樣為陸生植物，且具有假鱗莖，其形狀為長頸瓶狀或狹卵形，其頂端生有一個葉片。其花和葉一同生出，形狀為橢圓狀披針形。獨蒜蘭開花在四到五月，花期不長，花朵有粉紅色和淡紫色之分，同樣具有花葶，有且僅有一朵花生於花葶的頂端；具有長圓形的花苞片以及狹披針形的萼片。」

「原來山慈菇長這樣。那它的藥性又如何呢？」龐憲又問。

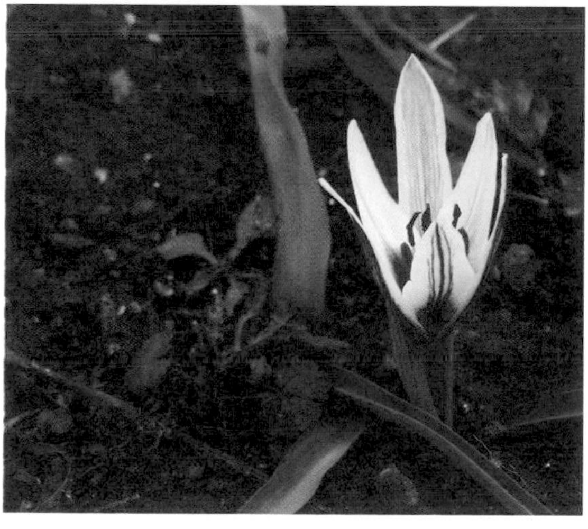

「獨蒜蘭、杜鵑蘭以其假鱗莖入藥，即山慈菇。其性涼，味甘、微辛，歸於脾經以及肝經。它能治療蛇蟲咬傷、瘰鬁、咽喉疼痛、指頭炎以及癰疽惡瘡，同時它具有清熱解毒、消腫散結之效。《本草拾遺》一書曰：『主癰腫瘡瘺，瘰鬁結核等，醋磨敷之，亦除皯。』此外，山慈菇還可與五倍子、蒼耳草、麝香、硃砂、千金子霜等藥材相配伍。」說完，李時珍摸摸徒弟的頭，發現他沒有發熱症狀，這才放下心來。

「嘶……」龐憲突然倒吸一口冷氣，「師父，您說我肚子裡該不會也有蟲吧？」

「你見過哪個肚裡有蟲的孩子夜裡睡覺像你似的？怎麼叫也叫不醒……。」李時珍半開玩笑地說道。

「師父您……不行了，不行了，我又得去茅房了！」龐憲一邊跑著一邊大喊道。

「美若天仙」之藥

石蒜

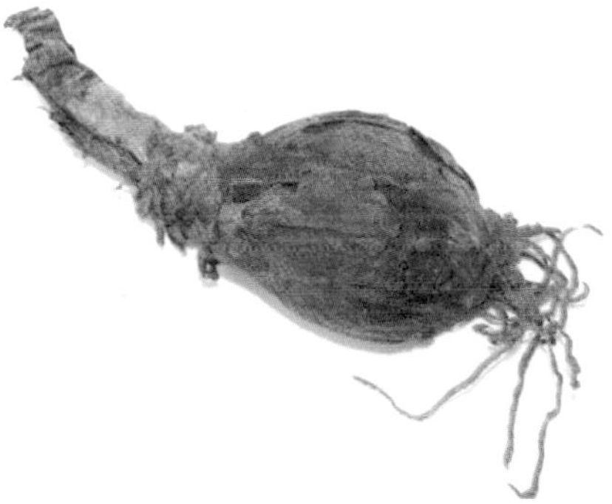

「我又來照顧你們啦！」龐憲嘴裡嘀咕著。他手裡提著水桶，開開心心地來到園子裡。可是看到眼前的景色，他就驚呆了。

「憲兒，做什麼呢？你怎麼站在這裡發起呆來了？」李時珍的聲音突然在身後響起，嚇了龐憲一跳。

「師父，這開花的是什麼植物啊？這花可真是太美了，簡直像仙女一樣。」龐憲不禁讚嘆道。

「石蒜。」李時珍瞟了一眼道。

龐憲頓時有些不可置信，嚷道：「蒜？這是蒜？」顯然，他對於如此美麗的花叫「蒜」一事無法接受。

「是石蒜，不是大蒜！」李時珍無奈地強調道。

「我就說嘛，蒜怎麼可能生得如此好看。」龐憲自顧自地說，又問道：「對了，師父，石蒜是種什麼樣的草藥啊？」

「石蒜是一種多年生的草本植物，它具有鱗莖，其形狀為近球形。葉片為深綠色的狹帶狀，葉中間生有粉綠色帶。石蒜的花開在八到九月，花期不長，花為鮮紅色，且四到七朵聚集為傘形花序，並具有較矮的花莖以及披針形的苞片。」李時珍詳細地解釋道。

「那師父，這麼美的花又具有哪些藥性呢？」龐憲期待地看向師父。

「石蒜不光長得好看，它也具有很多功效。疔瘡惡核，河水煎服，取汗，並搗敷之。中溪毒者，酒煮半升服，取吐。它還能治療咽喉腫痛、食物中毒、惡瘡腫毒、痔漏、跌打損傷、頑癬、燙傷或火燒傷，以及單、雙乳蛾，且能治療痰涎壅塞、喉風、腹腔積水、瘰鬁、風濕性關節疼痛等，因為它有解毒散結以及祛痰催乳的功效……。」

「這花肯定可以入藥吧？」龐憲看著石蒜花，憐愛地問道。

「並不能，石蒜以其鱗莖入藥。其性溫，味辛、甘，且歸於肺經、肝經和胃經。幾年前，本縣東頭的一位老人家因風濕疼痛而無法下地行走，多年臥床不起。我為他開出的藥方就是將適量石蒜、生薑以及蔥，一同搗爛後敷於患病部位，一段時間過後，老人家已可以勉強下地行走了。」李時珍認真解釋道，又用手指道：「藥櫃最頂端一層有石蒜的入藥形態，你去看看。」

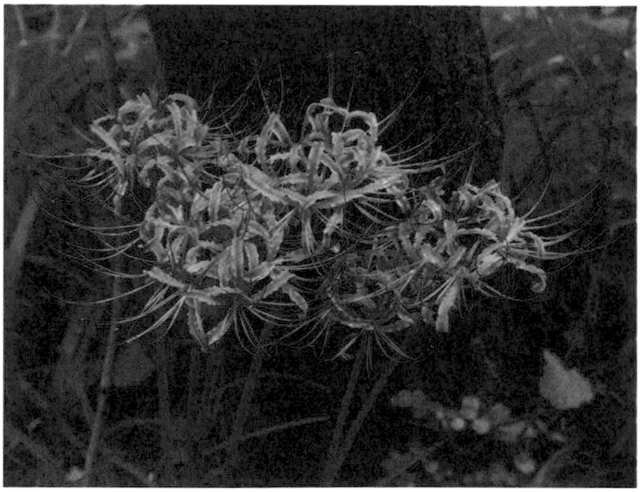

沒一會兒，龐憲一路小跑回來，嘴裡嘀咕著：「太難聞了……」他臉上的表情也扭曲著。

「怎麼樣？看清楚了沒有？」李時珍開口問道。

「看清楚了。但這氣味也太刺鼻了，而且我嚐了嚐它的味道，太苦了。」龐憲吐了吐舌頭，接著說，「它的鱗莖有些像球形，有些則是廣橢圓形，特別像一顆『大頭蒜』，最底下還生出許多白鬚根。最外面好像有乾皮包圍著，掰開後能看到黃白色的芽生於中央。」

「你所說的『乾皮』即是乾枯之後的膜質鱗片。」李時珍補充道。

「真想不到這『大頭蒜』上竟能開出如此美麗的花兒！」龐憲不由得感慨道。

看著徒弟小大人的樣子，李時珍笑了笑，才叮囑道：「還有一點你要記住，這石蒜具毒性，體虛且無實之人及孕婦千萬不可服用。此外，皮膚有破損者不能將石蒜敷於破損之處。」

「什麼？又有毒？師父，以後具有毒性的草藥您能不能早點告訴我？」龐憲嘟起了小嘴，連忙把手放在衣服上擦了又擦。

「你呀！昔日神農嚐百草，可不管草藥有沒有毒，統統一視同仁！」李時珍語重心長地教育徒弟。

「哼……我要給草藥澆水了，師父您不要打擾我！」龐憲假裝生氣地說道。

有毒的「少女之花」

水仙

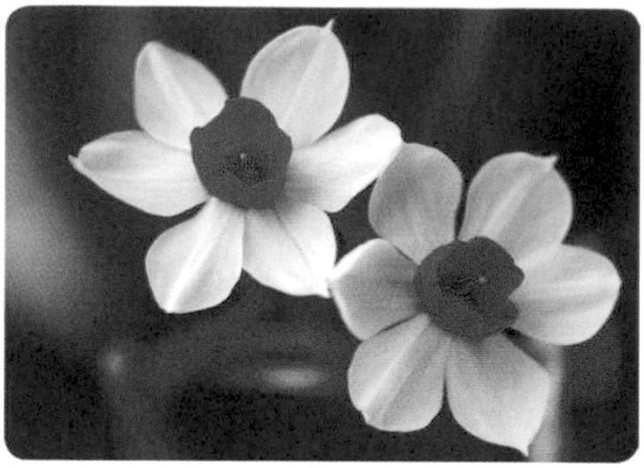

「這雨什麼時候能下完啊？」龐憲坐在房間門口，仰頭看著天，發呆。

南方梅雨季節來臨，小雨一直淅淅瀝瀝下個不停，已經好幾天了，完全沒有停止的跡象。天氣不好，來藥堂看病的人也隨之驟減，龐憲也因此多了很多看書的時間。

「糟了，園子裡的草藥……。」龐憲想到什麼，隨手拿上一件蓑衣便跑了出去。

園子裡傳來一陣「叮叮噹噹」的聲音，李時珍推開窗戶，向園子裡望去。

「憲兒，你在做什麼啊？」李時珍大聲喊道。

「我要給草藥們做個小棚子……。」龐憲大聲回道。

龐憲怕園子裡的草藥被雨水澆爛，於是為它們做了個擋雨的小棚子。但是看那棚子歪七扭八的樣子，恐怕也支撐不了多久。

「這雨要下到什麼時候會停！」龐憲一邊脫下蓑衣，一邊抱怨著天氣。

「你看看你，也不知道戴個草帽，頭髮全都淋濕了。」李時珍拿起毛巾為徒弟擦起頭髮。

「師父……，水仙怕是活不了了。」龐憲心疼地說道，「水仙種在了較為低窪的地方，那裡都匯成了小水坑，水仙全部都泡在裡面，恐怕會爛掉……。」

「沒關係的，明年我們再種就是了！」李時珍安慰著龐憲。

「水仙的長相你可是還記得？」為了轉移徒弟的注意力，李時珍便轉換了話題。

「我記得！我覺得水仙花長得很乾淨，很像亭亭玉立的小姑娘！」想起水仙花的樣子，龐憲的嘴角不禁露出了笑容。「水仙具有圓柱形的肉質鬚根，且數量較多，顏色為乳白色，但是質地較脆弱，一不小心便會被折斷。水仙還具有卵球狀的鱗莖。葉片為扁平狀的寬線形，粉綠色且具有全緣，但並不具葉柄，其葉片最多可長至十一片。水仙花開在春季，花朵為白色，通常具有六片花瓣，形似橢圓形，並能散發出香氣，通常四到八朵聚集為傘形花序。水仙結蒴果，但並不具種子。」龐憲說道。

「沒錯！那水仙的藥性呢？你可還記得？」李時珍繼續問道。

「咦？水仙還可以入藥？它難道不是用來觀賞的嗎？」龐憲被師父問得有點愣住了。

「水仙花也可以作為藥材。其性涼，味辛，具有理氣調經、清心悅神、解毒避穢之功效，所以常被用來治療瘡腫、婦女月經不調、神疲頭昏及痢疾之症。你可還記得半年前，有位婦人因患有五心發熱之症而前來看診？」李時珍耐心地引導徒弟回憶病例。

龐憲歪起了頭，努力回想著：「嗯想不起來了。」

李時珍只好繼續說道：「五心發熱屬陰虛內熱之證。那婦人發病於腎，腎陰虛則出現了腰膝酸軟無力，面色發紅，月事不來，手、足心發熱一系列症狀，此外，她舌紅但苔少，且脈搏跳動無力……。」

「師父，您給那位婦人開了什麼藥方呢？」龐憲迫

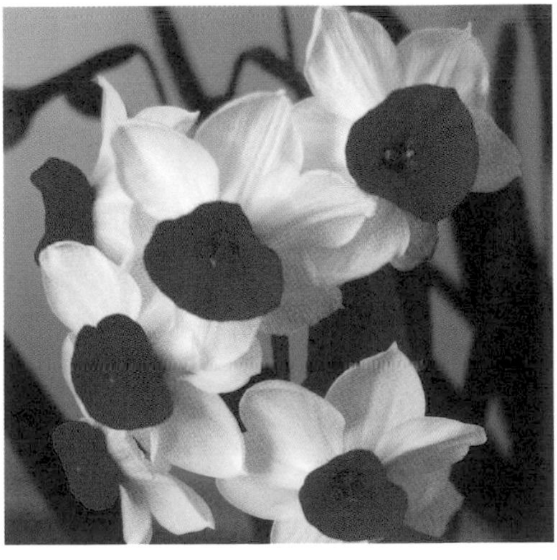

不及待地問道，接著又機靈地說：「裡面肯定有水仙花這味藥材。」

李時珍點點頭：「沒錯。將等量水仙花、赤芍藥、乾荷葉研磨為末，煎湯服用。但是水仙具有毒性，尤其鱗莖毒性最大，使用時一定要注意用法以及用量。若是誤食水仙，會出現腹痛、肚子疼、呼吸急促、昏睡、虛脫、痙攣等症狀，更嚴重者會有生命危險。」

「我明白了！」龐憲點著頭說道。看了看絲毫不減的雨勢，他無奈地起身，皺著小臉道：「師父，我回房間看書了。希望水仙不會被雨水泡爛……。」

清熱利尿的良藥

白茅

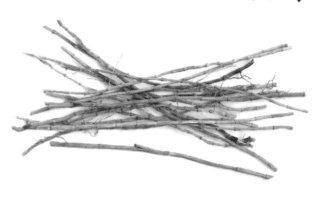

「師父，我們都已經好久沒上山了，您什麼時候帶憲兒去採草藥啊？」龐憲坐在門檻上，一邊把玩著衣襟一邊嘟囔道。

最近一段時間，藥堂每天都有很多病人排隊看病，龐憲的日常工作除了抓藥便是煎藥，外加學習藥理知識，有時朋友來找他玩，他都沒空出門。這天好不容易閒下來，藥堂沒什麼人，天氣又好，龐憲一顆心早飛到外面去了。

「你趕快收拾好東西，我們這就出發。」李時珍知道小徒弟被憋壞了，立即毫不猶豫地說道。

「太好了！可以上山採藥囉！」龐憲開心地喊道。

沒過多久，李時珍二人便到達了半山腰處。

「師父，您看！有隻蝴蝶，還是藍色的，真漂亮！」抬頭看去，不遠處的植株上果真落著一隻藍色的蝴蝶。

「你看著點路，不要把草藥踩爛了！」李時珍著急地在徒弟後叮囑道。

「草藥？在哪裡呀？」龐憲一聽到草藥二字，便將蝴蝶拋在腦後了。

「你腳下踩著的就是。」李時珍走到徒弟身邊，搖著頭嘆氣道。

「啊？」龐憲趕緊挪動著步伐，不料又踩到了旁邊的另一株草。

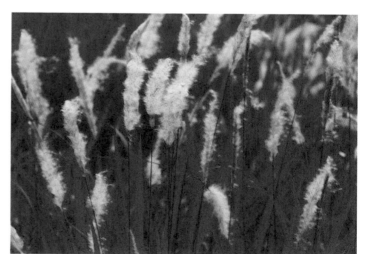

「哎喲，你還是別動了！待為師採了草藥再說。」李時珍邊心疼地喊著，邊拿出藥鏟小心翼翼地把草藥挖出來。

「師父，這草藥叫什麼名字啊？我看這就是普通的雜草嘛！」龐憲不以為然地說道。

「這是白茅。」李時珍回答。

「那這白茅有什麼藥性呢？」龐憲又問。

「白茅的根和花序均可以入藥。其根性寒，味甘，它具有清熱利尿以及涼血止血之效，多用來治療尿血、吐血、反胃、熱淋澀痛、水腫、胃熱引起的嘔吐及肺熱咳嗽、吐血衄血、小便不利、氣喘、小便熱淋之症。而其花序性平，味甘、澀，具有解毒利尿、生津止血之效，因此多用於治療外傷出血、鼻塞、淋病、刀劍金瘡、中毒及諸症出血；此外，它也同根一樣可以治療吐血衄血、水腫。」李時珍邊清理著白茅根上的泥土，邊回答徒弟的問題。

「哦，原來是這樣。那白茅的特徵又有哪些呢？」龐憲不禁問道。

「白茅屬多年生的草本植物，它具有較長的根狀莖，且生有鬚根以及莖節。白茅還具有直立生長的稈，通常有一到三節生於其上。稈生出的葉片薄且扁平，為舌膜質，其形狀為窄線形，並呈捲曲狀。白茅的花開在七到九月，花朵聚集為圓錐花序，具穎及纖毛，還具有卵狀披針形的第一外稃和卵圓形的第二外稃。白茅結橢圓形的穎果。」李時珍詳細地解釋道。

龐憲聽得津津有味地點點頭。

看徒弟這麼認真，李時珍又說道：「上次在山上，你因為跌了一跤而流鼻血不止，白茅也能治療此症。將二錢白茅根研磨為末，加入米泔水服用。此外，半升白茅根與葛根一同煎湯時，可以治療溫病有熱之症，此方被稱為茅根湯。白茅根與桑白皮相配伍，可以治療氣喘，此方即如神湯。此外，白茅還可與蘆根葫蘆殼、黃花、牛膝、甘蔗、白酒藥、生地黃、蘆根等藥材相配伍。」

「徒兒都記下了！」龐憲笑道。

「那我們繼續趕路！」李時珍應道。

開藍色花的肝膽之「根」

龍膽

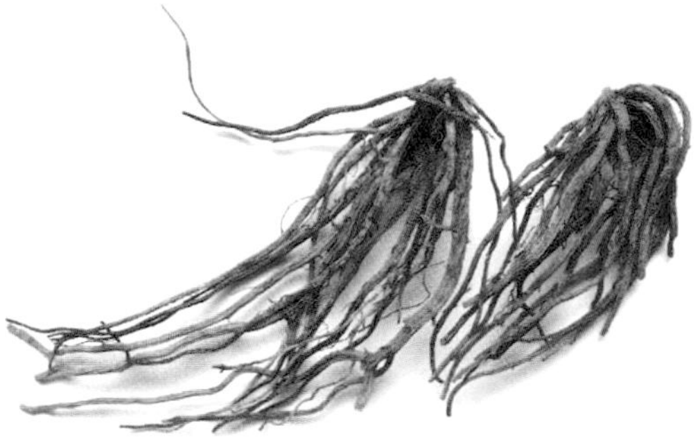

「咦，你這小藍花是從哪兒摘的？」李時珍一路專心搜尋草藥，倒是未注意到身後的龐憲在幹什麼。

「剛才路過的角落裡，開了一片小藍花，我見著好看，就順手摘了一朵。」龐憲不在意地回答。

「這是龍膽開出的花。龍膽是一種草藥……。」李時珍還未說完，只見龐憲突然掉轉頭快步向來時的方向走去。

「憲兒？憲兒……你幹什麼去啊？」李時珍緊跟在龐憲身後喊道。

「師父您也不早說！我得去採點龍膽回來。」龐憲邊喊邊快步走著。

「你慢點兒，等等為師。」李時珍氣喘吁吁地跟上徒弟。

「師父，我先去，就不等您了。」龐憲邊走邊回頭說道。來到目的地，龐憲一邊動手，一邊向師父詢問道：「對了，師父，龍膽有什麼藥性啊？能治什麼病啊？」

「龍膽性寒，味苦，歸於肝經以及膽經。濕熱黃疸、濕熱帶下、濕疹瘙癢、脅痛、目赤腫痛、肝膽實火引起的頭腦脹痛、耳聾、耳腫、熱病驚風引起的抽搐、小便淋痛、肝經熱盛、咽痛、熱痢、陰囊腫痛、癰腫瘡瘍之症均可由龍膽來治療。同時它具有瀉肝定驚、清熱燥濕以及除下焦濕熱之功效。」師徒倆邊挖邊說著。

「那它具體有哪些外形特徵呢？我只看到這藍色的花。」龐憲又道。

「龍膽是多年生的草本植物，它的根莖有些直立生長，有些平臥於地面，並具有肉質且粗壯的鬚根。它具有花枝，近圓形且為單生，顏色有紫紅色以及黃綠色之分。莖生葉多分為卵形以及卵狀披針形，但不具柄。龍膽的花開於五到十一月，花期較長，花朵數量較多且多生於葉腋處或枝條頂端；它具有鐘形的花冠以及狹矩圓形的花藥。龍膽具有寬橢圓形的蒴果以及褐色的種子，其種子有線形以及紡錘形之分。」李時珍細緻地講解道。

「先前張大叔脖子下生出瘰鬁，其症狀相對較輕，只在脖子處生有數個黃豆般大小的塊狀物，表面極為光滑，並無痛癢以及發熱之感，但推之卻能移動位置。張大叔之病的起因在於風熱氣毒，邪毒入侵於體內，導致肝經以及腎經氣血兩虧，虛火遂發於表證。此病需服用清涼散，即將龍膽洗淨並搗羅為散，每次用酒調和一錢並服下。但它的服用極為講究，陰天不可服用。」

李時珍為龐憲詳細地解釋著藥方，希望他對龍膽能有進一步的瞭解。「此外，龍膽還可與茵陳、鬱鬱金、黃柏、瓜蔞根、蒿苣子、秦艽、升麻、夏枯草、細辛、防風、乳香、黃連、青皮、使君子等藥材相配伍。但是龍膽為苦寒之物，脾胃虛弱以及陰虛傷陰之人切莫服用，同

清涼散

對症： 風熱氣毒，邪毒入侵於體內，導致肝經以及腎經氣血兩虧，皮膚生有瘰鬁。

藥材： 龍膽、白酒。

用法： 即將龍膽洗淨並搗羅為散，每次用酒調和一錢並服下。陰天不可服用。

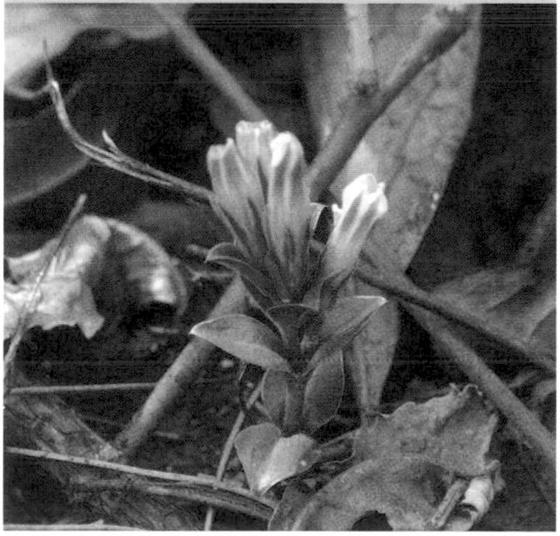

時它也不可久服以及過量服用。」李時珍說完，卻見龐憲沉默不語。

「憲兒，你有沒有認真聽為師說話？」李時珍有些不高興。

「有有有，我都記在心裡了。您剛才所說的瘰鬁症我也有所瞭解，因為先前李爺爺便得了這病。」龐憲趕緊回答。

「那你將為師方才所說的重複一遍。」李時珍故意說道。

「龍膽可與黃柏……。」龐憲只得乖乖複述一遍。

牙痛的剋星

細辛

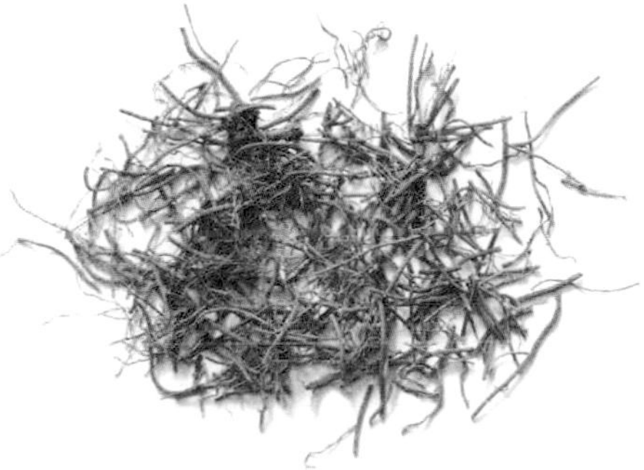

「憲兒！」沒走出幾步，李時珍又大聲喊道。

「怎麼了師父？我……我又做錯什麼事了嗎？」龐憲一臉的不知所措。

「你踩到草藥了！」李時珍出言提醒。

「啊？」龐憲猛地一跳，「我怎麼又踩到草藥了……。」只見地上的綠色植物早已陷進泥土裡。

龐憲也不由得嘀咕道：「師父，這是什麼草藥啊？我好像從來沒見過。」龐憲蹲在地上，開始採摘。

「這是細辛。」李時珍回答道。

「這是細辛？它怎麼與我見過的細辛不太一樣啊？我見到的細辛可是呈捆狀，像麻繩一樣的。」龐憲有些不解。

李時珍搖搖頭，說道：「你說的是細辛入藥時的形態，而這是它的植物形態。細辛是多年生的草本植物，它具根狀莖，有些直立向上生長，有些則橫向伸長，且具有較多鬚根。葉片有心形以及卵狀心形之分，且通常具有兩片葉子，並具有較長的不具毛的葉柄。細辛的花開在四到五月，花期較短，花朵為紫黑色，具較短的花梗以及三角狀卵形的花被裂片。細辛還具有棕黃色近球形的果。」

「哦……」龐憲一邊聽著李時珍的講解，一邊仔細觀察著眼前的植物，的確如師父所說。

李時珍看徒弟沉默不語，便問道：「細辛具有哪些藥性你還記得嗎？」

龐憲忙回答道：「記得！細辛性溫，味辛，並能歸於心經、肺經以及腎經，它具有祛風止痛、散寒解表、溫肺化飲以及通竅之功效，所以它常用來治療頭痛、牙痛、鼻淵、風寒引起的感冒、風濕痹痛以及肺寒咳嗽之症。我記得《神農本草經》中便將細辛歸於上品。對了，細辛以其乾燥的根和根莖入藥。但《本草經集注》又言『曾青、棗根為使；惡狼毒、山茱萸、黃芪；畏滑石、消石；反藜蘆』。所以在使用細辛時，一定要注意它與草藥之間的配伍。」

「你說得沒錯，細辛與荊芥、川芎、羌活、白芷、石膏、麻黃、附子等一同入藥時，可治療外感風寒所引起的表證；與乾薑、半夏等一同入藥時，可以治療肺寒所引起的咳嗽、痰多等症。」李時珍點點頭，補充道。

「我在張仲景前輩所寫的《傷寒論》中看到過一副藥方，裡面便配有細辛這味藥材。此方被稱為小青龍湯，即準備三兩細辛、芍藥、乾薑、炙甘草、去節的麻黃、去皮的桂枝，半升半

小青龍湯

對症：傷寒引起的表證不解、腹部脹滿、咳喘之症。

藥材：細辛、芍藥、乾薑、炙甘草、去節的麻黃、去皮的桂枝各三兩，半夏、五倍子各半升。

用法：先將麻黃加入一斗水中，煮過後去掉沫，再加入另外七味藥材和兩升水，煮取三升，過濾掉渣滓，溫時服下一升。

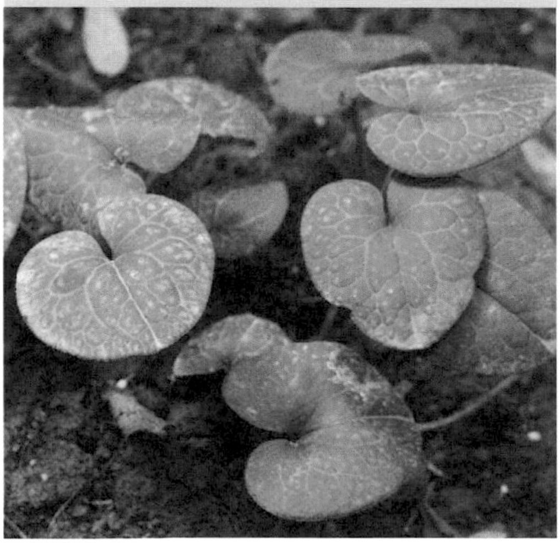

夏以及半升五倍子；先將麻黃加入一斗水中，煮過後去掉沫，再加入另外七味藥材和兩升水，煮取三升，過濾掉渣滓，溫時服下一升。這副方子可以治療傷寒引起的表證不解、腹部脹滿、咳喘之症。」龐憲說完，便仰頭看向師父。

「沒錯，你說得非常正確。」李時珍笑著回應。

龐憲得到師父的肯定，頓時賣力地回憶起來：「對了，我還記得在某本書中看過，若是治療牙疼之症，則可用等量的細辛、荊芥、露蜂房研磨為末，每次取三錢加入一大盞水中，煎至七分，過濾掉渣滓後溫時漱口，待其冷掉後吐出。此方被稱為細辛散。」

「沒錯！憲兒現在可是越來越厲害了！」李時珍的欣慰溢於言表。

「我採好藥了，我們繼續趕路吧師父！」龐憲不好意思地撓撓頭，對師父道。

膈氣之藥

杜衡

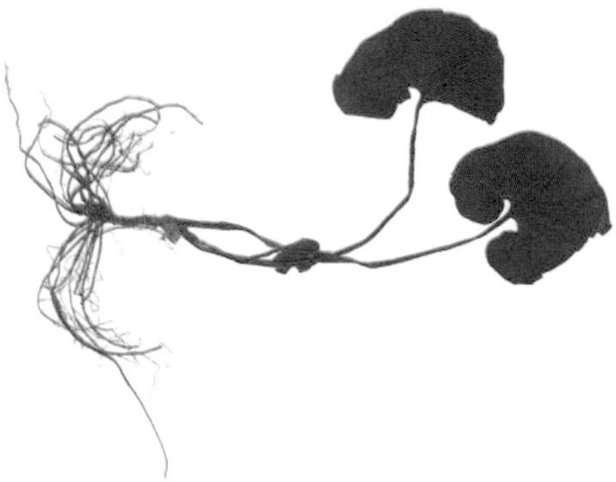

半個時辰過後，李時珍師徒倆尋了處陰涼之地休息，順便吃午飯。龐憲鼓搗著從包袱裡拿出了一塊小方布鋪在了地上。

「師父，您請坐！」龐憲笑嘻嘻地說道。

「呦，什麼時候如此講究了？我可是記得有個小孩動不動就一屁股坐在地上撒嬌耍賴……。」李時珍一邊笑著一邊坐了下來。

「哎呀，咱們家才沒有那麼不愛乾淨的小孩子呢！您看我今日穿的衣裳，一點灰塵也沒有。」龐憲說著便撩起衣擺給師父看。

坐了一會兒，龐憲拿起水壺，發現沒水了，忙說：「沒水了，我去河邊打些水回來。」

沒過多久，龐憲一路小跑著回到李時珍身邊，「師父，您看我又採了些細辛回來。」只見龐憲一手拿著水壺，一手握著幾株較小的綠色植物。

「這可不是細辛，這是杜衡。」李時珍看了一眼，笑著說道。

「啊？杜衡？不是細辛？」龐憲仔細地看著手裡的植物。

「你看……」李時珍說著拿過龐憲手裡的草藥，認真講解起來：「杜衡是一種多年生的草本植物。它具有較短的根狀莖以及肉質且叢生的根。杜衡的葉片為闊心形至腎心形。」李時珍說到這，停頓了一下，問徒弟道：「你是不是看到葉子，便想當然以為這就是細辛？」

一旁的龐憲不好意思地點了點頭。

「你再仔細看，杜衡的葉片正面為深綠色，背面為淺綠色，其上長有白色的雲斑，並有短毛生於脈絡上以及近邊緣處，同時它還具有較長的葉柄以及睫毛。杜衡的花開在四到五月，其花為暗紫色，具較短花梗以及直立生長的卵形花被裂片。現在你看出區別了嗎？」李時珍問徒弟。

「嗯，徒兒明白了，我剛才一時心急，只看了它的大概形狀，便斷定是細辛，我太魯莽了。」龐憲說著便低下頭去。

「師父，杜衡有哪些藥性呢？徒兒剛隨您學醫時，吃飯總是狼吞虎嚥的，不怎麼咀嚼就咽進肚子裡，所以經常會噎食，隨後便出現膈氣之症。我記得您那時將四兩杜衡研磨為末，加入三升好酒，熬製成膏，每次用酒調和二匙令我服下，我的症狀很快就好了。後來我在醫書中看到，膈氣之症出於膈間，食不能下行，隧導致氣逆向上行，氣隨著打嗝被吐出來。」龐憲努力地回憶道。

「沒錯。」李時珍點頭道，「痰飲咳喘、風濕痹痛、頭痛、牙痛、胃痛、水腫、風寒感冒、瘰鬁、中毒、蛇蟲咬傷均可用杜衡治療，因其具有祛痰行水、祛風散寒、活血止痛、解毒之功效。杜衡以全草或根或根莖入藥，它性寒，味辛，能歸於肝經以及肺經。對了，杜衡同樣具有毒性……。」

「又有毒？天哪……」龐憲仰起頭長嘆一聲。

李時珍看著小徒弟可愛的模樣，笑了笑，繼續說道：「所以咳嗽咯血、體虛多汗的人和孕婦均不可以服用杜衡。若杜衡服用過量，可導致頭痛、嘔吐、痙攣等症狀，嚴重時會因為心臟停搏而致死。」

「我記住了！」龐憲認真點頭道。

「快點吃飯吧！吃了飯繼續採藥！」李時珍道。

祛風止痛的外傷之藥

及己

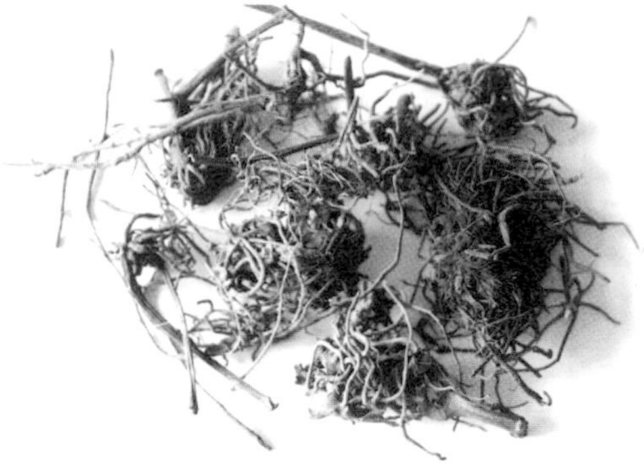

吃過飯後，師徒倆繼續採摘著草藥。龐憲邊走路腦子裡邊回憶著師父講解的草藥知識。

「哎喲……。」龐憲不小心踩到了一塊石子，一個踉蹌，差點摔倒。

「怎麼樣？沒事吧？」李時珍著急地詢問道。

「沒事，沒事……。」龐憲爬起來，告訴師父。

「走路也如此不專心，真不知道你這小腦子瓜裡在想什麼……」李時珍開始教育起龐憲。

龐憲「呵呵」傻笑著，也不辯解。

「師父，您快看，這草長得真奇怪。」龐憲指著不遠處的綠葉說道，「葉子上面居然還長出犄角來了。」

「那是及己。一種草藥。」李時珍道。

「草藥？」龐憲一聽草藥二字，抬腿便向那棵草跑去，任憑李時珍跟在身後叮囑他「小心點」。

「師父，您給我講講及己這味草藥吧！」龐憲一邊採摘一邊道。李時珍點點頭，開始給徒弟講解：「及己又叫四塊瓦或四葉對，它是一種多年生的草本植物，具有橫向生長的較為短粗的根狀莖，並具有較多鬚根。其莖直立生長，並有單生與叢生之分，具節但並不具毛。葉片通常有倒卵形、橢圓形以及卵狀披針形之分，並且通常有四到六對葉片生於莖部上部，具有葉柄，同時有鋭鋸齒生於邊緣處。及己的花開於四到五月，花朵為白色，通常生於頂端，並聚集為穗狀花序，具較短花梗以及長圓形的藥隔。及己具有綠色的核果，且有梨形以及近球形之分。」

「那及已有哪些藥性呢？能治療什麼病症呢？」這才是龐憲最關心的事情。

「及己性平，味苦，歸於肝經。它能治療跌打損傷、頭癬、皮膚瘙癢、婦女閉經、風濕性腰腿酸疼、無名腫毒及白禿之症，因它具有祛風止痛、舒筋活絡、殺蟲、消腫解毒、鎮痛之功效。《別錄》一書中說它『主諸惡瘡疥痂瘺蝕』，但是……。」說到這裡，李時珍頓了頓。

「這及己該不會也具有毒性吧？」龐憲一臉幽怨，想到這又是一株「毒草」，頓時有些不開心。

李時珍捏捏小徒弟的小臉，告訴他：「沒錯，它也是劇毒之物。所以在使用時，一定要注意它的用法以及用量。此外，及己不可長時間服用。」

「師父，若是用及己來治療婦女閉經之症，該如何用藥呢？」龐憲問道。

「取一至三分及己，用水煎湯，再配以黃酒服下。」李時珍答道。

「那若是用及己治療外傷呢？比如骨折、腳踝扭傷，抑或是摔傷？」龐憲又問。

「取新鮮的及己根加入少量鹽搗爛後，將其烘熱後敷於病人患病部位，隨後再取二至三分，用水煎湯後以黃酒服下。」李時珍耐心地解答道。

「啊……。」龐憲聽著聽著，打了個哈欠。

「睏了？」李時珍看著徒弟，問道。

「興許是吃飽了，再加上太陽曬著的緣故，有點想睡覺。」龐憲懶懶地答道。

「再採摘一些，咱們就回家去，今日早些休息。」李時珍說道。

活血解毒之藥

徐長卿

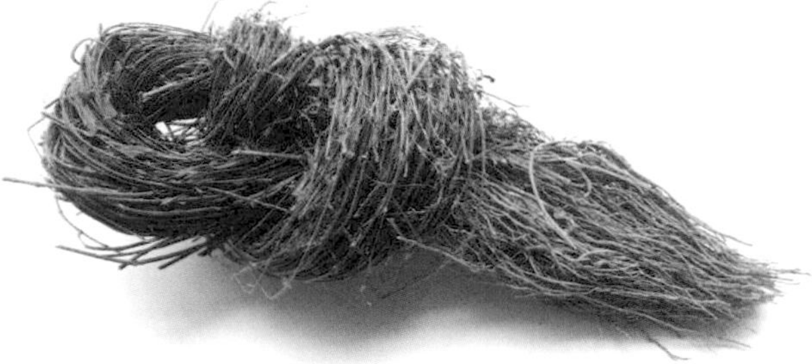

「師父，我們就在這裡休息一會吧？徒兒實在走不動了。」龐憲背著重重的竹筐，踉踉蹌蹌地跟在李時珍身後。

「那就在此休息片刻吧！」李時珍接過徒弟背上的藥筐，說道。

剛一坐下，龐憲便大口喝起水來，差點被嗆到。

「慢點喝，又沒人跟你搶。」李時珍微笑道。

龐憲喝完，打了個飽嗝，心滿意足地說道：「太痛快了！瞬間感覺元氣滿滿！」龐憲的小臉紅撲撲的，笑起來格外可愛。

「哦？那看來不需要休息了，咱們繼續採藥吧！」李時珍打趣道。

「別呀師父，我開玩笑的！您可千萬別當真呀！我還沒休息夠呢！」龐憲嘟著小嘴說道。

師徒倆說著話，李時珍突然看到不遠處有一小片植物，隨即走過去查看。

「憲兒，你看這是什麼？」李時珍指著地上一株綠油油的植物說道。

「綠草。」龐憲敷衍地看了一眼，漫不經心道。

「這是鬼督郵……。」李時珍嚴肅道。

「鬼督郵？師父，您沒騙我吧？」龐憲聽見「鬼督郵」三個字，眼睛裡放出了光芒，立刻俯下身去仔細觀察，與奮地說道，「鬼督郵這三個字我太熟悉了，我經常在醫書裡見到這味藥材，今日總算讓我見到它的真面目了！」

「這麼說，你早已對鬼督郵的外形特徵以及藥性瞭若指掌囉？」李時珍順勢說道。

「那是當然！《神農本草經》一書中，可是將它列為上品呢！雖然它是劇毒之物。」龐憲一本正經地答道。

「把你知道的說給為師聽聽。」李時珍饒有興趣地說道。

「鬼督郵又名徐長卿。它是多年生的直立草本植物。它具有較細且須狀的根，外形酷似馬尾巴，仔細算來，它能長五十多條，並且能散發出一種特別的味道。它的莖又細又直，不具分支，且通常不具毛。葉片由披針形過渡至線形，葉片正面為深綠色，反面為淡綠色，且通常不具毛。鬼督郵的花開在五到七月，花朵生於葉腋處，通常能開十幾朵，並聚集為圓錐狀聚傘花序；它還具有黃綠色的花冠以及黃色的副花冠。鬼督郵具有淡褐色且呈角狀的蓇葖果，同時它還具有暗褐色且數量較多的種子。」龐憲詳細地道來。

「那它有哪些藥性呢？」李時珍進一步問道。

徐長卿湯

對症：肝鬱氣滯導致小便排出困難。

藥材：炙過的徐長卿以及瞿麥穗半兩，冬葵子以及木通一兩，滑石二兩，茅根三分，檳榔一分。

用法：每次取五錢煎湯時，再加入一錢朴硝，溫時服下。

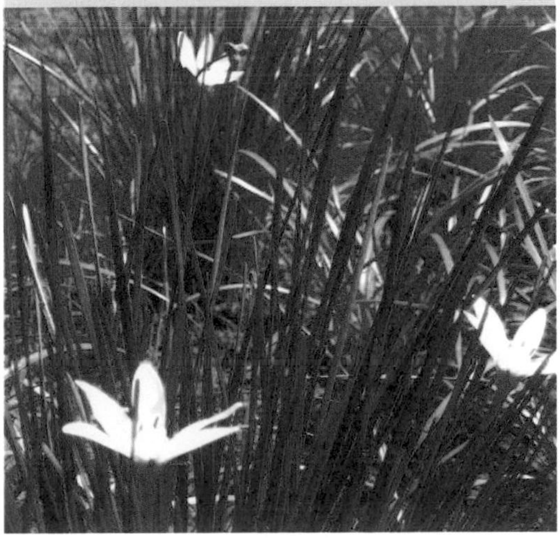

「《本經》中說它『主蠱毒，疫疾，邪惡氣，溫瘧』。其性溫，味辛，歸於肝經以及胃經。它具有活血解毒、消腫利水、鎮痛、止癢以及止咳之效，因此多用於治療牙痛、痢疾、水腫腹水、濕疹、風濕性關節疼痛，婦女經期下腹疼痛及蛇毒咬傷、蕁麻疹、胃痛等症。」龐憲認真地回答道。

李時珍點點頭，又說：「沒錯。先前吳大爺脈弦數，舌苔薄白，這是患有小便不利之症狀，其癥結在於肝鬱氣滯，他常年精神抑鬱，心煩氣躁，遂導致氣不通暢，凝滯於體內，因此很難排出小便。吳大爺之症需服用徐長卿湯，即取半兩炙過的徐長卿以及瞿麥穗，一兩冬葵子以及木通，二兩滑石，三分茅根，一分檳榔，每次取五錢煎湯時，再加入一錢朴硝，溫時服下。」

龐憲聽後認真點了點頭，隨即又道：

「師父，我還知道徐長卿還可與安息香、川芎、月月紅等藥材相配伍！」

「說得很對！」李時珍微笑著肯定道。

清熱涼血白微湯

白微

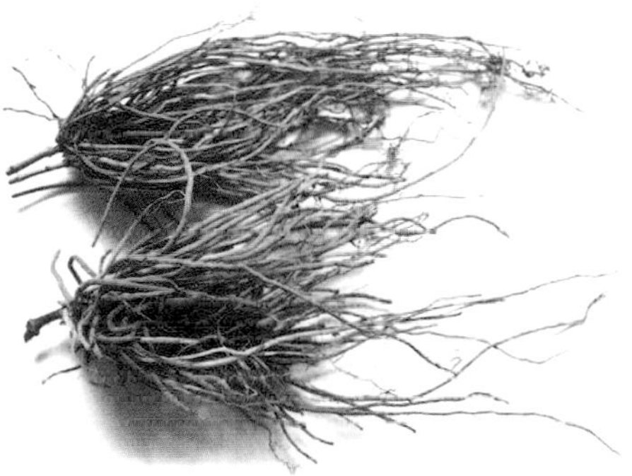

「師父，您今日看診的那戶人家……師父，那是敏姐姐！」龐憲隨李時珍回家的途中，遇見了方敏——家住鎮西頭的方家之女，現已嫁作人婦，不久前剛生完孩子。

「是李大夫和龐憲啊！」方敏這才看清二人，便熱情地邀請道，「快請進，快進來坐……。」

「不了，我們師徒只是路過，就不打擾了！」李時珍恭敬地回絕了。

「您就別跟我客氣了！正好我剛做了些糕點，本打算拿去給您嚐嚐的，正巧遇見您，也省得我多跑一趟了！」方敏盛情邀請道。

「師父，既然敏姐姐都這樣說了，咱們就進去坐會兒吧！」龐憲央求道。

「好吧。」看著小徒弟一副小饞貓的樣子，李時珍只好同意。

「敏姐姐，您是不是太過勞累了？怎麼額頭汗涔涔的？」龐憲剛坐定便關切地問道。

「可能是剛出了月子，身體還沒完全恢復。最近總是感覺發熱，還經常頭暈眼花，大概是需要多休息吧！」方敏一邊拿出糕點，一邊說道。

「我可否為你診下脈？」李時珍聞言，開口說道。

「診脈？李大夫，我這是得了什麼病嗎？」方敏頓時面露憂慮。

「現在還不能確定，我需要先為你診脈。」李時珍微笑道。

方敏這才伸出手來，待李時珍為其診脈過後，才道：「你這是產後體虛發熱之症，需服用白微湯。藥方為一錢八兩白微和黨參，一錢二兩甘草、三錢當歸，此四味一同煎湯服用即可。過會我讓憲兒將藥材給你送過來。」

「可真是太感謝你們二位了，我本以為這是小毛病，全然沒有放在心上，今日才知……」方敏感激得不知如何是好。

「很多人都是這樣的，將一些『不舒服』看作小事，並不放在心上，如此一拖再拖，最終小病變為大病，難以醫治。」龐憲說道。

「龐憲現在都是一副小郎中的模樣了，真是英雄出少年呀！」方敏誇獎道。

「師父，白微是這樣的草藥嗎？」回家的路上，龐憲說道，「多年生的草本植物，它具有直立生長的莖，大多不生分枝，但具柔毛。葉片單生，對生，形狀為寬卵圓形，上下面全生有毛，具全緣。白微的花生於葉腋處，簇生，顏色呈暗紫色。白微具紡錘形的蓇葖果，逐漸成熟

白微湯

對症： 婦女產後體虛發熱之症。
藥材： 白微和黨參一錢八兩，甘草一錢二兩，當歸三錢。
用法： 此四味一同煎湯服用即可。

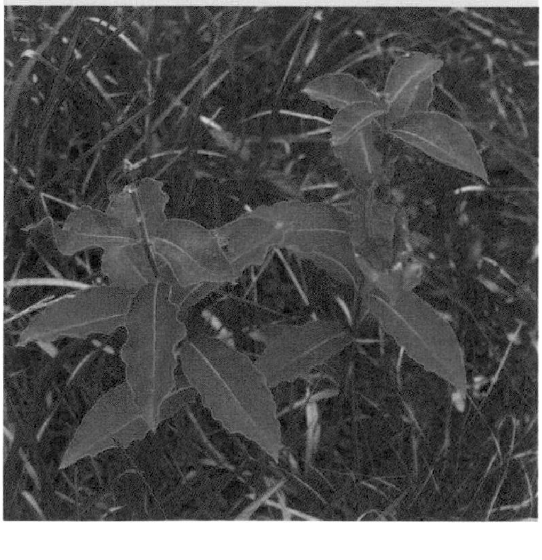

後裂開，裡面生有帶白毛的種子。」

「你說得沒錯！」李時珍讚許地看向龐憲。

得到師父的肯定，龐憲更起勁兒地說道：「我還知道，白微性寒，味鹹、苦，歸於胃經、肝經和腎經，是一種可以清熱涼血、益陰、利尿的草藥。白微可與生地、白芍藥、青蒿等藥材相配伍，用以治療產後陰虛及陰虛發熱、熱淋、血淋、嘔逆、煩熱等症。」

「對，完全正確！」李時珍繼續點頭肯定道。

「回家囉！回家抓藥去！」龐憲高興地嚷道。

止咳化痰的主肺草藥

白前

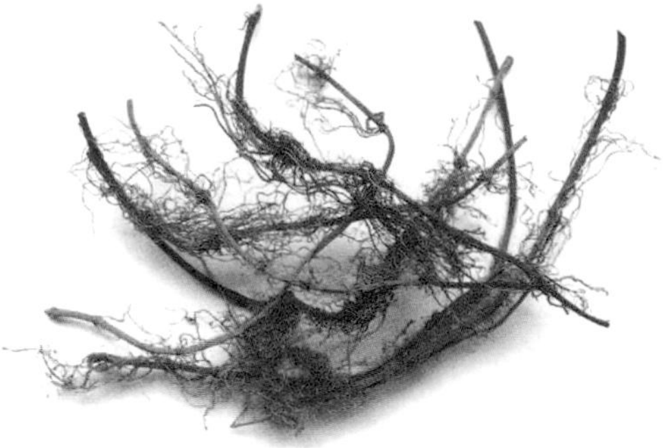

「哎，上山採草藥可真是個體力活……。」龐憲嘴裡叨咕個沒完。

「不是才休息過嗎？」李時珍無奈地笑道。

「方才哪裡算是休息……，我還沒坐穩，就隨著您去採別的草藥了……。」龐憲略有些委屈地說道。

李時珍只好說：「那不如我們就地休息一下？」

「真的？太好了！我就知道師父最好了……。」話還未說完，龐憲就一屁股坐在了地上。

「憲兒，你……。」李時珍搖了搖頭，隨即又笑了笑。

「呀呦，終於可以休息一下了……。」龐憲叼了根狗尾草，舒舒服服地躺了下去。

「師父，我出個謎題，您來猜這是什麼草藥，怎麼樣？」龐憲歪著小腦袋瓜，一臉調皮的樣子。

「哦？想考我？若是為師答對了，有什麼獎勵嗎？」李時珍笑著問徒弟。

「嗯……獎勵嘛……，若是您答對了，我給您捶腿一個月！」龐憲轉著小眼珠說道。

「那好吧，那我就勉強答應你吧！」李時珍笑著說道。

「萬一您沒答對，您就每天為我講解一種新的草藥，怎麼樣？」

「好，一言為定！」

龐憲坐起身來，一本正經地開口道：「謎題是這樣的：這種植物是一種直立且較矮的矮灌木，它的莖生有柔毛。其葉片分為長圓狀披針形和長圓形兩種，其上不具毛，但具有三到五對側脈。它的花開在五到十一月，花期很長，它通常生出十餘朵花，其花朵生於腋內或葉腋之間，聚集為聚散花序，遠看像把紙傘，通常不具毛；它的花萼很小，花冠為黃色，副花冠為卵形。這種植物具紡錘形的蓇葖果以及扁平狀的種子，種子上生有種毛。請您猜猜看，這是哪種草藥？」

「白前。」李時珍毫不猶豫地說。

「師父，您怎麼一下就猜中了！真是沒意思！」龐憲不滿地嘟起了小嘴。

「不如這樣，若是你能將白前的藥性說出來，為師就帶你去吃你最喜歡的桂花糕怎麼樣？」李時珍哄龐憲道。

「真的？」一說到桂花糕，龐憲立刻來了精神，流暢地說道，

「白前有瀉肺降氣、止咳化痰的效用，因此多用來治療胸悶氣喘、咳嗽痰多、胃脘疼痛以及肺氣壅實的症狀。《別錄》一書中說它『主治胸脅逆氣，咳嗽上氣』。白前性微溫，味苦、辛，並能歸於肺經，它多以乾燥的根、根莖入藥。」

止咳化痰白前湯

對症：久咳傷及肺部，肺氣上逆，氣壅引起積痰。

藥材：白前三兩，桔梗、桑白皮二兩，炙甘草一兩。

用法：將四味藥材切成小塊後放入兩大升水中，煮至半大升，空腹服用。

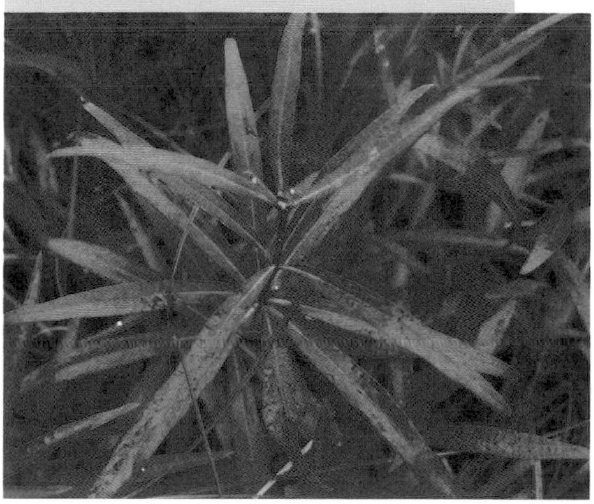

「完全正確！」李時珍滿意地點了點頭。

「太好了！可以吃到桂花糕了！」龐憲手舞足蹈地叫著。

「憲兒真是越來越厲害了，我從未與你講解過白前這味藥材，看來是你自學的囉？」李時珍笑著問道。

「上個月，我送藥的途中遇見了趙大爺。趙大爺說，他先前患有久咳之症，並且咳出的痰中時常帶有血絲，您給他開了一副藥方，不足一個月，他的病便痊癒了。此方為三兩白前，二兩桔梗、桑白皮，一兩炙甘草，將四味藥材切成小塊後放入兩大升水中，煮至半大升，空腹服用。趙大爺之病在肺，久咳傷及肺部，肺氣上逆，痰為氣壅所引起，遂需用降氣之藥，方能化痰，而白前正是主肺之藥。」龐憲一五一十地說道。

「看來憲兒真的在用心學習草藥，為師很是欣慰！」李時珍摸了摸龐憲的小腦袋。

「回來之後，徒兒查看了許多醫書，才弄明白白前是何種草藥，具有何種藥性。雖然費了時日，但一切都是值得的！」龐憲笑著說。

嶺南特有的祛風利濕藥

釵子股

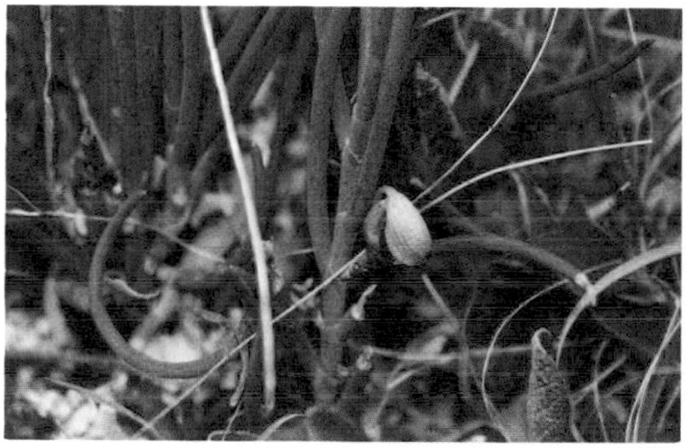

「憲兒，這是王小二家的藥，一會忙完了送到他家去。」李時珍將一包草藥放在桌子上。

「嗯。」龐憲點了點頭，眼睛卻沒有離開書。

「看什麼呢？」李時珍好奇地問道。

「師父，您知道釵子股長什麼樣子嗎？」龐憲突然抬起頭來問道，「這本書中寫道，『金釵股，生嶺南山谷。根如細辛，三四十莖，嶺南人用之』。可見，這釵子股並不生長在我們這裡。」

李時珍坐在龐憲身旁，輕聲說道：「我曾經聽友人講解過這種草藥。釵子股具圓柱形的莖，互生，它們有些直立生長，有些則斜向生長。釵子股的葉片有近似弧形以及圓柱形之分，肉質，基部具鞘。釵子股的花開在四到五月，花期不長，花朵形狀較小，通常以四到六朵花聚集為總狀花序，且與葉對生；花苞片為寬卵狀的三角形，同樣為肉質，花梗、萼片、子房、花瓣全部為黃綠色；花瓣近似卵形，其上生有脈絡，花瓣前唇具有紫褐色的斑點，後唇則寬於前唇。釵子股具有紡錘形的蒴果。」

「釵子股具有哪些藥性呢？我見書中說，釵子股能解各種毒。」龐憲追問著。

李時珍點點頭，接著道：「你說得沒錯。除此之外，釵子股還有催吐及祛風利濕的功效。釵子股以全草入藥，能歸於肝經、肺經。它能治療風濕疼痛、水腫、癰疽、瘧疾、咽喉腫痛、頭風頭痛、小兒驚風等。若是有人中了毒，可取兩握新鮮的釵子股葉，將其洗淨後搗出汁服下，大吐之後，毒可解；若是有人患有水腫之症，可取八錢至一兩二錢的新鮮釵子股葉根，七寸大的豬腳一隻，加入適量水後煎煮一個時辰，每日服用一次，且於飯前服用，若是沒有新鮮的釵子股根，可換成乾的，但用量需減為五至八錢。」

「真想親眼看看這釵子股長什麼樣子。」龐憲感嘆道，「只可惜，它生長在嶺南那樣的地方。」

「一定會有機會見到的！」李時珍笑著安慰徒弟。

「師父，不如過幾天我們就去吧！」龐憲腦中突然靈光一閃，隨即向李時珍建議道。

「你呀！」李時珍捏著龐憲的臉蛋，說道，「說風就是雨，這一來一回，恐怕要花費好些時日，藥堂怎麼辦？」

「哦，您說得也對！」龐憲不禁嘆了口氣。

「對了，你還記得上次隨我出外診時，路過一個村莊，村東頭一位老人家得了風疾，平日裡說話口齒不清，並且很容易頭腦眩暈，發起病來更是全身抽搐，嚴重時還會突然暈倒過去嗎？」李時珍轉移了話題，以緩解龐憲失落的情緒。

「記得！我還記得，是一位鈴醫（遊走江湖的民間醫生）將他治好了。可是那鈴醫是如何治療的，我一點兒印象也沒有了。」龐憲搖著頭說道。

「他開出的藥方是，一兩乾釵子股根，加入水中煎湯，每日服用兩次，並於飯前服用。」李時珍說。

「原來是這樣。」龐憲點頭說道。

「看完書可不要忘記去送藥啊！」李時珍臨走前叮囑道。

「我知道啦師父，您放心吧！」龐憲眯著眼睛笑道。

解毒消腫之要藥

硃砂根

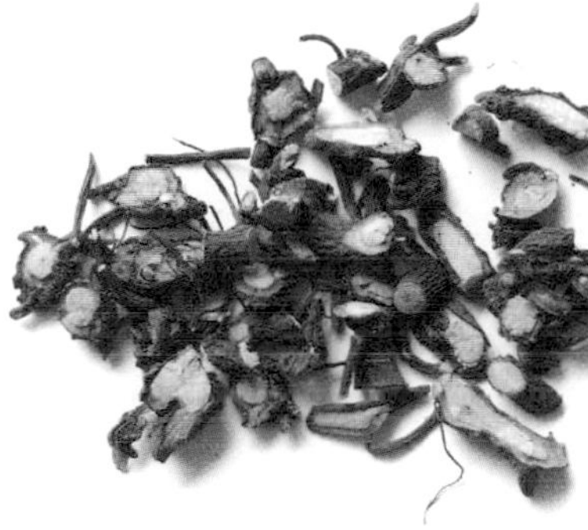

「師父，師父……。」龐憲一路小跑著回到家。

「怎麼啦？又發生什麼事啦？」李時珍放下手中的書，走向院子。

龐憲神神祕祕地從懷中掏出一株植物，枝幹上長滿了紅色的小果子。

「師父，剛才我遇見張虎哥哥了，他剛從山上回來，說是採到了寶貝。他塞給我這幾枝帶有小果子的枝條就走了。」龐憲將小果子摘了下來，在身上蹭了蹭，「雖然不知道是什麼樹上結的果子，但看起來就很好吃！師父，這幾個給您……。」龐憲將擦過的果子遞給了李時珍。

「呸！這果子怎麼這麼難吃啊？居然是苦的！」龐憲將嘴裡的果子吐了出來，並一連吐了幾口口水。

李時珍並未吃果子，也未說話，只是在一旁大笑著。

「師父，您在笑什麼啊？您是不是早知道這果子不好吃？」龐憲撇著嘴，有些不高興。

「你這親嚐草藥的精神，為師很是滿意，哈哈！」李時珍戲謔道。

「您就知道笑話我！哼！」龐憲噘起小嘴，很不開心。

「你手裡拿的這株植物叫硃砂根，是一種草藥！」李時珍清了清嗓子，正色道。

「硃砂根？」龐憲聽見新的草藥名，便將先前苦果子的事情全部忘在腦後了。「師父，您給我講講祩砂根這味草藥吧！我對它簡直是一無所知。」龐憲頓時一副乖巧的模樣。

「我先說說我看到的！」龐憲自告奮勇道，隨後便觀察起手裡這株植物。「它的葉片有些為橢圓形，有些則是倒披針形，基部較寬，先端逐漸變尖，有波狀齒生於邊緣處，葉片正反面全都不生毛，每片葉子由十二到十八對側脈構成邊緣脈。」龐憲將自己所看到的詳細描述了出來。

李時珍點了點頭，又補充道：「祩砂根是一種灌木，最高可長至兩米，它具有粗壯的莖，但其上不具毛，也並無分枝。祩砂根的花開在五到六月，花朵於頂端側生，形狀較小，並聚集為傘形聚散花序，花朵通常為白色的卵形，少數帶有粉紅色，其上生有腺點；花梗較短，萼片局全緣，且為長圓狀的卵圓形。它的果實為紅色球形，你剛才吐出來的便是。」

「那這祩砂根有什麼藥性呢？應該如何使用這株草藥呢？」龐憲忙追問道。

「祩砂根是一味活血止痛、祛風燥濕、解毒消腫之藥。以乾燥的根作為藥材。它性平，味微苦、辛，能入肝經、肺經。對於跌打損傷、黃疸、咽喉腫痛、痢疾、風濕痹痛等症極為有效，但是體虛之人須謹慎服用。」李時珍耐心為徒弟講解道。

龐憲抓著頭想了想，對師父說：「我在醫書中看到過一個藥方，若是治療咽喉腫痹之症，可將一根祩砂根研磨為末，以醋或蘑水服下。」

李時珍點點頭：「沒錯！這祩砂根長在深山之中，想必張虎採來這草藥，也極為不易。」

「我要趕快告訴張虎哥哥這是草藥，讓他使用時留心一些！」龐憲說著跑了出去。

「小心點啊！」李時珍在後面叮囑道。

「硃砂根」的孿生兄弟

紫金牛

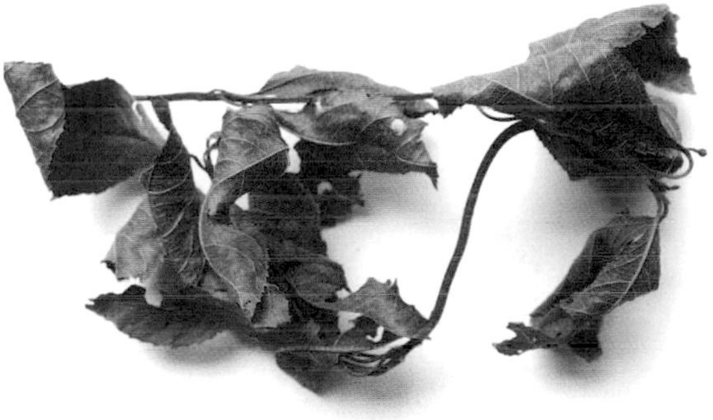

「師父，我剛才路過張嬸家，張嬸給了我一些『硃砂根』，說是托人從外地帶回來的草藥。什麼外地草藥，這不就是長在深山裡面的硃砂根嘛，我前兩天還吃過呢！」龐憲不以為然地說道。

李時珍接過龐憲手裡的植物，仔細端詳了一會，道：「這是紫金牛，並不是硃砂根。」

「啊？」龐憲張大了嘴巴，瞪圓了小眼珠看著李時珍道，「師父，您確定沒看錯？這植物上端生葉，下端結紅果，這完全就是硃砂根嘛！哪裡是什麼……什麼金牛！」龐憲有些不相信師父的話。

李時珍無奈道：「你再仔細看看。」

「這植物的根莖呈匍匐狀生長，並不具分枝，」龐憲認真觀察起這株植物來，「葉片有些對生，有些為輪生，外形由橢圓形過度至橢圓狀的倒卵形，葉片下部呈楔形，上部尖尖的，並有細鋸齒生於邊緣處，通常葉片正反面都不生毛，五到八對側脈形成網狀紋路……，這樣看來，它與硃砂根並不完全一樣。」

李時珍點點頭，又補充道：「紫金牛有些屬亞灌木，有些屬小灌木，近乎蔓生。它的花開在五到六月，花期較短，花朵生於葉腋或莖部葉腋處，通常生有三到五朵，形成亞傘形花序；花瓣為廣卵形，顏色分為白色、粉紅色兩種，不具毛，但具卵形萼片。其蒴果由鮮紅色逐漸變為黑色。」

「您說這草藥名叫紫金牛，我還以為它能開出紫色和金色的花呢！」龐憲打趣著說道，又詢問道，「師父，這紫金牛有何藥性呢？其功效是否也與硃砂根相同呢？畢竟它們長得如此相像。」

李時珍解釋道：「紫金牛性平，味苦，它是一種能夠活血止痛，化痰止咳以及祛風解毒之藥。紫金牛內服可以治療風濕性筋骨疼痛，痢疾、咳嗽咯血、跌打損傷、勞傷、腫毒、慢性腎炎，外用還可治療漆瘡、皮膚紅腫、瘙癢之症。所以紫金牛是一種即可內服又可外用之藥。」見龐憲聽得入神，李時珍心中滿意，又說，「先前你孫叔患有肺癰之症，脈象浮數，舌苔薄白，並時常咳嗽，痰量與日增加，同時還有輕微怕冷之兆。這病在肺，他平日裡飲酒過度，並且喜愛吃辛辣之物，濕痰化熱，灼於肺部，血因此而瘀滯，最終成為癰，即是血肉腐敗生膿。此病可由紫金牛來治療，藥方為：一兩紫金牛，一兩魚腥草，煎湯服用，病好即可停藥。」

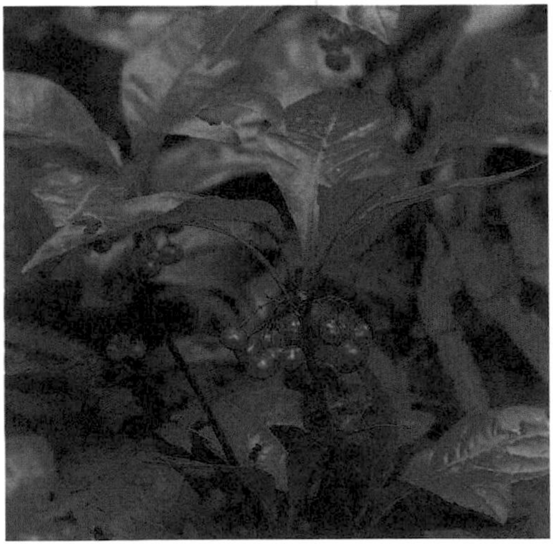

龐憲眨巴著眼睛，認真聽師父講解著：「若是有人患有血痢之症，可取紫金牛的莖葉煎湯服用；若是有人生有腫毒之症，也同樣可取紫金牛的莖葉煎湯服用。」

「徒兒全都記下了！」龐憲乖巧地說道，並迅速向外走去。

「憲兒，你做什麼去？」李時珍一頭霧水地看著徒弟的背影。

「我去一趟張嬸家，我要告訴她這紫金牛的藥性以及用法。」龐憲認真地說道。

「路上小心！早去早回！」李時珍叮囑道。

外表醜陋的良藥

拳參

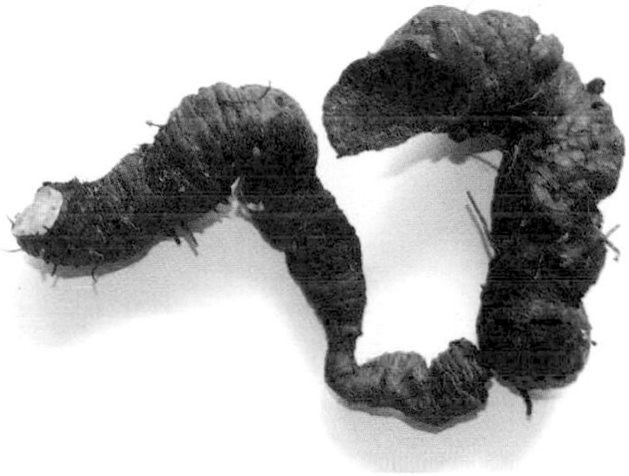

「憲兒，替為師取六錢拳參來。」李時珍在前堂向外喊道。

「知道了，師父！」龐憲大聲回應著。

「拳參……拳參……」龐憲搜索著藥櫃上的草藥名字，很快便找到了，「啊，在這兒！」

「這什麼東西啊……是屎！」龐憲見到抽屜裡的藥材，隨即一蹦三丈遠。「天哪，到底是誰將屎放在藥櫃裡的，誰這麼可惡啊！」龐憲嚷嚷道。

「取個藥怎麼這麼久……」李時珍擦著手走到藥櫃處，略帶責備地問道，「憲兒，我讓你取拳參這味藥材，你在這裡傻站著做什麼？」

「師父，您別過去！櫃子裡有屎！」龐憲一把抓住李時珍的袖子，阻止他向前走去。

「什麼？屎？」李時珍露出一副哭笑不得的表情，「憲兒，你是不是糊塗了，藥櫃裡怎麼可能有屎呢？」

「您要是不信，您自己去看，到時候可別怪徒兒沒提醒您！」龐憲悻悻地縮在一旁。

李時珍走到寫有「拳參」的抽屜處，隨即將藥材拿了出來，「這明明就是拳參啊，哪裡是屎？」

「這是拳參？這……。」龐憲一臉嫌棄地別過頭，還是覺得師父在騙自己。

「對，沒錯！這就是拳參！」李時珍把藥湊到徒弟面前，十分肯定地說道。

「師父，這『屎』，不，這拳參是做什麼用的？真的能治病？」龐憲小心地聞了聞，發現確實不臭，才問道。

「這是拳參的乾燥根莖。」李時珍清了清嗓子道，「拳參性微寒，味苦、澀，歸於肺經、肝經以及大腸經，是一種可以清熱解毒、消腫止血利濕以及散結之藥。對於口舌生瘡、痔瘡出血、癰腫瘰鬁、熾熱痢疾、肺熱咳嗽、血熱吐衄以及蛇蟲咬傷等有極佳的療效，你可不要因為它醜陋的外表而嫌棄它。」李時珍認真解釋道。

「那拳參到底長什麼樣子呢？總不會就長成這副樣子吧？」龐憲對拳參依舊喜歡不起來。

李時珍拿著藥，邊走邊說道：「拳參是多年生的草本植物，它具有彎曲生長的肥厚根狀莖，其表皮為黑褐色。其直立生長的莖不具分枝和毛。莖生葉片分披針形與線形兩種，不具葉柄，但具有膜質的托葉；基生葉片分狹卵形和寬披針形兩種，基部較寬，頂部較尖，葉片正反面通常不具毛……。」

「這拳參這麼醜，一定不能開花吧？」龐憲搶先問道。

李時珍搖了搖頭，隨即道：「拳參開花在六到七月，花期較短，花朵生於頂端，並形成穗

拳參湯

對症：久咳、咯血以及身體乏力的肺癆之症。

藥材：拳參、蜜百合一兩八錢，的沙參，炙甘草一兩二錢。

用法：將此四味用水煎湯服用。

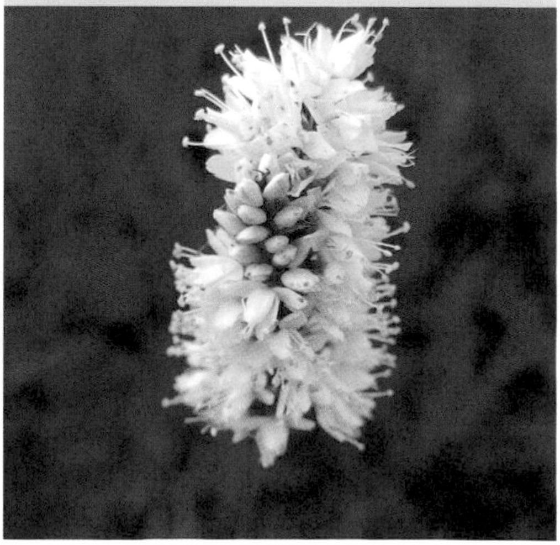

形總狀花序，苞片為淡褐色的卵形，花梗較細。拳參具有亮麗的褐色瘦果，橢圓形。」

龐憲噘了噘嘴，並來說話。

「糟了，藥糊了……」李時珍聞見了一股糊味兒，急忙跑了出去，邊跑邊對徒弟喊道，「秤一兩八錢拳參給我。」

「師父，您方才煎的是什麼藥啊？」龐憲來到堂前，將拳參遞給師父。

「這是拳參湯，即一兩八錢的拳參、蜜百合，一兩二錢的沙參，炙甘草。將此四味用水煎湯服用，是一副治療肺癆的藥方。鎮北頭的秦大娘時常出現咳嗽，咯血以及身體乏力的症狀，她這是肺癆之症。拳參在此方中可以起到收斂滲濕以及清熱解毒之效，它同樣也是此方中的君藥。」李時珍繼續解釋道。

「我明白了！」龐憲點了點頭，「不得不說，我現在開始有點喜歡拳參這味藥材了呢！」

藥效奇特的驅蟲藥

鐵線草

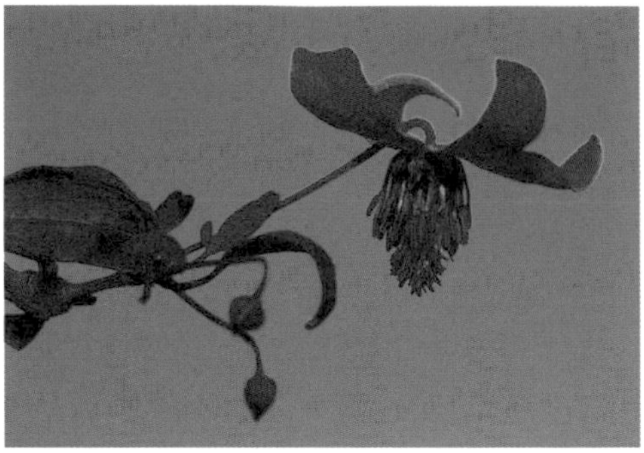

「咦，這幾株植物怎麼枯了？」這日一早，龐憲照例來給園子裡的草藥澆水，發現有幾株植物出現了發黃枯萎的態勢。「難道是水少了，還是該施肥了？」龐憲猜測著原因。「還是多澆些水吧，最近天氣炎熱，草藥們也是要多喝水的！」龐憲舀了碗水澆了下去，只聽見「嘩嘩」的聲音。

「怎麼有水聲？」龐憲撥開密集的藥草，便看見一株草藥的根部形成了一處小水窪，裡面彙集了好多泥水。「糟了，我這兩天日日給草藥澆水，這草藥已經澇死了。」暗自想著，龐憲將那株草藥的根拔了出來，看見根已經泡爛了。

「這下該如何跟師父交代呢？師父一定會生氣的！不然瞞著師父將草藥丟出去？還是想法子找來這草藥的種子重新栽種？可我並不認識這味藥材啊……」龐憲腦子裡不斷想著解決辦法，最後決定，「不管了，先將泡爛的草藥丟掉好了！」

所謂屋漏偏逢連夜雨，龐憲剛躡手躡腳地走到院子裡，便被出外診歸來的李時珍碰見了。

「這是要去哪裡啊？」李時珍隨口問道。

「啊……我……我正在打掃院子呢！」龐憲背過雙手，笑嘻嘻著說道，臉上的表情卻有些僵硬。

「哦？那怎麼不見你拿著掃把？」李時珍有些好奇地問道。

「啊！您看我這記性，我剛剛打掃完！正打算去找小胖玩一會呢！」龐憲咧著嘴，露出了一排白亮而整潔的牙齒。

「你這模樣，該不是有事瞞著我吧？」李時珍感覺到不對勁。

「怎麼會呢？我已經很久不闖禍了！」龐憲說著向大門處蹭了幾步。

「站住！把你手裡的東西拿出來！」李時珍命令道。

「哎呀，師父！您……好吧！」龐憲只得聽從，將一堆爛草葉子拿給李時珍看。

「這鐵線草爛掉了？」李時珍不可置信地問道。

「原來這草藥是鐵線草啊！我起初還一直不知道它是什麼。」龐憲恍然大悟。「師父，我不認識鐵線草這味藥材，您給我講講好嗎？」龐憲眨著雙眼問道。

「鐵線草是一種草本植物，並分為平臥以及上升兩種，它的纖細莖具有較多分枝。葉片具複葉和小葉，複葉為羽狀三出，生於頂部的小葉有寬橢圓狀倒卵形以及寬橢圓形之分，生於側面的小葉則呈倒卵狀的長圓形或是橢圓形，有些不具毛，有些則正面具毛；四到五條側脈生於一邊，具全緣。鐵線草的花開於七到十月，花朵生於葉腋內，且有單生、對生之分，不具花序，有時也有少數花朵生於花梗處，苞片卵狀，花萼寬鐘形。鐵線草的莢果為窄長圓形。」李時珍解說道。

龐憲聽得連連點頭，又追問道：「師父，這鐵線草

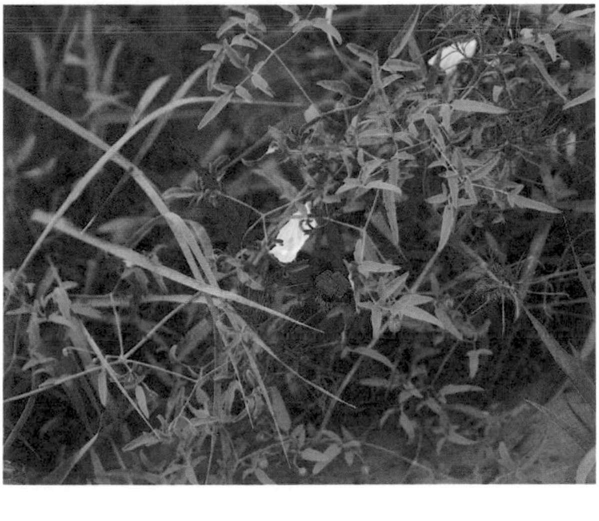

能治什麼病呢？它有哪些藥性呢？」

李時珍只好繼續說：「鐵線草以全草入藥，它性涼，味甘、淡，能歸於肝經。它是一種可以利尿、清熱解毒、通淋、止血生肌、舒活經絡的藥材，咽喉腫痛、熱淋、石淋、腹脘疼痛、下肢浮腫、肺熱咳嗽、無名腫毒、半身不遂、跌打損傷、疔瘡全都可以由它來治療。上吐下瀉之症，可取六錢鐵線草煎湯服用；肚裡有蛔蟲，可取一至二兩鐵線草煎湯服用。現在你明白了嗎？」

「嗯，徒兒全都明白了！」龐憲笑著說道。

「可是憲兒，為師的鐵線草就這麼被你澆爛了……，你還我的鐵線草！」李時珍滿臉痛惜地說道。

「啊……師父，我……我有事，我先出去一趟！」龐憲把爛掉的鐵線草扔到師父懷裡，慌慌張張地跑了出去。

小兒疳積特效藥

金絲草

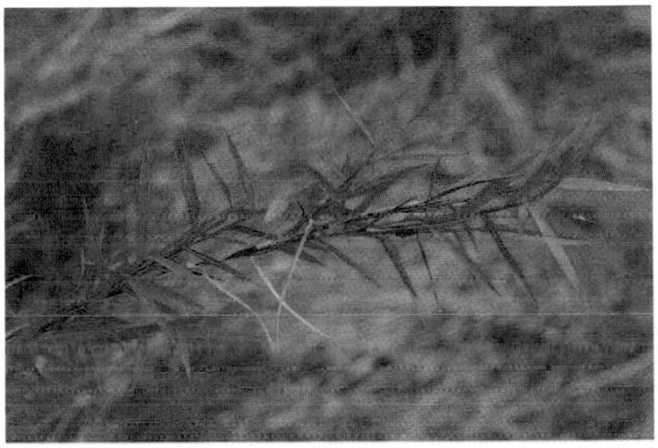

「幾天不見，又長出這麼多雜草。」龐憲來到園子裡，剷除著「迫害」草藥的雜草。

「起這麼早啊？」李時珍從遠處走來。

「師父早！您今日起得也很早！」龐憲笑著說道。

「我來看看我的草藥，看還有沒有被泡爛的！」李時珍笑著說道。

「師父，您嘲笑徒兒！」龐憲聽出了李時珍的話中之意，正是在說他把鐵線草泡爛那件事情呢。

「好好好，為師不取笑你了。為師來取些細辛。」李時珍說著蹲了下來，看見龐憲正賣力地幹活，便問道，「在拔雜草嗎？」

龐憲邊拔草邊抱怨道：「對呀！這些雜草真是太討厭了！沒幾天就生出了新的，而且總是引來一堆小蟲子，簡直是難纏！」

「你怎麼連金絲草也一起拔了出來啊，傻孩子？」李時珍看到雜草中摻有些許金絲草，笑著說。

「啊？金絲？在哪呢？」龐憲聽到金絲二字，自動忽略了後面的「草」字，立刻四下看去。

「在這兒！這是金絲草！」李時珍無奈地說道。

「哦，金絲草啊！我還以為是金子呢！」龐憲癟了癟嘴。

「金金金，你這小腦袋裡，除了吃就是金子對不對？」李時珍笑道。

「師父，您是說這是金絲草，不是雜草？」龐憲此時才反應過來，自己將金絲草當作雜草拔了出來，幸虧師父發現得及時，不然又要浪費藥材了。

「師父……」龐憲立刻露出一副諂媚的笑臉，「這金絲草……。」

李時珍當然知道徒弟想說什麼，他無奈地笑道：「知道啦，我這就講給你聽！金絲草具有叢生的粗糙稈，通常生有三到七節，有些呈直立狀，有些則呈傾斜狀，上面生有縱向紋路，分支較少且生白毛，具葉鞘以及較短的葉舌。葉片為扁平狀線形，有些向內卷起，有些呈對折狀，上下葉面均有毛。五到九月是金絲草開花的時節，花期較長，乳黃色的花朵生於稈頂端，單生，聚集為總狀花序，穗形；第一穎為扁平狀，具纖毛，短於舟形的第二穎，隨著增長，第一小花會完全退化。金絲草的穎果為卵狀的長圓形。」

「還有呢？還有呢？」龐憲的意思是：金絲草具有何種藥性，能治療哪些疾病？

金絲草茶

對症： 小兒疳積症，舌苔膩，脈滑數，提不起精神，食欲不佳，面色暗黃，身形瘦弱。

藥材： 金絲草五錢、蜜棗五枚、扶兒草三錢、獨角金二錢。

用法： 此四味藥加入兩碗水中，煎至一碗的量，當作茶水服用。

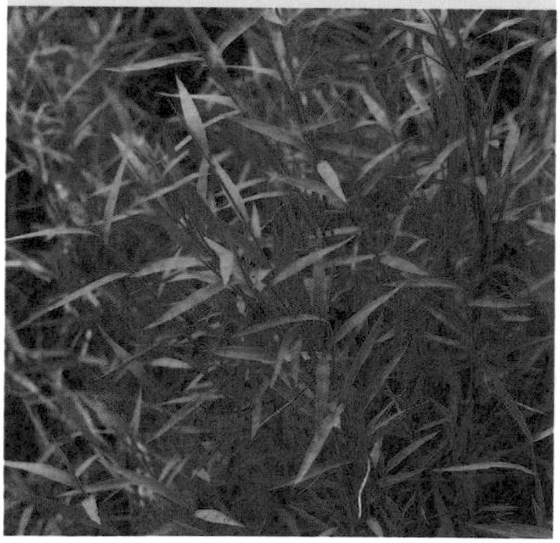

李時珍便接著道：「金絲草性涼，味甘、淡，它具有涼血止血、解暑、利濕以及清熱解毒之功效，對於熱病煩渴、咳血、吐血、血崩、尿血、水腫、淋濁帶下、痢疾、疔瘡癰腫、衄血、黃疸、小兒久熱不退等症極為有效。先前有一個三歲的孩子患有小兒疳積症，其病因在於疳氣，即舌苔膩，脈滑數，提不起精神，食欲不佳，面色暗黃，身形瘦弱。治療此病的藥方為，五錢金絲草、蜜棗五枚、扶兒草三錢、獨角金二錢，此四味加入兩碗水中，煎至一碗的量，當作茶水服用。」

龐憲認真地點了點頭，「既然這些金絲草已經拔了出來，我還是將它們清洗乾淨曬乾後存入藥櫃吧。」

「看來也只有這樣了！」李時珍回應道。

芳草

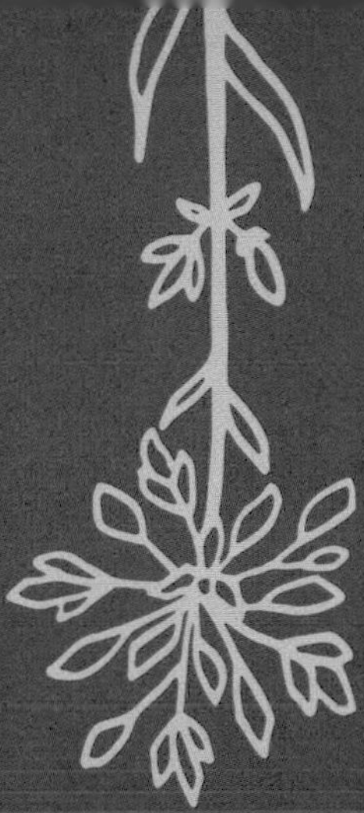

艾納香
藿香
澤蘭
馬蘭
香薷
爵床
荊芥
薄荷
積雪草
紫蘇

當歸
蛇床子
槁本
蜘蛛香
白芷
芍藥
牡丹
木香
山柰
杜若
山薑
高良薑
豆蔻
白豆蔻
砂仁
益智
蓽茇
肉豆蔻
補骨脂
薑黃
鬱金
荊三棱
莎草
瑞香
茉莉
鬱金香
排草香
迷迭香

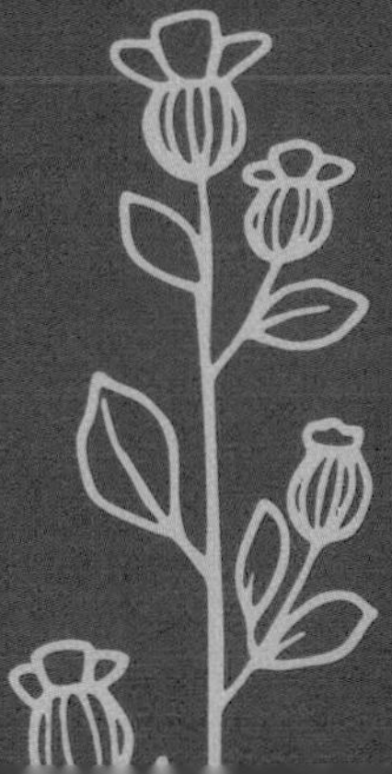

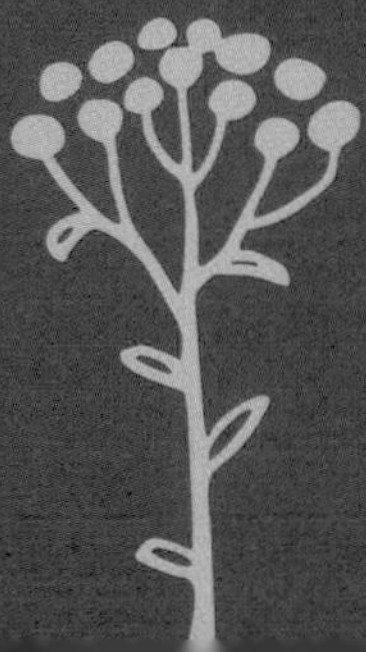

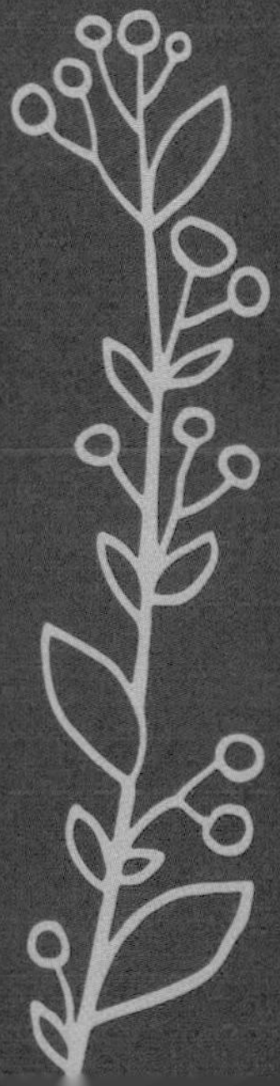

活血、補血的常用藥

當歸

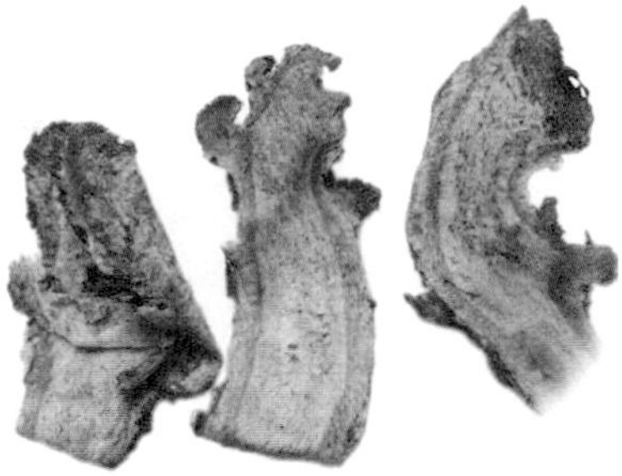

這天，天剛濛濛亮，門外便傳來一陣急促的敲門聲，並伴隨著一位婦女的叫喊聲：「李大夫，李大夫，求您救救我們家秀秀吧。」

龐憲隨手披上一件外衣，便匆匆趕去開門。

「是您啊李嬸，發生什麼……」還未等龐憲說完，李嬸便搶先說道，「李大夫在家嗎？求求李大夫救救我們家秀秀……秀秀她要死了。」李嬸說罷便哭了起來，身子也弓起得更厲害了。

龐憲聽到李嬸的話，趕忙將她攙扶至院內的長椅上，安慰道：「李嬸您別著急，我這就去叫我師父。」

龐憲剛一轉身，便見到匆匆趕來的李時珍，忙喊道：「師父。」

李時珍揮了揮手，示意龐憲打點好自己出診的用具。「李大嫂，時間緊迫，秀秀的情況我們路上說。」李時珍冷靜地說道。

原來，懷有身孕的秀秀不小心摔了一跤，導致小產。李嬸年輕時便是接生婆，自以為通曉此事，因此並未找郎中來為秀秀瞧病，怎料秀秀小產後卻一直流血不止，未見好轉。

來到李嬸家，李時珍為秀秀診過脈後，才鬆了一口氣，道：「李嬸，您可以放心了。秀秀這是小產後血虛所引起的血流不止，只需當歸一兩、蔥白一把即可解決。一次五錢，並與一碗半酒煎至八成服用，不出幾日便會好轉。」

李嬸一聽秀秀的情況並不嚴重，緊鎖的眉頭終於舒展開來，臉上也露出了笑容，對師徒倆連連道謝。

回家的路上，龐憲開口問道：「師父，當歸這味藥材我常常在藥櫃裡見到，但自從我跟隨您學醫以來，就沒見您用過。我還以為這當歸一定是沒什麼藥用價值的。」龐憲邊說邊若有所思。

李時珍聽後不禁用手敲了敲龐憲的小腦袋瓜，說：「我的傻徒弟，你可不要小看當歸這味藥材。當歸性平，味甘、辛，其主血，它不僅能活血、補血、調理月經、止痛、潤燥滑腸，還能治療跌補損傷、痿痹、癰疽瘡瘍等。」

「哇，原來這當歸有這麼多功效啊！看來我之前一直錯怪它了。可是師父，當歸也是所有人都可以用的嗎？」龐憲繼續提出疑問。

「非也非也。《本草經疏》一書上有記載，『腸胃薄弱，泄瀉溏薄及一切脾胃病惡食、不思食及食不消，並禁用之，即在產後胎前亦不得入。』所以當歸並不是人人都能服用的。這當歸不僅能內服還可外用，內服可煎湯、入丸、入酒，但用量一定要把握好，外用可製成藥膏。」李時珍見龐憲聽得入神，便繼續說道：「舉例來說，由崩中、刀劍等利器所刺的傷口、傷胎等引起的

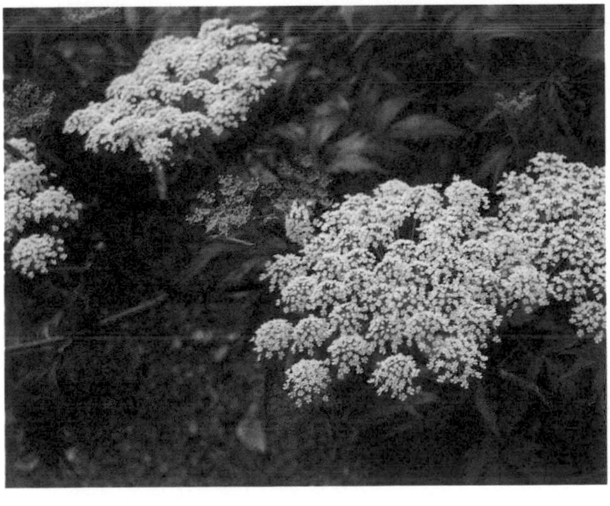

失血過多，可用酒洗當歸身二錢、蜜炙綿黃芪一兩，將二者用水煎湯，溫服，一天兩次即可。再比如，小便時伴有出血一類的症狀，可將四兩當歸判碎，並加入三升酒，將其煮成一升的用量，頓服，不出幾日便可治癒。除此之外，當歸還能治療手臂疼、頭疼、產後中風等。」

「師父，您剛剛提到了當歸身，那是不是當歸也可以全株入藥？」龐憲眨著眼睛問道。

「沒錯，全當歸有活血、補血之效，但單獨使用當歸尾卻有破血之效。說了這麼半天，你可還記得當歸的樣子？」李時珍笑著說道：「回答不出來是有懲罰的哦！」

「這可難不倒我！」龐憲胸有成竹地說，「當歸是一種多年生的草本植物，它的表面為棕黃色，其上長有較多鬚根，並帶有濃烈的氣味。這當歸的葉子是羽狀的，其上還有分裂。當歸所開出的花是白色的，全部開滿時，像一把小傘，它的花期很長，足足有六到七個月。它的果實是卵形的。藥用當歸為乾燥狀，又因為炮製方式不同而分為普通當歸和酒當歸。」說罷，龐憲露出一個得意的笑容。

「完全正確。讓為師想想，獎勵我們憲兒什麼好呢？」李時珍慈愛地看著徒弟。

「我要吃師母做的糯米丸子！可以嗎，師父？」龐憲激動地喊道。

「當然可以！」說完，師徒倆就向著家的方向走去。

除濕散寒的藥丸子

蛇床子

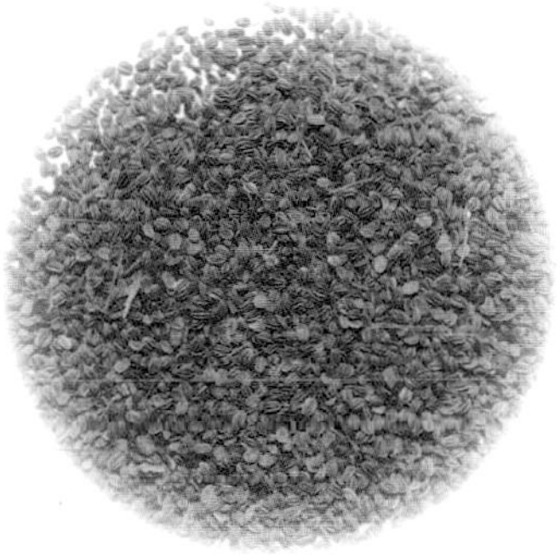

今日是建元生日，師徒倆本打算早些關門，一同為建元過生日。正當關門之際，來了一名青年男子。這男子風度翩翩、相貌堂堂，就連龐憲都忍不住多看了兩眼。

「請問李時珍大夫在嗎？」男子開口問道。

男子聲音鏗鏘有力，且步伐穩健，並不像生病之人。龐憲暗自思忖，難道是師父的故人？

「您先請坐，我這就叫師父來。」龐憲放下手中的掃帚，走進書房去請師父。

「李大夫，有一事一直困擾在下很久了，我……。」話來說完，那男子便看向一旁的龐憲，欲言又止。

李時珍見狀，立刻明白了此人用意，遂開口道：「這是隨我學醫的徒兒，您有什麼話但說無妨，不必顧忌。」李時珍微笑著對男子點了點頭。

「那我便直說了。我與妻子成婚兩年有餘，近半年卻出現陽事不起的情況……。」說著，男子臉上微微漲紅，聲音也比剛才低了不少。

反倒是一旁的龐憲卻毫無反應，一臉專注地聽他敘述病情，並迅速地在他常用的小本子上寫著。

「大夫，我這病能醫好嗎？」男子低聲問道。

「並不是什麼大病，只需將蛇床子、菟絲子、五味子這三味草藥製作成丸服用即可。一日服用三次，每次十三丸，並用溫酒吞服，不出三日便可好轉。」李時珍邊說邊將藥方以及用量寫在紙上。

男子聽後立刻連連道謝，抓完藥便步伐輕盈地離開了。男子走後，龐憲開心地又蹦又跳。

「什麼事情這麼開心呀？」李時珍好笑地問道。

「師父，我配的藥方跟您所使用的一模一樣，連用量都沒錯。」龐憲得意地將小本子上的內容給李時珍看。

李時珍看後，眉眼間滿是笑意：「看來我們憲兒最近進步很大！」

「那當然。」說著，龐憲便滔滔不絕地說了起來，「《別錄》中說蛇床子『溫中下氣，令婦人子臟熱，男子陰強，令人有子。蓋以苦能除濕，溫能散寒，辛能潤腎，甘能益脾，故能除婦人男子一切虛寒濕所生病。寒濕既除，則病去，性能益陽，故能已疾，而又有補益也』。所以這蛇床子是補陽驅濕寒之良藥，不僅適用於男人，同樣對女人也有極好的療效。蛇床子性溫，苦味。它可以治療腎虛陽痿、濕痹腰痛、宮冷不孕、陰部濕疹等問題。還有，這蛇床子配以蒼朮、苦參、防風、百部、連翹、花椒等草藥還有解毒殺蟲、祛濕清熱、止癢等功效。」龐憲咽了口唾沫，繼續說道，「我還知道蛇床子的特徵。它是多年生的草本，植株的高度大概到我胳膊的位置。開出來的小白花聚集在一起，就像好多小傘聚在一起一樣。葉子也是卵狀的三角形，呈綠色。它的花冠是粉紅色的，長得特別大。它的果實要

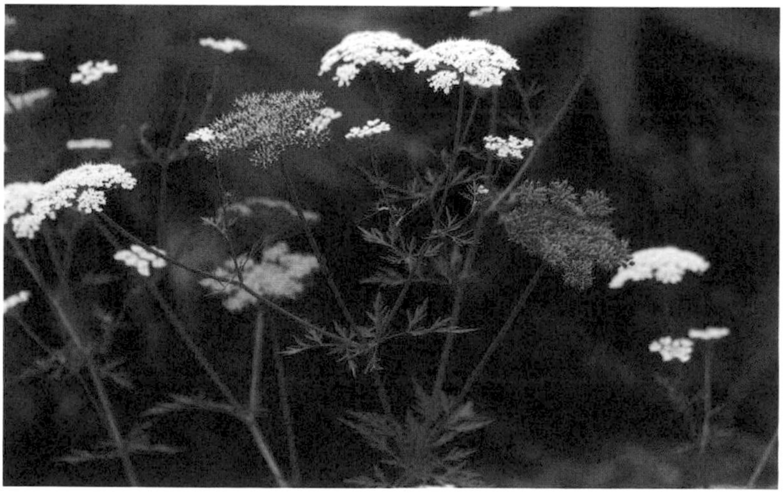

比豆子大一些，呈褐色，聞起來比較香。對了，這蛇床子不僅可以內服還可以外用。怎麼樣，師父，我說得對不對？」語畢，還未等李時珍開口，龐憲便背起自己的小書包，向大門處走去。

「哎，你這個孩子，我還沒說對錯呢，你怎麼先走了？憲兒，你等等為師啊！」李時珍趕忙拿了兩本醫書追了出去。

「我就知道我全說對了，肯定不會錯的。」龐憲在門外喊道，「師父您快點，我們還要給建元過生日呢！」

「你這個孩子，真是越來越調皮了！」李時珍邊鎖門邊無奈地說道。

「嘿嘿嘿，都是師父教得好！」龐憲一臉壞笑地說道。

外寒風熱之祕藥

槁本

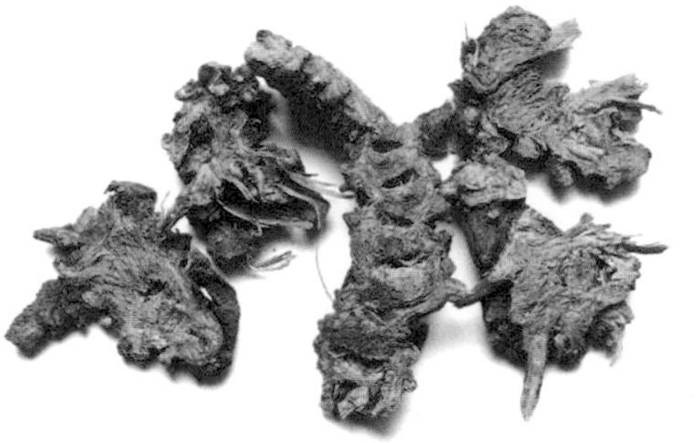

「師父，師母今早囑咐說讓我們早些回去，說是一會兒一家人去逛廟會。」龐憲說道。

李時珍抬頭看了看天色，道：「憲兒，你收拾一下，我們這便回去。」

「好！」一想到晚上可以出去玩，龐憲就開心得合不攏嘴。

「請問李大夫在嗎？」二人臨走之時，有位病人上門來看病。

見來了病人，龐憲立刻收起玩鬧的心，將病人迎進屋。「李大夫，近日來，我總是感到胃部疼痛，就像抽筋一樣疼。」來人捂著胃部，佝僂著身子說道。

「你這是胃部痙攣，取五錢槁本、三錢蒼朮，一同煎湯服用即可。」李時珍說道。

「師父，您所說的槁本可是這樣的？」龐憲向李時珍描述槁本的外形特徵道，「一種多年生的草本植物，具有發達的根莖，並具較大的結節。莖為圓柱形，並且直立生長，莖上長有縱向紋路。基生葉片為三角形，全裂，第一回羽片為卵形，淺裂生於邊緣，不具毛；莖生葉比基生葉大。花開在七到九月，花朵生於頂端或側面，聚集為複傘形花序，白色，花瓣為倒卵形，形狀較小，總苞片有六到十片。結長圓卵形的雙懸果，有背棱以及側棱生於其上，具油管。」

李時珍點頭，問徒弟：「槁本的藥性你可還記得？」

「槁本性濕，味辛，能入膀胱經。它具有祛風散寒以及除濕止痛之效，遂能治療風濕痹痛，肩頸疼痛以及風寒表證等。不過，陰血虧虛、肝陽上亢或者體內火盛之人是千萬不可以使用的！」龐憲流利地說道。

「呵呵，想不到你小小年紀，卻能將藥理知識背誦得如此之熟。不過知識學得如此死板，可不是什麼好事。」那人突然說道，「您確定我這病需用到槁本這味藥材來治療嗎？」他又面向李時珍說道。

李時珍聽此話語，先是一愣，隨後問道：「敢問閣下還有其他治病之方嗎？李某願聞其詳。」

那人搖了搖頭，卻說：「我雖然不知道別的治病方法，可是我沒聽說過槁本這種草藥。您看是不是可以換成其他我知道的藥材呢？」

「我跟隨師父這麼久，還是第一次遇到你這樣的說法，自己沒聽說的草藥就不吃。這世上有幾千幾萬種草藥。你全部都知道嗎？你不相信郎中所開出的藥方，那為什麼還要找郎中來瞧病呢？」自己被說兩句沒什麼關係，但龐憲不允許別人對師父不恭敬，聽了男子的話，龐憲心裡的怒氣更是不打一處來。

「憲兒，不得無禮。」李時珍擺擺手，說道，「閣下若是信不過我李某，可以另請高明。」

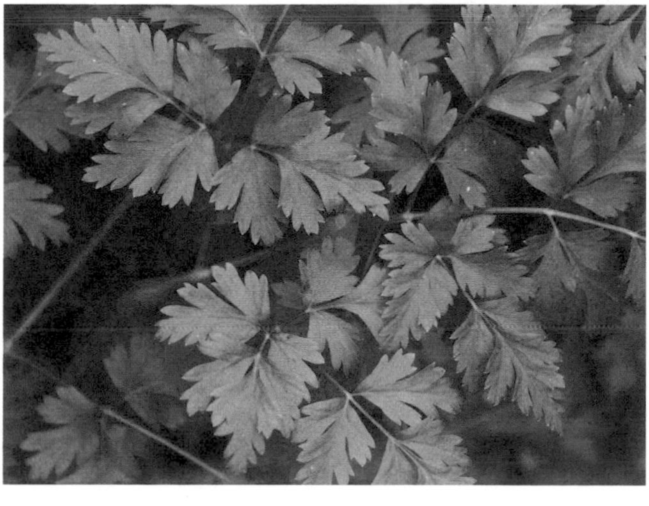

「蘄春縣的人都說你是位醫術精湛的神醫，也不知道你給了他們什麼好處！今日一見，也不過如此。」那人說罷便起身離去了。

「師父，這人真是莫名其妙，我懷疑他是存心來找碴的。師父您人這麼好，憑什麼要無故受他人的指責！」龐憲氣呼呼地替李時珍鳴不平。

「看的病人多了，難免會遇上難纏之事，不要放在心上就好了。」李時珍安慰徒弟道。

順氣止瀉的好幫手

蜘蛛香

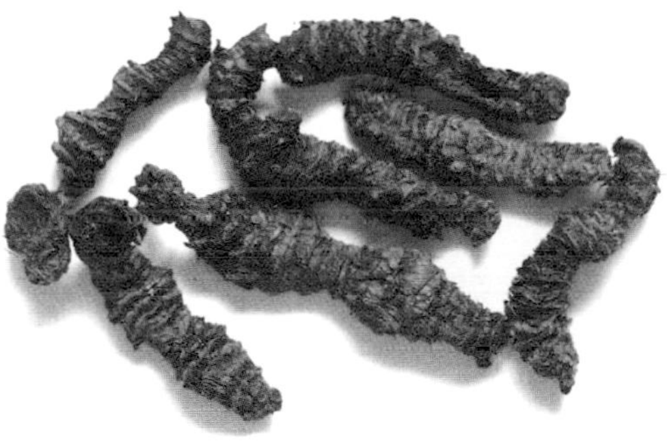

「師父，我快餓死了，我們吃什麼啊？」龐憲有氣無力地癱坐在圓桌旁，目不轉睛地盯著李時珍，這幽怨的眼神看得李時珍心裡一陣發毛。「師母啊，您什麼時候回來啊，我想吃您做的糯米丸子了。」龐憲誇張地叫喊著。

這件事還要追溯到三日前。建中和建元放假，李時珍的妻子吳氏便帶著二人去青邱村遊玩。但藥堂需要照顧，因此李時珍與龐憲便留了下來。沒想到師徒倆早早就將吳氏臨走前準備好的乾糧吃光了，再加之李時珍不善庖廚之事，龐憲只得跟著李時珍一起挨餓。

「憲兒快起來，為師帶你去吃好吃的。」無奈的李時珍說道。

不知是不是沒吃午飯的原因，龐憲見到什麼都想吃，就連平時最討厭的茴香味包子也想嚐上一口。大概是因為覺得沒照顧好龐憲，李時珍心生愧疚，對於龐憲提出的一切要求都滿口答應。不一會兒，龐憲手裡塞滿了食物，一口包子一口糕餅，一張小嘴就沒停過，最後又喝了滿滿一壺桂花茶。

「哎呀，哎呀呀呀，師父我……我去趟茅房。」話音剛落，龐憲就一個箭步衝了出去，眨眼工夫便不見人影。

李時珍既無奈又好笑地搖了搖頭，心想這孩子肯定是吃多了。

過了好半天，龐憲垂頭喪氣地走了回來，臉上不時露出痛苦的表情，仔細看看，他走路的姿勢有些怪異。

「是不是出現了腹瀉不止的症狀？」李時珍問道。

龐憲點了點頭，隨即垂下了腦袋。

「你啊！」李時珍敲了敲龐憲的頭，「虧你跟隨為師學醫這麼久了，自己遇到問題就不知道該怎麼解決啦？」

「喝點熱水？」龐憲一時想不出正確答案，只能隨口胡謅。萬一答對了呢，龐憲暗自琢磨著。

聽到龐憲的答案，李時珍簡直哭笑不得。說話間，二人走到了鎮西頭的藥堂。「你在這裡等我。」李時珍說道。

「吶，全喝掉。」很快，李時珍就端了一碗棕黃色的水出來。

「師父，這是什麼藥啊？」龐憲邊喝邊問道。

「你猜猜看。」李時珍故意不告訴龐憲。

「看這粉末狀的沉積物和顏色，我猜是白朮！」龐憲肯定地說道。

李時珍笑著搖頭，告訴徒弟：「錯了，這是蜘蛛香！我讓藥堂的小兄弟將三錢蜘蛛香研磨為末，煎成湯藥給你服用。」

「蜘蛛香？這名字真是新奇，但這味道怎麼同白朮如此相像？」龐憲不解地嘀咕道。

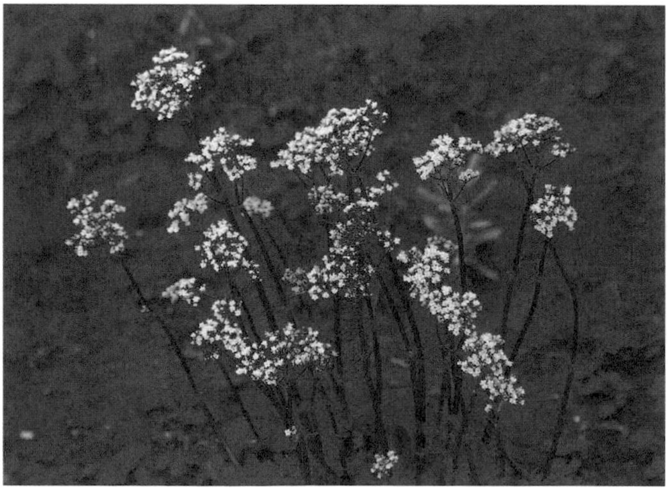

見徒弟不解，李時珍遂解釋道：「蜘蛛香的外表面有些為暗棕色，有些為灰褐色；白朮的表面主要為黃白或淡棕色。蜘蛛香聞起來有特殊的氣味，而白朮則有清香之氣。蜘蛛香性溫，味苦且辛，歸於心經、胃經以及脾經，其主要功效在於消食止瀉、鎮驚安神、祛風除濕、理氣止痛，並用於治療腰膝酸軟無力、腹瀉、風濕痹痛、失眠、食積不化、拉痢疾、脘腹脹痛之症；而白朮則主健脾益氣。蜘蛛香的根莖全部都是圓柱狀，其上還長有點狀的根，不過非常難折斷。」李時珍繼續說道，「蜘蛛香味微苦，性辛且溫，蜘蛛香與石菖蒲根一起燉酒，可治療嘔瀉腹痛等症狀；蜘蛛香磨醋，可治療毒瘡；蜘蛛香直接吞服，可治療胃氣痛。」

「師父，那這蜘蛛香的植株形態是什麼樣的呢？」龐憲不由得好奇地追問。

「蜘蛛香最高可長至七十釐米，其根莖不僅粗且肥厚，生節，並散發強烈的氣味。基生葉為心狀圓形過度為卵狀心形，薄齒生於邊緣，莖生葉較少，僅二到三對，不具柄。蜘蛛香的花開在頂端，聚集為聚散花序，分白色與淺紅色兩種，雌花生於花冠部位。蜘蛛香的瘦果為長卵形，具毛。」李時珍耐心地解釋道。

「這下我全記住了！」龐憲露出了一個笑臉。

李時珍點了點小徒弟的頭，教訓道：「你啊，因為一時貪吃，導致脾胃運化出了問題，因此出現了腹瀉不止的現象，以後可不能這樣了。」

龐憲灰溜溜地點了點頭。

祛風止痛之妙藥

白芷

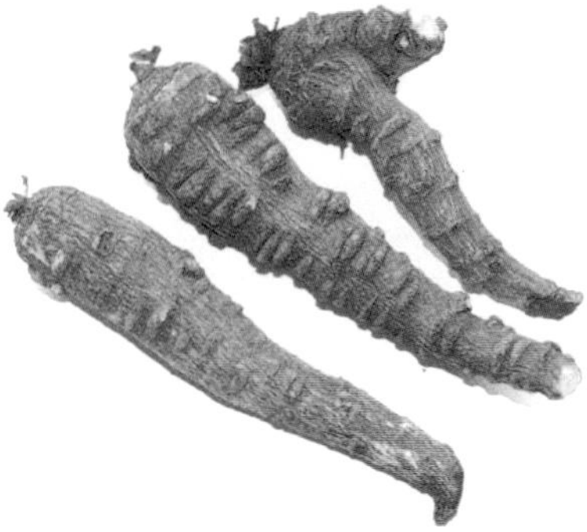

近幾日，天氣突然轉涼，建中、建元都感染了風寒。龐憲雖然並未染上風寒，卻也整日無精打采的。收拾過桌子，龐憲一屁股坐在了李時珍對面，嘆了口氣。

「怎麼了？覺得無聊了？」李時珍邊看醫書邊問道。龐憲畢竟只是個孩子，每日對著這數不盡的藥材，就算有再多的興趣也會有感到疲倦的時候，更何況龐憲正處於愛玩的年齡。

「師父，我這幾日總是頭疼，不僅如此，眼睛還很疼。最開始，我以為自己著涼了，喝了點甘草水，但未見好轉。都這麼多天了，師父您說我這是怎麼了？我會不會變成瞎子啊？那到時候我還怎麼跟著師父學習醫術啊？我連草藥都看不見。」龐憲說著便哭了起來。

李時珍見狀趕忙為龐憲把起脈來，一會兒看看龐憲的舌頭，一會兒又摸摸他的眼睛。

「師父，我是不是活不成了？」龐憲抬著頭，眼淚汪汪地看著李時珍，鼻子下還掛著兩條鼻涕。

李時珍被龐憲這副模樣逗得直笑。

「師父，我都這樣了，您怎麼還笑得出來啊？」龐憲越發覺得委屈了。

「放心吧，你死不了，更不會瞎！你這是由風寒引起的頭痛，並不是什麼大問題。對了，你是不是每晚都有挑燈看書的習慣？」李時珍問道。

「對，幾乎每晚都看，除了跟您出外診的時候不看。」龐憲帶著濃濃的鼻音說道。

「你這屬於用眼過度，導致眼睛部位有些炎症，用四錢白芷配上一錢生烏頭就能解決。但白芷需要研磨成粉末，將二者煮成茶，每次服用一字。放心吧，你不會失明的。」李時珍安慰道。

「白芷？這名字真耳熟，但我怎麼也想不起來它的特徵了。」龐憲一聽自己沒生什麼大病，頓時明朗不少，聽了師父的藥方，隨即又陷入沉思。

「白芷的根像小圓柱一樣，同時具有強烈的味道。葉子從卵形過渡到三角形，邊緣有很多小鋸齒，但是並不規整。它的花開時呈傘狀，白色，花期跟川芎一樣長。果實是棕黃色的卵圓形，也有些是紫色的。」李時珍知道龐憲心情低落，於是更加細緻地為他講解道：「白芷味辛且性溫，入肺、脾、胃三經。白芷的根可入藥，並有止痛、祛風止癢、溫中散寒等功效，可治療燥濕、鼻塞不通、齒痛、瘡癰腫毒等。但要注意的是，體有陰虛且血熱之人萬萬不可服用。」見龐憲聽得入神，李時珍接著說道，「《百一選方》中有一味都梁丸，是用滾燙的水將香白芷浸泡四至五遍，再將其磨成粉末，用蜂蜜將其製作成彈子大的丸子，每次服用一顆。此方可以治療頭痛、頭腦昏沉、生產前後感染風邪、暴寒乍

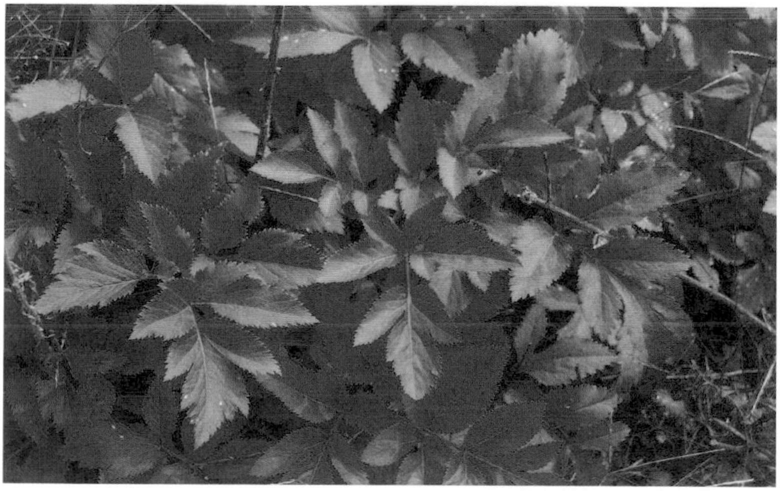

暖等症狀。再者，《種福堂公選良方》中又說道，取等量的白芷、細辛、石膏、乳香、去油的沒藥，並研磨成末，可以治療一側頭痛；若左邊痛，從右鼻孔吹入，反之從左鼻孔吹入。除此之外，白芷與黃芷、辛夷、防風、蒼耳子、菊花、蔓荊子、鹿角霜等配伍，對於治療便祕、痔瘡、流鼻涕、頭痛、外感風熱等症狀極為有效。」語畢，李時珍拿起手邊的茶杯喝了一口。

不知什麼時候，龐憲已經默默拿起筆將李時珍所說的全部記下。寫完，他又問：「師父，白芷也是內外皆可用的嗎？」

「當然。白芷可煎成湯藥用以內服，同時也可以入丸或散。將其研成粉末後，可以撒在皮膚表面，或與其他藥物調和使用。」李時珍寵愛地看向徒弟。

「謝謝師父的教導。」龐憲邊寫邊說。

「你這個小病號，為師要去給你煎藥了。」李時珍站起身來。

「師父我可以的，我自己來吧。」說罷，龐憲向堂前跑去。

養血調經的白芍

芍藥

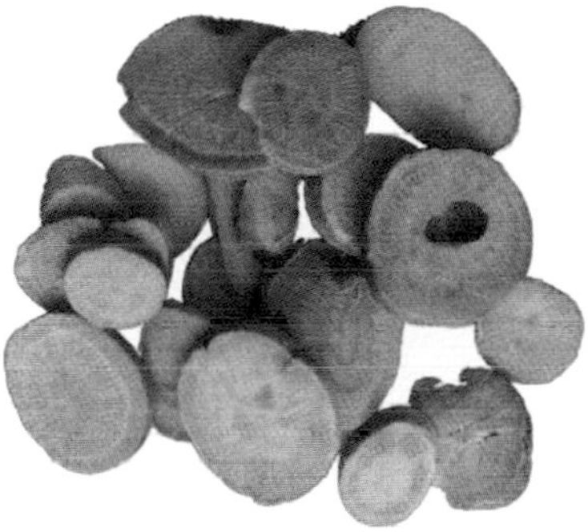

「哼！不就是朵花嗎，有什麼了不起的！」龐憲氣衝衝地跑進院子，將手裡的花扔在地上，並用腳將花朵狠狠碾碎。

「怎麼了，憲兒？為何這般怒氣衝衝？」李時珍疑惑地問道。

「師父！」聽到師父詢問，龐憲的小臉越發委屈起來，「我剛剛穿小路回家，在拐角處看見幾株很漂亮的花，便順手採了下來。可誰知突然有人衝過來，說我沒禮貌，隨便採摘人家種的草藥，還說我是壞孩子。」龐憲說著，斗大的眼淚一顆接一顆地掉落。「這哪裡是草藥，就是朵花而已啊！」龐憲邊擦眼淚邊喊道，「我以為這花是路邊長起來的野花，我真的不知道這是他人栽種的。」說完，龐憲便大哭起來。

李時珍看著地上的花朵殘枝，遂安慰道：「男兒有淚不輕彈，為了這麼點事情就哭鼻子，可不是男子漢的作為啊！」李時珍將龐憲帶至院內的長椅處。「別哭了憲兒，先過來坐下。再哭眼睛都要腫得像核桃一般大了。」李時珍輕聲說道。

「你剛剛所摘的花是芍藥，它不僅可以供人觀賞，其花和根也均可入藥。芍藥的根用沸水煮熟，晾曬變乾的藥材被稱為白芍；而直接曬乾入藥的則被稱為赤芍。白芍性微寒，味苦且酸，能歸於肝經和脾經，有柔肝止痛、養血調經、平抑肝陽、鎮痛、通經之效，所以常被用來治療經期不調、頭暈目眩、自汗、腹痛、血虛萎黃、盜汗之症。芍藥花則有疏肝養顏、養血、祛斑、活血化瘀之效。你可還記得一年前，鄰縣孫小姐來找我瞧病之事？」李時珍邊撫慰徒弟，邊用藥草知識轉移他的注意力。

龐憲依舊哭得像個淚人，也不知臉上濕乎乎之物到底是淚水還是鼻涕。他斷斷續續地回應道：「不……不記得了……。」

「孫小姐每晚入睡之時，汗液如流水一般湧泄而出，浸透衣衫。不僅如此，孫小姐的月事也非常不穩定，有時可能幾個月不來。這便是肝陰虛之症，即肝血不足，進而影響氣血運作，肝依賴於血，故需用養血之藥補之。治療孫小姐之病，需用六錢熟地與二錢白芍，煎湯服用，但此方裡的白芍需炒過後方能使用。此藥具有補血以及益腎之功效。」李時珍耐心地為龐憲講解道。

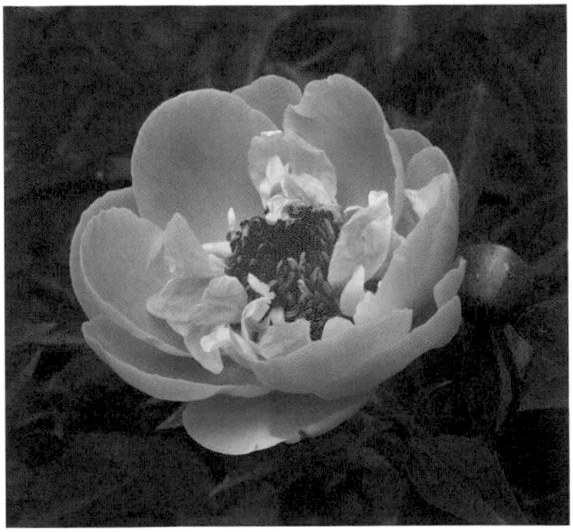

「師父，這芍藥有什麼特徵呢？」龐憲擦著臉上的淚水問道。

見徒弟終於不哭了，李時珍鬆了口氣，回答道：「芍藥是一種多年生的草本植物。它的根部有紡錘形與圓柱形之分，顏色為黑褐色且較為粗大，它的分枝通常生於上半部。芍藥葉為互生，且具有較長的葉柄，莖部生有複葉，其小葉有披針形、橢圓形以及狹長形三種之分，其邊緣生有較細的鋸齒，上下面均無毛且呈革質。芍藥花於每年五到六月開放，花為兩性，且於葉腋和莖頂端處生出，苞片為大小各異的披針形，萼片有綠色寬卵形以及近圓形之分，花瓣為白色的倒卵形，最多能開至十三瓣。芍藥的蓇葖果呈卵圓形或者卵形。」

「原來芍藥真的是草藥，那人沒說錯。」龐憲低頭看了看被自己踩壞的芍藥花，誠懇道，「師父，我錯了。我不該破壞人家辛苦栽種的草藥，也不該慪氣將花朵踩壞，我還不該沒弄清事實就亂發脾氣。」龐憲認真地反思道。

「既然如此，那接下來你打算怎麼做呢？」李時珍笑道。

「是憲兒有錯在先，我要去找那人道歉。」龐憲說著便起身向大門處走去。

「為師剛才說的你可全都記住了？」李時珍向龐憲喊道。

「放心吧，師父，我這麼聰明，早就背下來了。」龐憲邊說邊向李時珍揮了揮手。

活血化瘀之寶藥

牡丹

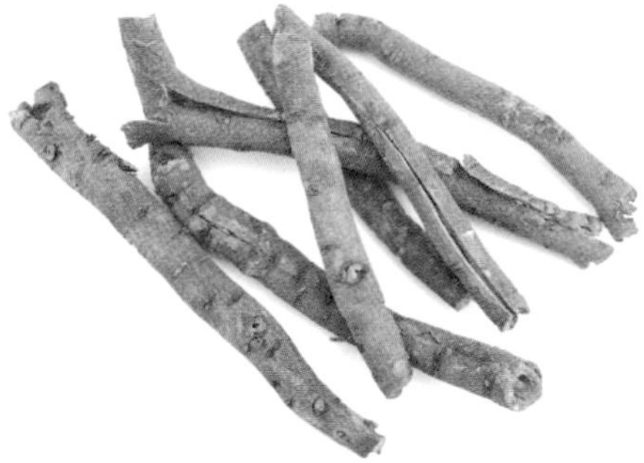

「哇，好多好吃的啊！還有我最愛吃的肘子。」建元開心地喊道。

「今天過節，我便多做了幾道小菜。這牡丹羹是我特意向李嬸拜師學來的，您嘗嘗怎麼樣？」李師母邊說邊將牡丹羹放進婆婆的碗裡。

「孩子們也快嚐嚐，味道真是很不錯。你們三個小傢伙多吃點，現在正是長身體的時候，可不能缺少營養。」李太夫人邊說邊往孫子和龐憲碗裡各添了一勺牡丹羹。

「你們知道這牡丹都可以做什麼嗎？」李時珍問道。

「可以吃！」建元搶先回答道。

「你的小腦袋瓜裡就知道吃。」李時珍嚴肅地敲了敲建元的頭。

「還可以觀賞。」一旁的建中淡淡地回應道。建中作為孩子裡最年長的，也是最為沉穩、安靜的一個，說話也從不大聲叫喊，有時大家甚至捉摸不透這個孩子在想些什麼。

「唔……」龐憲嘴裡咬著筷子，仰頭想了想，道，「可以入藥！」

「沒錯，牡丹確實可以入藥。」李時珍的眼睛彎成月牙狀。

「哇，憲哥哥你可真厲害！」建元激動地搖晃起龐憲的胳膊。

「建元，你老實點，你憲哥哥的胳膊都快被你晃散了。」娘親發話了，建元只得乖乖吃飯。

「那你們有誰知道牡丹的特徵？」李時珍繼續提問道。

「『庭前芍藥妖無格，池上芙蕖淨少情。唯有牡丹真國色，花開時節動京城。』這是唐代詩人劉禹錫所作的詩句。牡丹可以根據枝條形狀而進行區分，例如有些枝條直立而挺拔，主要種類有首案紅、姚黃等；有些則向周圍生長，疏散且彎曲，主要種類有山花爛漫、守重紅等；有些則生長很慢，此種有美人紅、羅漢紅等。牡丹具有肉狀主根和側根，根最開始呈現白色，隨著植株的生長，便由白色褪至黃色，最後呈現褐色。牡丹的葉柄有深紫色、褐色、黃綠色等顏色之分，而牡丹的葉、花又根據品種的不同而有所區別。」建中不緊不慢地說完，便繼續吃了起來。

一旁的建元、龐憲聽得目瞪口呆，李時珍臉上卻並未露出太多訝異之情。長子是要考科舉的，多讀些書，廣泛涉獵也是必不可少的。

「娘親，哥哥真是厲害極了。」建元十分欽佩自己的哥哥。

「建中回答得完全正確。那麼，又有誰知道牡丹的藥性呢？」李時珍又問。一語說完，只見建元、龐憲兩人面面相覷，連建中也皺眉不語，看來大家都答不上來這個問題。

「憲兒你知不知道？剛剛你明明答對了。」李時珍看向龐憲。

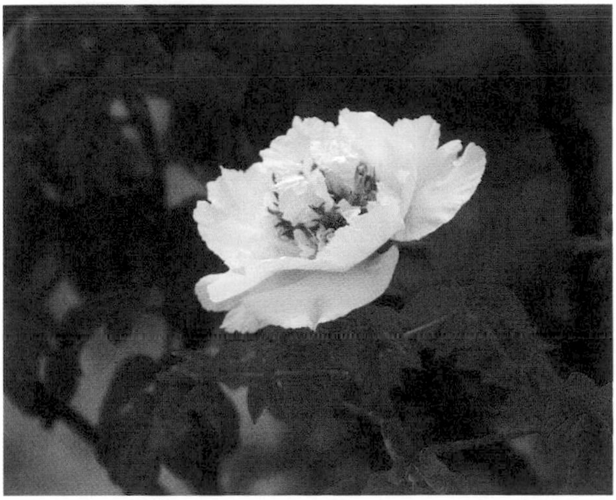

「我……我剛才是瞎猜的，沒想到居然猜對了。」龐憲一臉尷尬。

「牡丹花的根皮可以作為藥材，也可以將其稱之為牡丹皮、粉丹皮、名丹皮等。牡丹皮大多為筒狀，有些也呈半筒狀，其上長有豎向的裂痕，大小類似於芸豆，通常有灰褐、黃褐兩種顏色之分。切開後，有些呈淡淡的灰黃色，有些卻是淺棕色，仔細觀察的話，能看到細小的豎紋。牡丹皮為粉性，聞起來有香氣，但是味道不僅苦且澀。」說到這裡，李時珍停頓了下，看了看三個孩子。

「牡丹皮可以治嘔血。我們私塾的先生身體不好，臉色蠟黃，並且時常嘔血。我聽郎中說他這是氣弱血瘀，氣弱會引起消化不良、身體乏力的情況，更有甚者則表現為嗜睡，血瘀則導致經絡不通。郎中為先生開了副藥方，即取三錢牡丹皮煎湯服用。」安靜吃飯的建中突然說道。

「建中哥哥好厲害啊！什麼都知道。」龐憲不由得生出羨慕的神情。

「哥哥，你不是對學醫沒興趣麼，怎麼知道這麼多啊？」建元的臉上浮現出既驚訝又不解的表情。

「確實不感興趣，不過是郎中為先生看病之時我恰好在一旁聽見了罷了。」建中面無表情地說道。

「建中說得不錯。牡丹皮是一味活血化瘀、清熱涼血的良藥。牡丹皮性微寒，味苦且辛，它能作用於心、肝、腎這三條經絡，因此也有清熱解毒之效。同時對於治療月經閉塞、痛經、癰腫瘡毒、溫毒發斑、吐血、衄血、癰腫瘡毒等也很有效果。」李時珍認真解釋道，對於傳授知識一事，李時珍向來不含糊。

「這麼好的東西，娘親、奶奶，多吃點。」建元恭敬地說道。

「不行！師母不可以吃牡丹羹。」龐憲突然喊道，這一聲著實嚇了大家一跳。

「師母血虛且體內有寒氣，所以不能食用牡丹羹，不然會適得其反。」龐憲趕忙解釋。

「憲兒說得沒錯，你師母確實不能吃。除此之外，還有孕婦以及月經量多者也不宜食用牡丹皮。」李時珍又補充道。

「今天又學到了好多小知識，真是太開心了。」建元開心地笑道。

「你錯了，這可不是小知識。醫藥的學問可大著呢，它能救人，亦能害人。」龐憲一臉認真地說著。

「憲兒真是個小大人的樣子，都教育起弟弟了。」李太夫人打趣地說道。

「哎呀奶奶，您就別取笑我了。」龐憲的臉立刻紅了起來。

健脾消食的「木柴」

木香

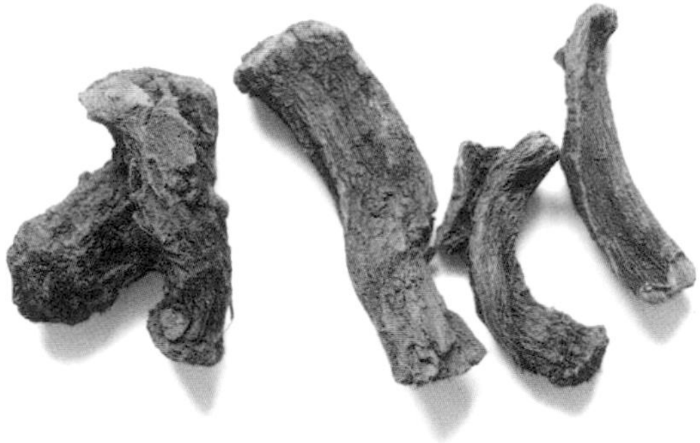

這天一早，龐憲早早來到藥堂整理藥材。前幾日突然下雨，龐憲因為貪玩忘記將藥材收進藥房，結果所有草藥都沒能倖免，全都澆濕了，只得重新晾曬。這不，龐憲正在將晾曬好的藥材整理入櫃。

「白朮、枸杞子、川貝母、辛夷……」龐憲整理藥材的動作突然停住，「咦，師父怎麼把木柴都放進來了？」龐憲一邊嘟囔著一邊將這些「木柴」放進了草垛旁。

「憲兒，幫師父拿些柴火過來，為師要煎藥了。」李時珍囑咐道。

「師父，給您。」龐憲將「木柴」放在地上便起身要走。

「憲兒，我不是讓你拿木柴給我嗎？你怎麼把草藥拿來了？」李時珍不解地問。

「啊？草藥？草藥在哪呢？」龐憲不解地反問道。

「傻憲兒，這些就是草藥。」李時珍指著地上一堆棕色的像木柴一樣的東西說道，「這叫木香，它通常是圓柱狀的，但有些卻是平圓柱狀的。入藥的木香形態則是片狀，其表面有黃棕、灰褐、棕褐三種顏色之分，仔細觀察能看到上面的紋理，像不規則的小格子一樣。木香堅硬無比，非常難以折斷。被截斷的表面上布滿小點，也同樣具有紋理。你拿木香的時候有沒有聞到什麼味道？」李時珍問道。

「唔……好像是有濃濃的香氣，但是又有點刺鼻。」龐憲歪著頭回憶道。

「這便是木香的味道。木香嚐起來是甜的，但甜過後卻有苦澀之味。」李時珍解釋道。

「師父，您是說這一堆破木柴是草藥？」龐憲頓時意識到不對。

「你好好回憶一下，之前為師讓你背誦的《本草求真》一書中便有這木香。」李時珍盯著龐憲的眼睛說著。

龐憲聽後，眉頭緊鎖，眼睛止不住地轉了起來，「我想起來了。書中說『木香，下氣寬中，為三焦氣分要藥。然三焦則又以中為要。故凡脾胃虛寒凝滯，而見吐瀉停食；肝虛寒入，而見氣鬱氣逆，服此辛香味苦，則能下氣而寬中矣。中寬則上下皆通，是以號為三焦宣滯要劑。至書所云能升能降，能散能補，非云升類升柴，降同沉香，不過因其氣鬱不升，得此氣克上達耳。況此苦多辛少，言降有餘，言升不足，言散則可，言補不及，一不審顧，任書混投，非其事矣』。原來此木香就是彼木香啊。」末了龐憲嘀咕了一句，「這木香長得真是不得我心。」

「你呀！」李時珍捏了捏龐憲的小臉蛋，「說說吧，你還知道木香的什麼藥性？」

「徒兒記得，有一次您與師母閒聊病情，便提到過這木香。我沒記錯的話，應該是臨縣的一位嬸嬸，每次還沒吃幾口飯，便出現脹肚的情況，就好像肚子裡有氣一樣感到不舒服。不僅如此，她還時常出現腹部疼痛的

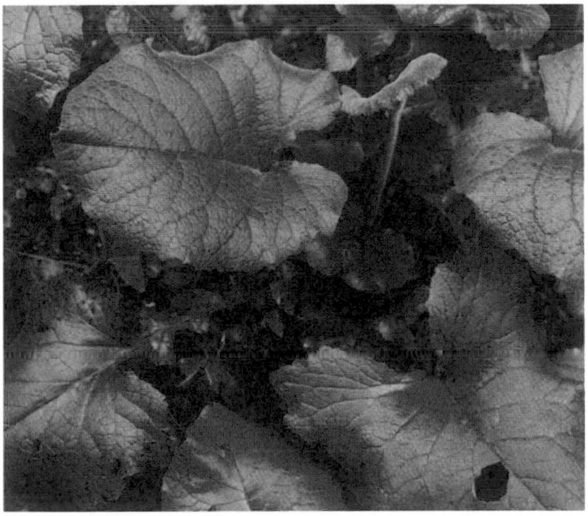

症狀，我猜這嬸嬸是因為氣虛且瘀，無法引氣下行，所以才會出現脹肚、腹部疼痛、食積不消等症狀。」龐憲頓了頓，歪頭思考了一番道，「木香能強健脾胃、消食、行氣止痛、調中導滯，因此它能有效治療脘腹脹痛、瀉痢後重、噯吐泄瀉等。師父，我說得對不對？」

「對的。除此之外，木香還有治療食欲不振、中氣不足、突然性耳聾、納呆便溏、咳嗽氣喘等的功效。」李時珍補充道，又對徒弟說，「那你再說說看，為師是如何治療那位嬸嬸的病症的？」

「嗯……我記得您給那嬸嬸吃了一把小丸子，我沒記錯的話，那是木香丸。」龐憲邊回憶邊說道，「三兩木香，一兩微炒的牽牛子，四兩剉碎後微炒的川大黃，三兩訶黎勒皮，二兩枳殼，但是這裡所用到的枳殼需用麥麩炒至略微發黃，去掉瓤後使用，將這五味藥材搗羅為末，加入蜂蜜製成梧桐子大小的丸子，這便是木香丸！」

「沒錯！那這木香的藥性你可還記得？」李時珍又問道。

「唔……這木香啊，性溫，味辛。木香……嗯……木香能入六經？」龐憲偷偷看了李時珍一眼，見他並未否定自己，於是繼續說道，「木香能入心經、肺經、肝經、脾經、胃經、膀胱經。師父，這木香這麼厲害，應該人人都能用吧？」

「切記，陰虛、津液不足、體內有熱、胃氣虛弱者千萬不可食用。」李時珍強調道。

「嗯！徒兒都記住了！」龐憲跑去屋內將師父所講全部記錄下來。

治寒中諸症的仙藥

山柰

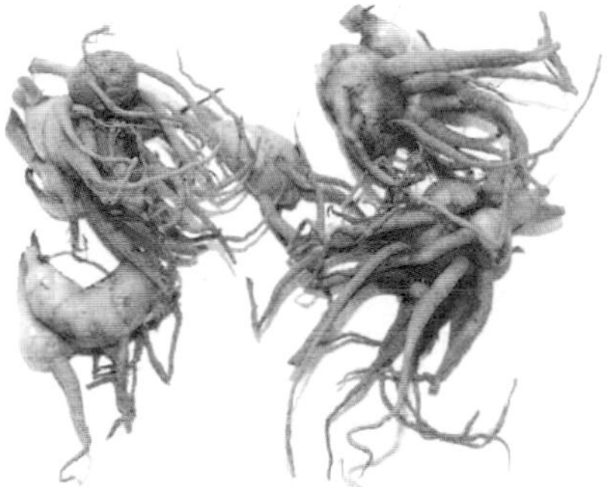

「師父，師父，我拿到寶了！」龐憲滿頭大汗地向藥堂跑來，胸前捧著一大株植物。

「你慢點兒，別摔了。慌慌張張的，一點穩重樣子也沒有。」李時珍聽見龐憲在大呼小叫，便走到門口等他。

「師父，您看！山柰！」龐憲喘著粗氣斷斷續續地說道，「我剛才碰見張虎哥哥，他……他……。」

「先坐下，慢慢說。」李時珍把徒弟拉進屋裡。

龐憲放下山柰，跑到堂前灌了幾口水。

「我剛剛碰見張虎哥哥，他把採到的山柰分了幾株給我，我今天可是拿到寶了！」龐憲擦著頭上的汗水向李時珍說道。

「既然你說它是寶，那你可還記得山柰的藥性？」李時珍順勢問道。

「當然了！這可難不住我！」龐憲得意地說道，「《本草匯言》中說它，『治停食不化，一切寒中諸證』。山柰性溫，味辛，它能歸於胃經，並具有消食、止痛、行氣溫中之效，常用於治療積食不消、腹脘冷痛、胸膈脹滿之症。對了，乾燥的根莖是山柰的入藥部位。我記得先前劉姐姐因寒氣人體，出現了腹部疼痛之症。我對她印象可深了，那日她捂著肚子，弓著腰，滿頭是汗地走進藥堂來請您看病，疼到連腰都直不起來。隨後您便拿出一瓶藥丸讓她服用，沒過多久她便恢復了許多。這藥丸是將等量的山柰、當歸、丁香、甘草研磨成末，加醋製作成梧子般大小的丸子，每次用酒服下三十顆藥丸即可。」龐憲繼續說道，「山柰具有連在一起或單生的根莖，且為塊狀，它能散發出香氣，顏色有綠白色和淡綠色之分。葉片為近圓形，通常與地面較近，有些具柔毛，有些則無毛，紅色遠點生於葉面。山柰在每年八到九月開花，花朵生於頂端，最多可開十二朵；苞片呈披針形；花朵為白色，能散發香氣；唇瓣底部有紫色斑痕。山柰具有蒴果。它是一種多年生的低矮草本植物。師父，我還從一位鈴醫那裡學到一副藥方，您想知道嗎？」龐憲故作神祕地說道。

「你呀，就別賣關子了，快說吧！」李時珍笑道。

「山柰還可治療風蟲牙痛，藥方為：將一個肥皂去穰，再將三分甘松、三分山柰、適量花椒和鹽放入肥皂，令肥皂飽滿即可，再用面將其包裹，煉紅後研磨為末，每日以末擦牙，病症就會痊癒了！」龐憲得意地說道。

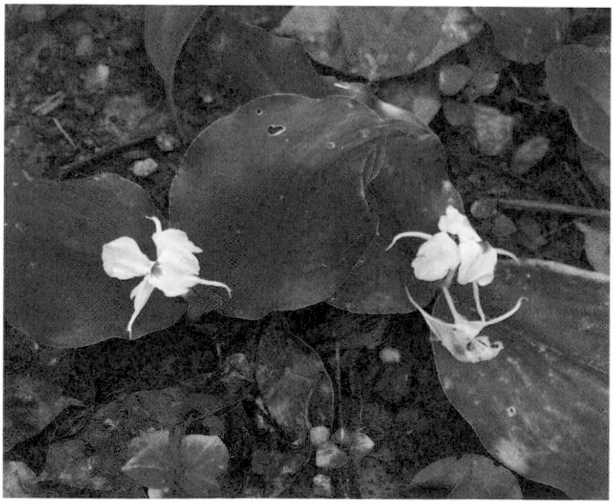

「沒錯，這方子確實有效。那麼，服用山柰時可有其他禁忌？」李時珍接著問道。

「有，我記得書中寫道，胃有鬱火以及陰虛血虧之人不得使用山柰。」龐憲回答道。

李時珍滿意地點了點頭，而後說道：「去把根莖洗乾淨，曬乾之後放入藥櫃裡。」

「是！師父！」龐憲說著向水池邊跑去。

消腫止痛之靈藥

杜若

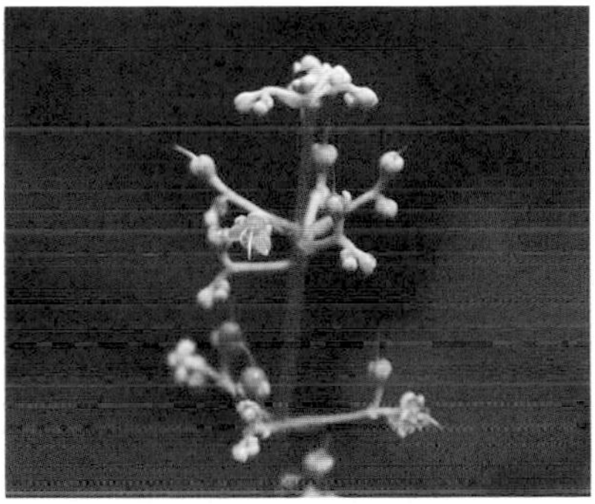

此時天已大亮，山間的空氣也變得清爽起來，龐憲的精神相比之前好了一些，於是又開始嘰嘰喳喳地說起話來。雖然大多時間他都在自言自語，但李時珍看著這幅景象，心情也跟著明亮起來。龐憲像只小兔子一樣，蹦蹦跳跳地走在前面。

「憲兒，慢點兒走，小心別摔了。」

「憲兒，你把鐮刀放好，別碰傷自己啊。」

「那邊是個斜坡，很危險，憲兒你不要過去。」

李時珍一路上不停叮囑龐憲，生怕自己一個沒看住，讓他受了傷。龐憲這個小頑皮鬼，著實讓人頭疼。

「師父師父，您快看，這裡怎麼有這麼多小白花啊！真好看！」說著便伸手摘了一朵別在自己的耳朵上。

「這叫杜若，是一種草藥，也被稱作地藕、竹葉蓮。」李時珍向龐憲解釋道。

「草藥？師父您快給我講講啊！」龐憲迫不及待地說道。

「先說這植株吧，杜若是多年生的草本植物。」李時珍邊說邊用鐮刀小心地將其根莖從地裡挖出，「你看。」李時珍將一整株杜若展示給龐憲看。

「它的根是橫向生長的，還很長呢。」龐憲邊觀察邊說道。

「對。你再看，它的莖非常直，粗壯程度比你的手指還要粗一些，其上並無分枝。」李時珍說罷，摘下了一片葉子。

「這杜若的葉片是橢圓形的，偏長，基部較寬，前端逐漸伸長！」龐憲伸手摸了摸葉片，說道，「雖然無毛但比較粗糙。」龐憲隨後又說。

「沒錯，它的花開起來很像蠍子的尾巴，開白色的花，並聚集為聚傘花序，花序離葉子較遠，花瓣呈倒卵狀匙形，形狀較小，具有三枚萼片。杜若具有球狀的黑色果實，種子多數，顏色為灰紫色。」李時珍逐漸引導著龐憲去認識新草藥。

「師父，那這杜若有何藥性呢？」龐憲提問道。

「杜若主順氣止痛、疏風消腫，常用於治療胃痛、腰腿疼、頭腫痛、胸脅氣痛等。如果中了蛇毒，也可用它來治療。去年我遇見一位老嫗，她說時常感到胸脅疼痛。我為其診斷後，得知她的病因思慮過度引起，且時常鬱鬱寡歡，因而導致經絡閉塞，疼痛也因此而來。我便讓她每次以三錢杜若熬茶，常服便可有所好轉。」李時珍舉出一例病例，希望龐憲能深刻地理解這味藥草。

「這下徒兒明白了！」龐憲邊採摘杜若邊對李時珍說道。

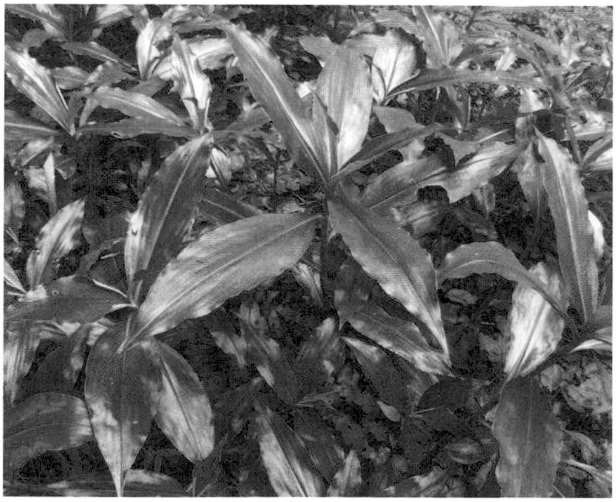

祛風疏經之「薑」

山薑

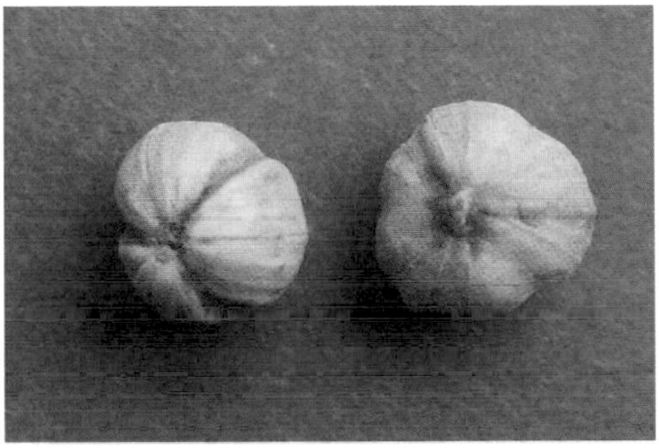

「李大夫，快請進，快請進。」說話間，仙兒帶著李時珍和龐憲來到了堂屋。

「一路上舟車勞頓，兩位先在此稍作休息。」仙兒為師徒倆斟滿茶水後道，「我祖母正在房內小睡。您也知道，老人家上了年紀就比較嗜睡。」

「沒關係的，我們等會便是。」李時珍客氣回應道。

這時，龐憲才有時間打量這位仙兒姑娘。仙兒仙兒，真是人如其名。這個姑娘只梳了簡單的髮髻，卻凸顯了精緻的五官，長相如此靈秀，想必是個人見人愛的大家閨秀。再看這一襲白衣，更是將其身姿襯托得美妙有致，離得稍近些還能聞到檀香的味道。龐憲看著仙兒出了神。

「憲兒、憲兒。」李時珍拍了拍龐憲，「看什麼看得這麼入神？快隨我去見病人。」

龐憲不由得臉一紅，頓時感覺臉上火辣辣的，再一抬頭，便瞧見仙兒也在看著他，龐憲的臉更紅了。

「李大夫，我祖母已臥病在床多年。但最近半年，我祖母咳嗽不斷，嚴重時整夜無法入睡。本以為是傷寒，請郎中開了幾副藥方，病情非但沒有好轉，反而還加重了許多。希望您能救救我祖母。」仙兒懇切地說道。

「你放心，待我為你祖母診斷過後，便可知曉。」李時珍應道。

「怎麼樣，李大夫？我祖母這是得了什麼病？」待李時珍把脈過後，仙兒著急地問道。

「仙兒姑娘不必太擔心，你祖母因長期臥於床前，少動，遂經絡不通，再加之房內潮濕，並且久未見陽光，因而濕氣入骨，濕不能排出，所以才出現久咳的症狀。」李時珍為仙兒解釋道，「針對此種症狀，先用石灰水將山薑浸泡一天，隨後用淘米水加清水洗淨，入鍋蒸熟後再曬乾，切記一定要曬乾。取九薑連根、白芷、追風傘各二錢，將以上各味一同浸泡入一斤酒內，每次服用藥酒一兩，連服數日，便可好轉。」李時珍道。

「真是太感謝您了。」仙兒連連道謝。

回來的路上，龐憲嘴裡一直嘀咕著什麼。李時珍湊近一聽，原來是在背誦山薑的形貌。

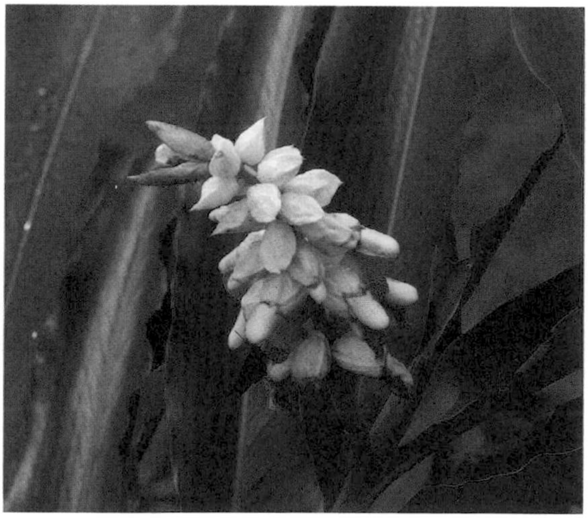

「憲兒，將山薑的特徵說給為師聽聽。」李時珍便命令道。

「這山薑是多年生的草本。它的根莖全部都是橫向生長的，上面有很多小分枝。葉片少的只有兩片，多的能有五片，葉片大多都是橢圓形的，呈狹長狀。花開在植株的頂端，跟廉薑一樣，開花時苞片就脫落了。它的花總是兩朵開在一起，仔細看，還能看到兩朵小花之間有花朵殘痕，它的花冠也是白色的，但是能看到上面的紅色脈絡。果實形狀跟芸豆似的，它大多在春夏兩季開花。」龐憲說完偷偷瞄了一眼李時珍。

「繼續說。」李時珍不動聲色道。

「哦。這個山薑的入藥部位為根狀莖，性溫，味辛，能人胃經和肺經。山薑主祛風、疏通經絡、理氣，遂能醫久咳、胃痛、風濕引起的關節病等狀。」龐憲見李時珍並未說話，於是緊張了起來，繼續說道：「《本草拾遺》一書中這樣描寫山薑，『山薑根及苗，並如薑而大，作樟木臭』。嗯……師父……我想不起來還有什麼了。」龐憲不住地撓著他的小腦袋瓜。

「說得非常正確。但看到為師一直不說話，你是不是心裡沒底了？」李時珍笑著問道。

龐憲用力地點了點頭。

「要對自己有信心，尤其是對於我們這樣行醫救人的大夫而言。」李時珍語重心長地說道。

健脾、止痛之好藥

高良薑

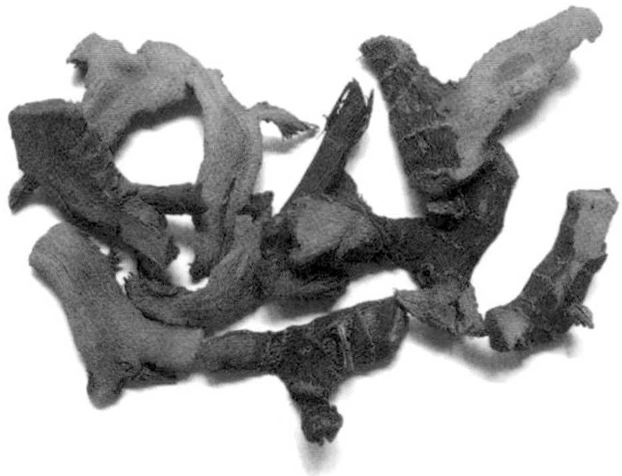

「憲兒，去藥櫃抓二錢高良薑來。」在書房寫作的李時珍向著門外喊道。

「知道啦，師父！」龐憲大聲回應道。不一會兒工夫，龐憲便跑了過來。

「師父，給您。」龐憲放下藥，剛要轉身出門，便被李時珍「抓」了回來。

「師父師父，您抓我幹什麼……。」龐憲一臉不知所措。

「你看看你拿的是什麼？」李時珍指著桌子上的東西說道。

「高良薑啊！」龐憲一臉迷茫。

「這哪裡是高良薑，這明明是山薑。」李時珍頓時嚴肅起來。

龐憲知道自己做錯事，又將草藥記混了，羞愧地低下了頭。

「你可還記得高良薑長什麼樣子？」李時珍考龐憲，也是希望他能再次加深對草藥的印象，不要再出今天這種的錯誤。

「記得。高良薑又名風薑、小涼薑，是圓柱狀的，長得七扭八歪，分枝也比較多，表面是紅棕色，但是有些顏色更深一些，大致呈暗褐色，其上長有豎向紋路，高良薑的一側有根痕，形狀是圓的。高良薑不容易折斷，斷面處顏色為棕色，但偏灰，有些依舊是紅棕色。聞起來有香味，嚐起來有辛辣的味道。」龐憲小聲回答道。

「特徵明明都記得，為什麼拿藥的時候不仔細看一下？這麼說來，藥櫃裡的山薑和高良薑也放錯了位置。」李時珍果斷說道。

平日裡，師徒倆採摘回來的藥材都由龐憲整理入櫃，而後再由李時珍檢查一番。可最近天氣突變，看病的人也增加了不少，李時珍便無暇顧及檢查。

「藥性可還記得？」李時珍繼續問道。

「記得。高良薑性熱，味辛，其入藥部位為乾燥的根莖，能入脾、胃二經。高良薑可暖胃止痛、驅寒止嘔，因此對於治療因胃部寒冷引起的疼痛、打嗝、反酸水、嘔吐等極為有效，但是身體較虛者不宜單用高良薑。《本草求真》曰，『良薑，同薑、附則能人胃散寒；同香附則能除寒祛鬱。若傷暑泄瀉，實熱腹痛切忌。此雖與乾薑性同，但乾薑經炮經製，則能以去內寒，此則辛散之極，故能以辟外寒之氣也』。」龐憲說完，看向桌旁的李時珍，見他並未說話，只好硬著頭皮繼續說道，「三個月前，師父到旁邊的村子裡出診，有位姐姐便是如此。胃部的疼痛令她坐立不安，嚴重時還會出現嘔吐的現象。這是因為姐姐居住在山上，山中氣溫相比於地面低很多，且早晚溫差較大，再加之姐姐衣服單薄，因而寒氣入體。寒氣無法排出體外，便下行至腸胃，令其疼痛。此病需服用二薑丸，即等量去蘆頭的高良薑、炮製過的乾薑，將其研磨為細末，加入麵糊製成像梧桐子般大小的丸子，每次以橘皮湯服用十五丸，病情嚴重者可服用二十丸。」龐憲說完

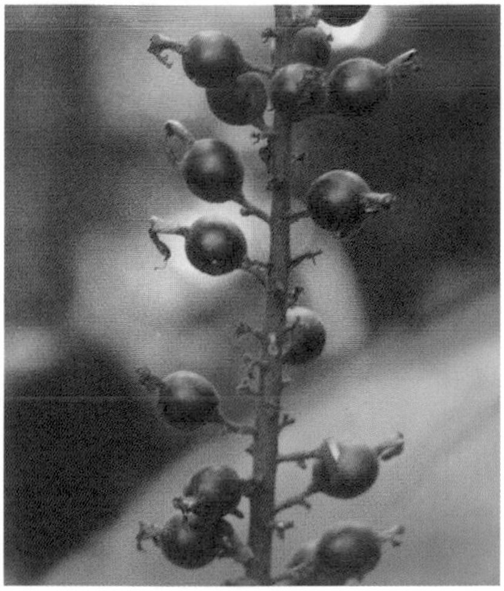

又看了看李時珍，只見師父仍然面無表情。

「還有呢？」李時珍淡淡地問道。

龐憲撓了撓頭，接著說道：「唔……高良薑……高良薑乾燥的成熟果實是紅豆蔻，它能整顆入藥。紅豆蔻是偏長的球形，跟大紅棗很像，表面有些是紅棕色，有些則是暗紅色，其表面都有褶皺，最上面有管狀的縮萼，顏色是……唔……顏色……。」

「黃白色。」李時珍出聲道。

經師父提醒，龐憲忙道：「對，黃白色的。紅豆蔻的果皮很脆弱，一碰就容易破，有些是扁圓的，有些是不規則三角形。聞起來特別香，但是吃起來很辛辣。」龐憲搓了搓手指，繼續說道，「紅豆蔻性溫，味辛，可歸脾、胃二經。紅豆蔻能健脾消積食、驅寒，所以它也可以用於胃寒、胃疼、積食、嘔吐等症狀，對了，它還有醒酒之效。」

「如果是胃疼該怎麼醫治？」李時珍又問道。

「取紅豆蔻、生薑、香附各二錢，用水煎熟，每日一副，一日兩次。」龐憲流利地回答道。

「有無禁忌？」李時珍繼續提問。

「有的，脾肺有虛火之人不可食用。」龐憲從容地回答道。

「下次在取藥之前先回想一下此種藥材的特徵，再對比看看是否正確，可不要再犯今天這樣的錯誤了。」李時珍輕聲教育道。

行氣溫中的中藥茶

豆蔻

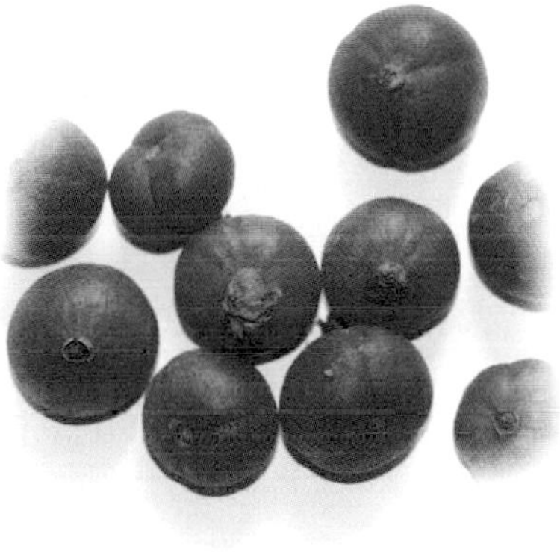

龐憲隨李時珍出門看診，這一去便是半月之久。回家之後，全家人坐在一起高高興興地吃飯。

「爹爹，你和憲哥哥是不是去了很多好玩的地方啊？真羨慕你們，元兒也想去。」建元興奮地說道。

「我們哪裡是去玩，我們是去給病人看診。」李時珍強調道。

「而且每天都累得要死，我的腿就像灌了鉛一樣沉。陽新縣可真是太遠了，可把師父跟我折騰壞了。」龐憲說著便往嘴裡扒了幾口飯。

「確實是辛苦，憲兒明顯比臨走前瘦了好多。快多吃點，補補身體。」李太夫人慈愛地說道。

一旁的建中一直一言不發，卻引起了李時珍的注意。建中的飯量比平日小了很多，並且時常按壓肚子，似乎是生了病。

「我吃飽了。」建中說罷便要離開座位。

「等等。這麼快就吃飽了？怎麼吃得這麼少？」李時珍關切地問道。

「沒什麼，最近沒什麼胃口，不太想吃飯。」建元淡淡地說道。

「建中這孩子也不知道是怎麼了，這半個月來，每次都只吃一點就回房間了。問他什麼也不說，估計是私塾的課業太重了吧。」李師母擔憂地說道。

「不過是不太餓罷了，過幾日便好，沒什麼的。」建中小聲說。

建中說話之時，龐憲仔細地觀察了他。

「建中哥哥，你最近是不是經常胃脹氣？雖然飯量比平日裡小很多，卻並未感到饑餓？吃飯時是不是剛吃幾口就飽了？」龐憲試探性地問道。

建中臉上呈現出驚訝的表情，是被龐憲說中了。

「建中哥哥，你的表情已經證明我說對了。」龐憲略帶得意地看向李時珍。

「不如憲兒說說，建中這病該怎麼用藥吧？」李時珍開口道。

「草豆蔻與肉桂、高良薑、陳皮等中藥一起服用便可痊癒。最近天氣突變，我沒猜錯的話，建中哥哥並未留心添置衣物，因而寒氣入體，引起氣逆；而氣逆屬於氣分病之一，因而導致氣滯於脾胃，影響運化，遂不思飲食。草豆蔻性溫，味辛，且歸於脾、胃二經，它有燥濕、行氣溫中、止嘔之效，因此治療體內濕寒、胃氣上逆、食欲不佳等症非常有效。」龐憲頭頭是道地說著。

「憲兒說得沒錯，一會兒你隨我去藥堂抓藥。」李時珍對建中說道。

「哇，憲哥哥真是越來越厲害了！而且你剛才說的草豆蔻我見過！」建元大聲喊道。

「那就說來聽聽吧！」李時珍說道。

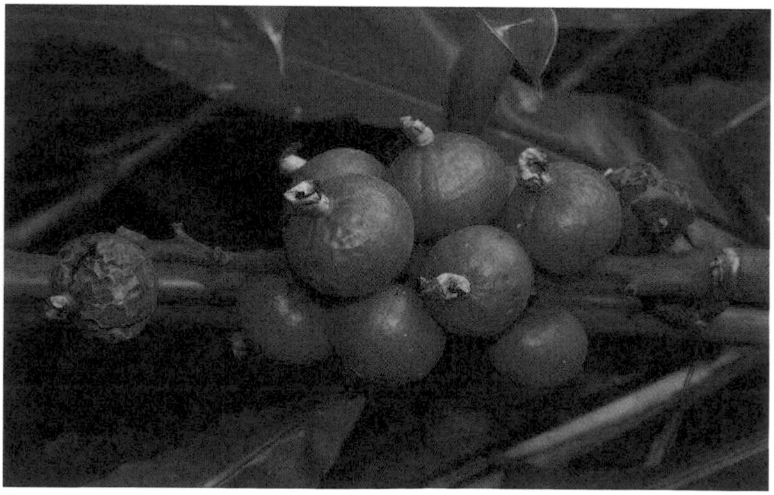

「首先它屬於常綠草本植物，比爹爹還高很多。葉片形狀為披針形，說來也奇怪，這葉子兩邊居然生的不一樣，葉子上倒是沒什麼毛。豆蔻開的花長在最頂端，苞片是乳白色且為橢圓形，花萼上還生有齒裂，不過不整齊。豆蔻是結果實的，個頭倒不大，成熟後就變為金黃色。我說得對不對，爹爹？」建元急切地問父親。

「你啊！你所描述的是豆蔻，並不是剛剛憲兒所說的草豆蔻。草豆蔻、白豆蔻、紅豆蔻都屬於豆蔻，其中草豆蔻又被稱為草寇、偶子、草寇仁。」李時珍看了看建元失望的小表情，於是繼續說道，「草豆蔻外形酷似核桃，表面是灰褐色的，中間卻夾雜著一層隔膜，隔膜為黃白色。草豆蔻打開後，每部分都具有很多種子，並且緊密靠在一起，摸起來很光滑。其種子外面有一層假的種皮，質地很堅硬，你可以想想核桃的堅硬程度。聞起來帶有香味，嚐起來是辛辣並微苦的。」

「原來豆蔻還有這麼多種類，我可要好好學習才行。」建元不禁感慨道。

化濕氣的特效藥

白豆蔻

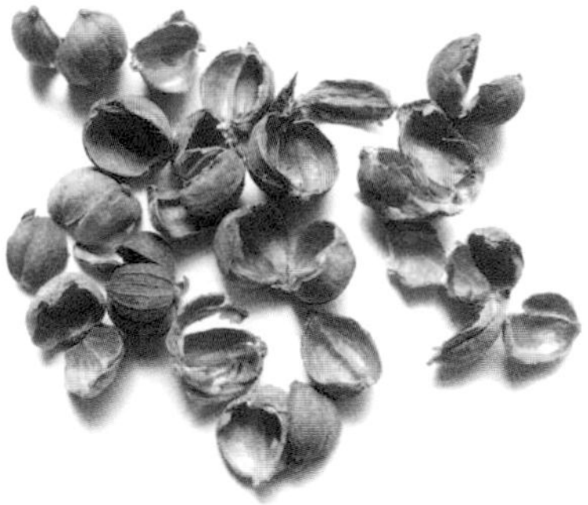

今日，李時珍與龐憲將先前放錯位置的草藥全部歸於原位。沒想到，不過半月時日未做檢查，就出現那麼多錯誤，龐憲也在整理的過程中得到了深刻的反省。

「累死我了，我怎麼出了這麼多錯誤啊！」龐憲直接癱倒在院子裡。

晌午時分，太陽正烈，沒過一會兒，龐憲便迷迷糊糊地打起了瞌睡，朦朧間感覺有個人影擋在了自己身前。

「啊！」龐憲突然坐了起來，邊揉眼睛邊問道，「請問您是來瞧病的嗎？」

「我是來複診的。」對方說道。

「李爺爺，是您呀！快請進，快請進。」龐憲這才完全清醒，接著喊道，「師父，有人來複診。」

「李爺爺，看您這精神相比之前好了不少呀。」龐憲開心地說著。

「是呀，多虧了李大夫！雖然不能徹底根除，但是能少點疼痛我也很知足了。」李大爺也露出了笑臉。

「您來了！」只見李時珍小步快走過來。

「李大夫，您可真是醫術高明啊。我這腰腿疼的老毛病可改善了不少，而且晚上也容易入睡了。」李大爺感激地對李時珍說。

「我再為您把把脈。」把完脈，李時珍不自覺地皺起了眉頭，隨後又讓李大爺伸了伸舌頭，然後才道，「您這氣脈平穩，體內濕氣也有所減少，思慮情況也有所改善，仍需要堅持服藥。但是，大爺，您最近是否出現了積食、脹肚、不思食的症狀？」

「果然是名醫啊，我今日正是為此事而來。」大爺點頭道。

「我見您舌苔厚膩，舌兩側齒痕嚴重，定是脾胃有了問題。」李時珍細緻地解釋道。

「大夫，我這病嚴重嗎？」李大爺皺起了眉頭。

「無大礙的，先服用幾日豆蔻散，待脾胃問題解決後，便可繼續服用之前的藥。」說著，李時珍便開始寫藥方。

「師父，什麼是豆蔻散啊？我從來沒聽說過。」師父話音剛落，龐憲便開口詢問道。

「先將半斤枳殼去瓤，以漿水煮之，再用麩子炒出香味，二兩橘皮去瓤後炒熟，切成細絲，

豆蔻散

對症：濕氣引起的積食、脹肚、不思食的症狀。

藥材：去瓤枳殼半斤，去瓤橘皮二兩，二兩生熟各半的白豆蔻仁，二兩生熟各半的訶子，去皮肉桂二兩，當歸二兩。

用法：將半斤枳殼去瓤，以漿水煮之，再用麩子炒出香味，二兩橘皮去瓤後炒熟，切成細絲，二兩生熟各半的白豆蔻仁，二兩生熟各半的訶子，二兩去皮的肉桂，二兩當歸，將這六味全部磨成粉末，每次取一錢與一中盞水、薑、棗一同煎至七分，溫服即可

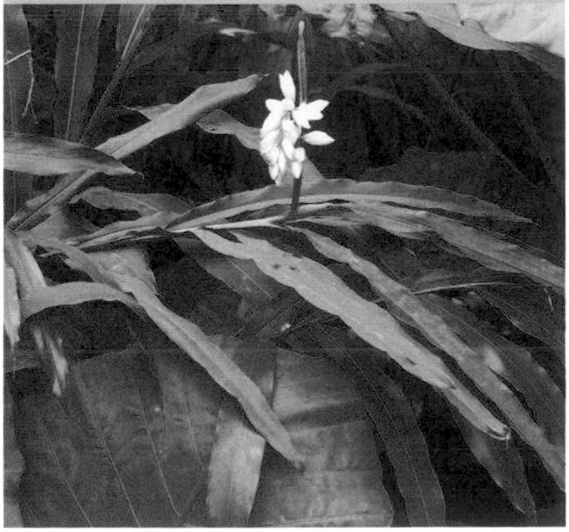

二兩生熟各半的白豆蔻仁，二兩生熟各半的訶子，二兩去皮的肉桂，二兩當歸，將這六味全部磨成粉末，這便是豆蔻散。」李時珍說完，又看向李大爺道，「李大爺，這藥每次取一錢與一中盞水、薑、棗一同煎至七分，溫服即可。」一邊說他邊在紙上添了幾句，「怕您忘了，我都幫您寫在方子上了，您堅持喝幾天便可痊癒。」

「好好，謝謝你啊李大夫。」李大爺接過藥方，忙不迭地道謝。

待李大爺走後，龐憲一直跟著李時珍後面打轉，李時珍不用想也知道這是為了什麼。

「說吧，又怎麼啦？」李時珍坐在院內的長凳上，邊喝茶邊看著徒弟道。

「嘿嘿，師父，您能再給我講講這白豆蔻的藥性嗎？我之前背過，但是又忘了！」龐憲懊惱地拍了下自己的頭。

「當然可以。不過你得給為師講講這白豆蔻的特徵，作為交換，為師給你講藥性，怎麼樣？」早就知道這是師父的一貫作風，龐憲當然沒有不聽從的。

「白豆蔻這種植物的植株約一丈高，葉片呈披針狀，葉片兩面極為光滑。它的花朵長在根莖上，花期在每年的五月份，形似麥穗。白豆蔻的苞片是三角形的，花萼呈管狀，白裡透著些許紅色。唇瓣近似橢圓狀，中間金色且向內凹陷，周圍則是黃褐色。蒴果很脆弱，容易開裂。種子沒有基本形狀，呈現暗棕色，聞起來有香味。」龐憲認真地背完書，轉看向李時珍道，「師父，該您了。」

李時珍便開口道：「白豆蔻性溫，味辛，歸於肺、胃、脾三經。白豆蔻有化濕溫中、行氣止嘔、健胃消食之效，對於脾胃失調、脘腹脹滿、食欲不振、濕溫初起、氣滯等有極佳的治療效果。白豆蔻與砂仁、丁香、竹茹、薑、甘草、藿香、陳皮等藥材配伍，能夠治療孕吐、嬰兒吐奶、氣膈脾胃、產後呃逆等症。這回總該記住了吧？」

「嗯！徒兒記住了！」龐憲回答道。

行氣寬中的多效能手

砂仁

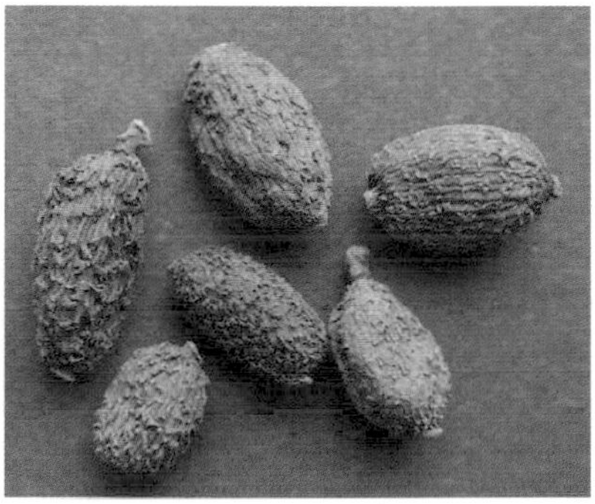

「你們可要乖乖長大哦！」龐憲一邊為院子裡的草藥澆水，一邊輕聲「囑咐」著。

「請問李兄在嗎？」門外響起了男子的聲音。

龐憲趕忙放下水壺跑去開門，「您請進，我這便去請我師父。」

「你就是龐憲吧？」來人突然開口問道。

「您怎麼知道？請問您是……。」龐憲迅速在腦海裡回憶了一番，他很確定並未見過此人。

「前幾月我與你師父通信，咳咳，他還特意提到了你呢！」來人微笑著說道。

「沒想到張兄你這麼快就來了。」李時珍的聲音在院內響起，「快請進，我早已沏了壺好茶等你。」

「這孩子倒真有幾分你小時的模樣，想必日後定能成大器。」張兄邊往院裡走邊對李時珍說道。

「你可不能誇他！昨天我訓斥了他一番，連草藥的特徵都記不得，簡直是個小糊塗蛋。」李時珍說話時還特意看了看龐憲。

「張兄，近來身體可好？方才說話之時，我聽你時有咳嗽，可是感染了風寒？」李時珍關切地詢問。

「不愧是名醫啊！近日不知怎的，我總是咳嗽，而且咳起來便止不住。」語畢，張文舉便又咳了起來。

「待我為你診上一脈便可知曉。」李時珍說罷，將張文舉帶至案几前，開始為其把脈。

李時珍診脈過後，張文舉忍不住開口問道：「李兄，我這病如何？」

「倒是無大礙。」李時珍轉身看向龐憲，吩咐道：「憲兒，你取些洗淨的砂仁，將其翻炒過後研細；再取等量生薑將其去皮；隨後將二者搗爛，最後用溫酒浸泡。」

李時珍又轉過身來叮囑張文舉道：「張兄，今日吃過飯後，將藥服下即可。連服數日方可有所成效。」

「李兄，我這到底是什麼病？」張文舉一聽要吃藥，忙問道。

「這病屬逆咳，是由於氣逆而引起的咳嗽。」李時珍解釋道。

「可師父，為什麼您要用砂仁而不是廉薑呢？前幾日我們遇到張虎哥哥，他也同樣患了咳嗽，為什麼您卻用廉薑治療呢？」龐憲眉頭深鎖。

李時珍搖搖頭，笑著解釋道：「你張世叔之病與氣有關，遂出現咳嗽之症，這便是身體內部器官出現了問題，氣逆向而行，解決之法則是降氣；而張虎之病主要為風寒所致，因而並不可一概而論。砂仁是縮砂蔤的成熟種子，性溫，味澀、辛，且無毒，能夠醒脾、和胃、治胎動、寬中行氣。」

「師父，這砂仁長什麼樣子呢？徒兒好像沒見過這種草藥。」龐憲歪起了自己的小腦袋瓜。

「砂仁產自雲南南部以及更偏南的地方，我們這裡是比較少見的。它為多年生草本，高約一百五十公分或更高，莖直立。葉二裂，葉片披針形，長二十到三十五公分，寬二到五公分，上面無毛，下面被微毛；葉鞘開放，抱莖，葉舌短小。花莖由根莖上抽出；穗狀花序成球形，有一枚長橢圓形苞片，小苞片成管狀，萼管狀，花冠管細長，白色，裂片長圓形，先端兜狀、唇狀或倒卵狀，中部有淡黃色及紅色斑點，外卷；雌蕊花柱細長，先端嵌生藥室之中，柱頭漏斗狀，高於花藥；成熟蒴果為紫紅色，慢慢變乾後則是褐色，表面長有柔刺。種子聞起來有股強烈的氣味，香且苦涼。」還未等龐憲開口說話，李時珍又繼續道，「縮砂仁單方入藥可治療經期血崩、咽痛、齒痛、魚骨鯁喉、便血之症，它與羊肝、土狗兒、蘿蔔汁、生薑等藥材相配伍，可治療腹瀉便溏、陰部腫痛等症。」

「嗯，徒兒完全明白了。」龐憲緊鎖的眉頭也舒展開來。

「快去抓藥吧！」李時珍微笑道。

主泄瀉的益智仁

益智

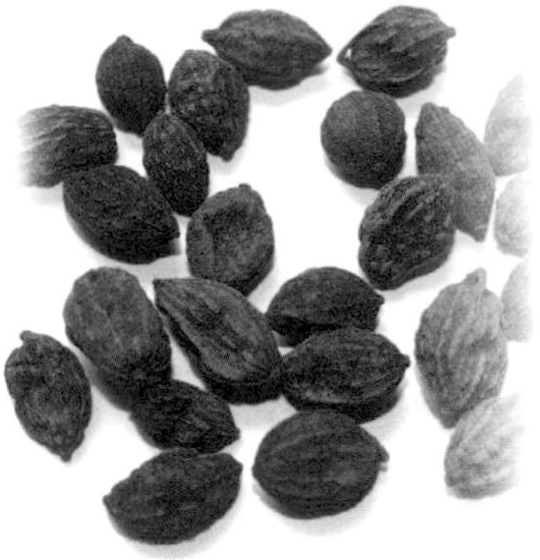

吃過早飯後，建元叫上龐憲一起到小河邊捕魚。平日裡建元除了上學就是學習草藥知識，這次難得有時間，他可要好好玩上一番。

「上次抓魚比賽你贏了，這回我們再比一次怎麼樣？」建元挑釁地看著龐憲說道，「若是我贏了，你揹我回家。」建元一副胸有成竹的樣子。

「我若贏了，你便請我吃糖葫蘆。」龐憲回應道。

他們擊掌為誓。「誰若反悔誰是小狗。」建元補充道。

二人將捕魚用具準備好後，便開始尋找對自己有利的地勢。他們分別沿著河邊向東西方向走去，可還沒走出幾步，建元便跑了回來。

「憲哥哥，憲哥哥。」建元邊跑邊小聲喊著。

「怎麼了？怕比不過我來投降了？」龐憲笑著問。

「當然不是。你有沒有聞到一股臭味？」建元踮起腳尖，在龐憲耳邊低聲說道。

龐憲聽後，仔細聞了聞，「好像真的有，是不是有人在大便？」

「憲哥哥，」建元的臉上露出了一抹調皮的笑，「我們逗一逗那人。」龐憲與建元都還是小孩子，調皮搗蛋是天性，前不久，二人還因惡作劇而受到了李時珍的懲罰。可此刻，他們卻已將上次的教訓忘得一乾二淨了。他們順著那不好聞的氣味找到了對方的大致位置，龐憲在一旁盯梢，建元則向目標之處扔石子。

「哎呀，誰啊？誰扔的石子！」草叢裡突然傳出了聲音。

建元、龐憲二人捂著嘴偷笑，生怕發出一點響聲。正當二人準備逃跑時，一個高大的身影從草叢裡衝了出來。

「啊啊啊，你放開我！」建元被一隻孔武有力的手舉至半空中，一旁的龐憲也嚇了一跳。

「段叔叔？」慌亂之中，龐憲看清了此人的長相，他正是先前為李時珍運送草藥的車夫段風。

「這不是憲兒嗎？」段風又看了看半空中嚇得臉色發青的小臉，發現是李大夫的兒子，趕緊把人放下。

「下次不要再做這種事了，知道嗎？」段風嚴厲地教育道。

「知道了，我們知道錯了！」龐憲低頭認錯道，「不過，段叔叔您怎麼會……。」

「哎，別提了，我最近腹瀉嚴重，也不知這是怎的了。你不是懂醫術嗎？快給我看看。」段風挑眉看著龐憲。

「段叔叔您最近可有去什麼地方？吃了哪些東西？除了腹瀉還有其他不舒服的症狀嗎？」龐憲頓時一本正經地問道。

「半月之前我去了趟西北，未帶足衣物，便受了些風寒。食物也是以生冷居多，吃的都是當地才有的食物。」段風仔細地答道。

龐憲若有所思地點了點頭，頓了頓才說道：「應該只需益智這一味藥材便可解決。取三錢益智，將其研磨為細末，煎湯服用即可。」

「益什麼？益智？那是什麼？」段風一臉茫然地問道。

「我知道！我知道！」一旁的建元聽到益智頓時興奮地喊道：「《本草經疏》曰，『益智子仁，以其斂攝，故治遺精虛漏，及小便餘瀝，此皆腎氣不固之證也。腎主納氣，虛則不能納矣』。」

「這？這作何解釋？」段風更加疑惑地問道。

「益智仁性溫，味辛，能人脾、腎二經，它能治療因中寒引起的嘔吐腹瀉、早洩、小便餘瀝、遺精，同時還有暖脾、暖腎、驅寒之效。您因為寒氣入體，再加之食用冰冷之物，寒邪存於體內而無法排出，因此需用益智這味藥材。」龐憲認真向段風解釋道。

「這益智長什麼樣呢？」段風不解地問道。

龐憲耐心解釋道：「益智這種植物最高可達一丈，莖為叢生；葉片屬於披針形。生出花蕾時，全部被帽狀的苞片包圍著，棕色的大苞片很短；花萼是筒狀的；唇瓣則成倒卵形，顏色粉白並能看到上面長有紅色脈紋，開花時期為每年的三月至五月。新鮮的蒴果為球形，變乾後則成紡錘形。種子呈圓扁形狀且形狀不一，具有假種皮，為淡黃色。」

「憲哥哥，這益智並不是人人都能用的吧？」建元開口問道。

龐憲點點頭：「當然，《本草經疏》一書中就說，『凡嘔吐由於熱而不因於寒；氣逆由於怒而不因於虛；小便餘瀝由於水涸精虧內熱，而不由於腎氣虛寒；泄瀉由於濕火暴注，而不由於氣虛腸滑，法並禁之』。」

「段叔叔，您隨我回去抓些益智吧！按時服藥，不出幾日便能有所好轉。」龐憲向段風說道。

「那真是太好了！」段風頓時高興地答道。

止痛行氣的蓽茇散

蓽茇

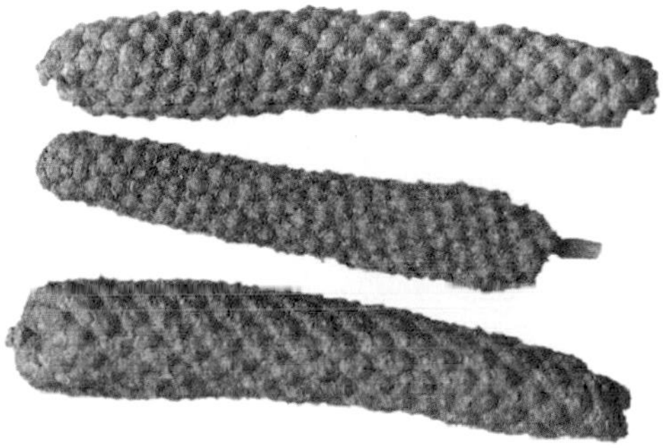

「段叔叔，我們又見面了！」龐憲開心地迎了出來。

「上次可多虧了你啊，我這腹瀉可算是好了。我可得好好謝謝你這小郎中。」段風邊說邊將馬車上的草藥拿了下來。

龐憲撓撓頭，笑著道：「這沒什麼的，行醫救人本就是做郎中的職責。哇，這麼多草藥啊！」龐憲感慨道。

「是啊，雲家大少爺說，多虧了李大夫救了他一命。為了報答這救命之恩，雲少爺將南方地區特有的藥材全部運了過來。」段風回應道。

「段風來了啊！」李時珍也前來幫忙，「這麼些藥材可夠用一段時日了，麻煩你代我向雲少爺道聲感謝。」

「好，我記下了。」段風一口應下。待段風走後，師徒倆便開始整理藥材。

「師父師父，這是什麼呀？長得真醜，像黑蟲子一樣。」龐憲好奇地問道。

「這是蓽茇。」李時珍頭也不抬，答道。

「蓽茇？這名字真是奇特，您快給我講講這草藥吧！」龐憲的臉上難掩興奮之情。

「你看它是圓柱形的，但並不直立。仔細看，這上面都是一顆顆很小的漿果，只是全部聚集在一起。蓽茇表面為黑褐色，但是有些則是棕色，比如這根。」說著李時珍拿起手邊一根棕色的蓽茇給龐憲看，「你用手摸摸，它的表面還有小突起，但是排列非常有序。它的基部位置有殘存的果穗梗。質地很脆弱，輕易便能折斷，你仔細觀察它的斷面，有顆粒狀存在。」李時珍又用手搓下一些漿果，指給龐憲道，「憲兒你看，小漿果為球狀，聞起來有不尋常的香氣，吃起來是辛辣的。」

龐憲也學著師父的樣子搓下一些漿果，並放進了嘴裡，「呸，好辣啊！」龐憲不禁皺起了眉頭，跑到院子裡舀了些水喝。

龐憲呼著舌頭，邊用手扇風邊對李時珍道：「蓽茇好辣啊。可是師父，這蓽茇有何藥效呢？」

「蓽茇性溫，味辛，能歸入胃經、大腸經，它具有溫中散寒、止痛行氣之效，遂能醫嘔吐、氣滯寒凝、頭痛、齒痛等症。」李時珍答道。

「那蓽茇散又是什麼呢？我記得好像在哪本書上看到過。」龐憲歪著腦袋問。

「蓽茇散有多種使用方法，其中之一便是治療因脾胃虛寒而引起的腹痛腹瀉。脾胃虛寒之症大多表現為因外界寒冷或飲食過冷而引起的痛症，疼痛之時能感到胃部很寒，因此溫中才可治癒；此時可將蓽茇與等量的乾薑、白朮、肉豆蔻相配伍，這便是蓽茇散。但是具體用量與用法還要根據病情而定。」李時珍耐心地解答道。

「又認識了一種新的藥材，真是太開心了。」龐憲大聲喊道。

「快過來整理藥材！不然天黑都弄不完了。」李時珍囑咐道。

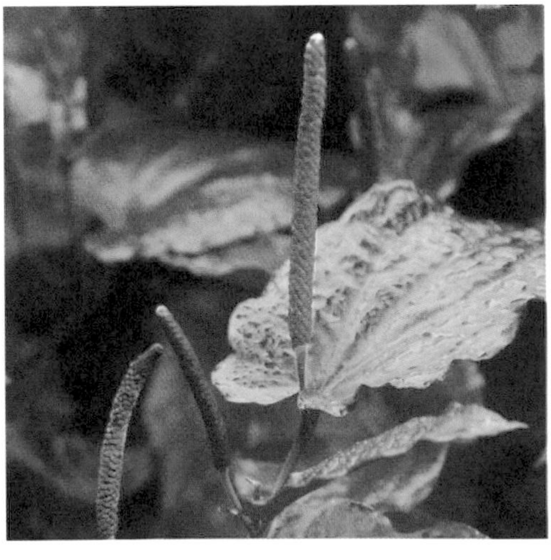

消食行氣的「核桃」

肉豆蔻

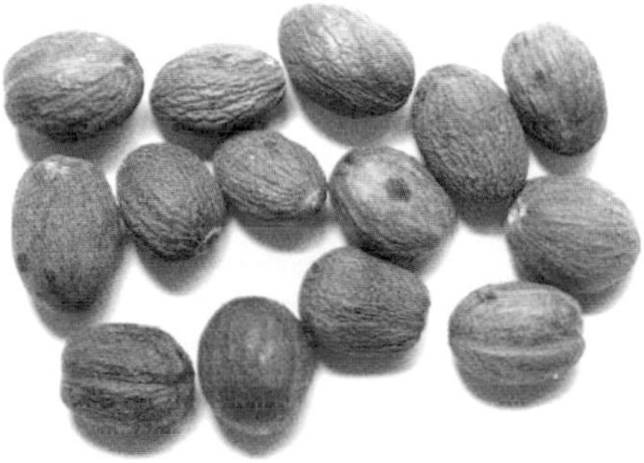

今天天氣陰鬱，不時有綿綿細雨落下，李時珍在桌子旁看書寫作，龐憲在院子裡鼓搗著什麼。

「奇怪，這核桃怎麼打不開？」龐憲用手撓了撓頭，不自覺皺起了眉。

「憲兒，你在做什麼？怎麼一直發出叮叮噹噹的響聲？」李時珍不解地問道。

「對不起師父，是不是打擾到您了？我在剝核桃。」龐憲應道。

「核桃？」李時珍忍不住走了過去，問道，「咱家什麼時候有核桃了？我怎麼沒聽說？」

李時珍走近一看，隨即用手裡的書重重地敲在龐憲背上。

「這哪裡是核桃！這是肉豆蔻，是藥材！」李時珍的語調不自覺高了一些。

「啊？肉豆蔻？還是味藥材？我在堂前發現的，還以為是邊塞來的什麼新鮮玩意兒。我還納悶這『核桃』怎麼長得這般不同尋常。」龐憲緊張地搓了搓手。

「一會要煎藥，我便提前將肉豆蔻拿了過去。」李時珍無奈地搖了搖頭。

「師父師父，您給我講講這肉豆蔻吧！我學會以後，肯定不會再犯這種錯誤了。」龐憲見李時珍要走，急忙說道。

李時珍嘆了口氣說道：「肉豆蔻是一種小喬木。它的葉子有些呈橢圓形，有些呈橢圓狀披針形，且呈革質，兩面都較為光滑。雄花序上不生毛，雌花序比前者稍長；花被為卵形的三角狀，花藥呈線形；僅有一到二朵花生於梗上；苞片較小且生於底部，但會隨時間脫落。肉豆蔻的果單生居多，其上長有短柄，並具有卵珠形種子。」

「那這『核桃』，哦，不，是肉豆蔻……。」龐憲的話還未說完，便被前來看病的人打斷了。「李大夫，我最近時常感到困乏無力，手腳冰冷，而且經常腹瀉不止，我此前從未有過這種情況。」看診之人說道。來人是位大約四十歲的男性，身形消瘦，臉上汗水如雨，龐憲將他的外形特徵全部記了下來。

「您這是虛瀉之症，瀉由臟腑運化減弱所引起。脾腎兩虛，因此需『補』之。」李時珍解釋道。

「大夫，我這病嚴不嚴重？」男子急切地問道。

「不嚴重的。每日取五十丸，用米飲服下即可。」李時珍說著將櫃上的一個藥瓶遞給了

肉豆蔻止瀉丸

對症：脾胃虛寒以及久瀉不止。
藥材：肉豆蔻三錢。
用法：取三錢肉豆蔻，用面將其包裹，熟後去掉面並研磨為末，加入陳米粉糊，製成如梧桐子大小的丸子，每日取五十丸，用米飲服下即可。

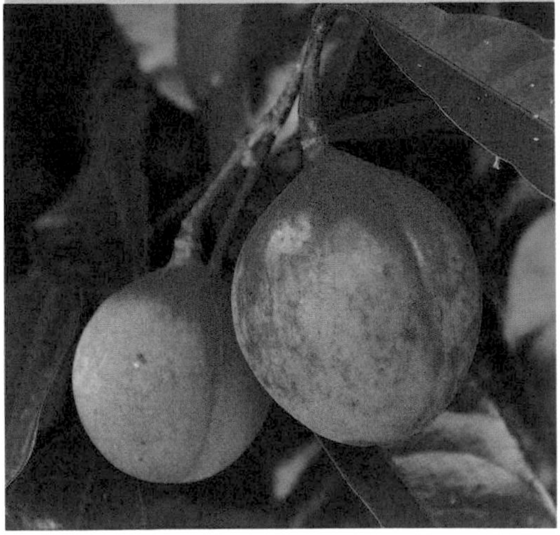

男子。

待病人走後，龐憲便拉著李時珍繼續問道：「師父，那小瓶子裡裝的是什麼丸子呀？一定是可以治療脾胃虛寒以及久瀉不止的藥！」

李時珍點點頭：「沒錯。若想製作此藥丸，需取三錢肉豆蔻，用面將其包裹，熟後去掉面並研磨為末，加入陳米粉糊，製成如梧桐子大小的丸子。」

「原來是用肉豆蔻做成的，那肉豆蔻有何藥性呢？」龐憲繼續提問道。

「肉豆蔻性溫，味辛，能歸於脾、胃以及大腸經，它具有溫中行氣、消食行氣之效，對於有脘腹脹痛、虛瀉之症的人有極佳的療效。此外，肉豆蔻還可治療冷痢、嘔吐之症。」李時珍講道。

「想不到這『核桃』還有這般妙用，真是進補之首選！」龐憲自顧自地說道。

補腎壯陽的小球球

補骨脂

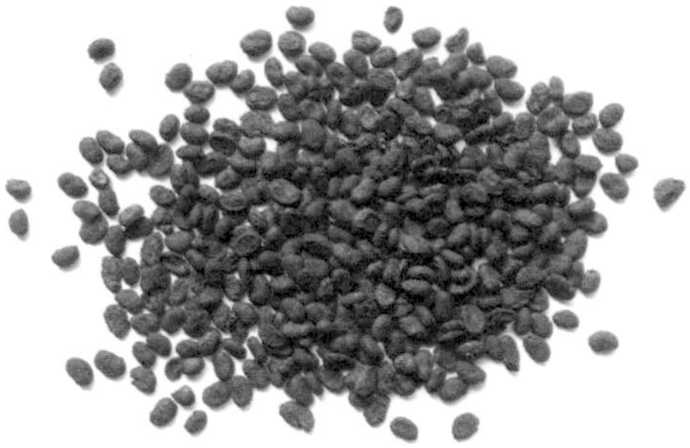

這天一早，龐憲便收拾好包袱，準備隨李時珍出外診。這次要去黃梅縣，路途較遠，因而他們提前準備了充足的口糧和衣物。龐憲又額外為自己帶了一堆小零嘴，李時珍見後，便笑著讓他自己揹。收拾好了，師徒倆便準備出門。龐憲的小身軀與碩大的包袱形成了鮮明的對比，見龐憲歪歪扭扭走路的樣子，李時珍不由得大笑起來。

「師父，您怎麼總是取笑徒兒。」龐憲假裝不開心地嘟起小嘴。

「你怎麼越老越像個小孩兒一樣，比憲兒還要幼稚。」李師母在一旁說道，忙接過龐憲背上的包袱。

「你看這小饞貓兒……。」李時珍話還未說完，便被一陣敲門聲打斷了。

「誰呀？」龐憲趕忙跑去開門。

「請問李大夫今日在家嗎？」門外一位老婆婆問起話來。

「我師父在家，您請進。」龐憲邊說邊將老婆婆帶進藥堂來。

「您快請坐吧！」李時珍見是位老人家，急忙迎了上來。

「李大夫，」老婆婆剛一就座便說道，「我得了一種怪病，每到五更的時候，便總是腹痛難忍，唯有去了茅房瀉一番方得安寧，這病真是奇怪啊。』老婆婆不禁感慨道。

「憲兒，將為師的脈枕拿出來。」李時珍吩咐道。因二人要出門，脈枕已被收進行囊之中。李時珍為老叟診過脈後，笑道：「您這並不是怪病，此病名叫五更泄瀉。曾有醫書寫道，『但得日間上半時無事，近五更其瀉復作』。人一旦上了年紀，本就容易後天失養，因而出現了脾腎陽虛的症狀。」李時珍起身走向一旁的藥櫃，繼續說道，「您可還有不進食的情況出現？」

「真是神醫啊，確有其事。」老婆婆邊說邊點頭。

李時珍將寫有「二神丸」的小瓶子遞給老婆婆，道：「您每日取三十丸，用鹽湯送服，幾日便能有所改善。」

送走老婆婆後，龐憲急忙跑了回來，一邊喘著粗氣一邊說：「師父，這……這二神丸是什麼東西啊？怎麼做出來的呢？」

李時珍看了眼徒弟，笑道：「就知道你會問。二神丸是將四十錢補骨脂與等量生肉豆蔻，再加四十九枚大棗和四十錢生薑，熬製、研磨並杵……。」

話音未落，龐憲搶著說道：「補骨脂，我知道補骨脂！」

李時珍只好停下，便說：「既然如此，你來說說補骨脂的特徵以及藥性吧。」隨後又補充道，「但現已是巳時，我們趕緊出發，不然今晚怕是要在山間過夜了。」

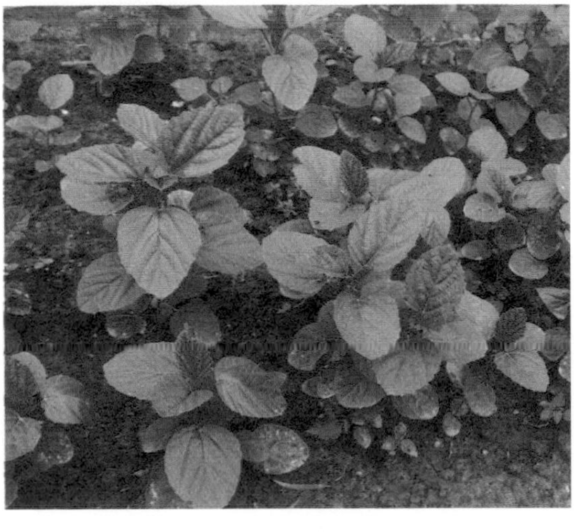

路上，龐憲並未忘記先前之事，繼續說道：「補骨脂為草本植物，大約跟憲兒一般高。它單葉生長，不過偶爾會有小葉從側面生出，葉子為寬卵狀，其邊緣具有雜亂生長的鋸齒。花為腋生，開花較少時有十朵左右，但多時能達到三十朵；苞片、萼齒同為披針形，花瓣則是倒卵形；補骨脂的莢果是卵形，黑色表面上能看到網狀紋路，果皮緊緊包裹著種子。」龐憲看了看李時珍，接著說道，「補骨脂性溫，其味辛且苦，能歸於脾、腎二經，其種子為人藥部位；補骨脂有補腎壯陽、強胃健脾之效，同時補骨脂與茴香、菟絲子、胡桃肉、杜仲等藥材配在一起，對於治療小便頻數、腎漏、腰膝酸軟、小兒遺尿、五更泄瀉、虛寒喘咳等症甚有療效。」龐憲想了想又補充道，「《本草經疏》中說道，『凡病陰虛火動，夢遺，尿血，小便短澀及目赤口苦舌乾，大便燥結，內熱作渴，火升目赤，易饑嘈雜，濕熱成痿，以致骨乏無力者，皆不宜服』。所以陰虛火旺之人萬萬不可用。」

「不錯，補骨脂這一草藥你算是掌握牢固了。」說完，李時珍又打趣徒弟道，「如果你走路的步子能再快些，為師就更加欣慰了。」

龐憲提了提背上的包袱，說道：「哼，師父，到時候您可別管我要零嘴吃！」

李時珍用手點了點小徒弟的頭，哈哈笑了起來。

舒經通絡之君藥

薑黃

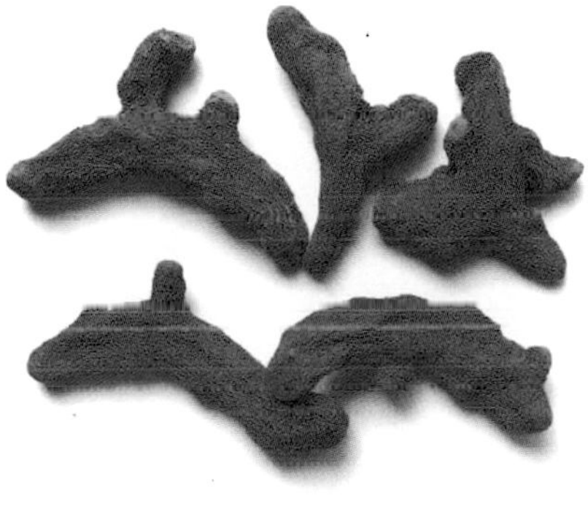

酉時，李時珍二人剛走至山頂。雖然平日裡龐憲經常跟隨師父上山採藥，但像今日這樣一口氣登至山頂還是第一次，他早已累得說不出話來。

「我們先在這裡休息一會吧。」說罷，李時珍從包袱裡拿出一些餅子分給龐憲。

龐憲接過餅子，並沒有像往常那樣狼吞虎嚥地吃下去，而是將其掰成了許多小塊就著水吃進去。

李時珍察覺到龐憲的異樣，便問道：「怎麼了憲兒？是不是哪裡不舒服了？」

龐憲慢慢開口道：「牙痛。」

李時珍這才注意到龐憲的臉，右邊一側早已腫了起來，「你這孩子，牙痛怎麼不早跟我說呢？臉都腫了。」因為著急趕路，李時珍並未察覺出龐憲的異樣，愧疚之情油然而生。

「把手伸出來。」李時珍診過脈後，又讓龐憲張了張嘴，道，「牙齦有些出血，嘴裡還有些異味，你這屬於風熱牙痛。你在這裡乖乖等我，為師去找點東西。」

龐憲卻一把抓住李時珍的袖子說道：「天快黑了，師父您一個人去不安全，我陪您。」

「你好好坐在這裡等我，不然我還得擔心你的安危。」說罷李時珍便轉身走去。

很快，李時珍就回來了。

「憲兒，把研缽拿出來。」李時珍遠遠走來，向他喊道。

李時珍左手拿著一個水壺，右手拿著幾株植物。坐下後，他又從包袱裡拿出一堆草藥。

「咦，這不是白芷和細辛嗎，但是這個是什麼？」龐憲指著他並不熟悉的草藥問道。

「這是薑黃。」還沒等龐憲繼續開口，李時珍便道，「薑黃最高能長至三尺，它的橙黃色根莖具有較多分枝，有些形狀為橢圓形，有些則是圓柱形，並帶有很香的氣味，你聞聞。」說罷，李時珍將剛剛採摘回來的薑黃給龐憲聞，接著說道，「薑黃生出的葉子少則五片，多則七片，葉片有長圓形和橢圓形兩種。薑黃的花是圓柱狀的，八月盛開；它的苞片有的是卵形，有的是長圓形……。」

李時珍還未說完，龐憲便接話道：「這一株便是長圓形的苞片，唔，顏色是淡綠色的；花冠嘛，呈淡黃色，唇瓣也是淡黃色的……，淡黃色倒卵形，中加部分顏色略深。」

「師父，我說得對嗎？」龐憲仰頭問道。

「嗯，完全正確，觀察得非常到位。」李時珍誇獎道。

「可師父，這三味草藥怎麼治療我的牙痛呢？」龐憲仍有些不解。

談話之間，李時珍早已將藥材研磨成末。「先將它們磨成粉末，然後敷在疼痛的位置，片刻後，吐掉，再以鹽水漱口就可以了。此藥方中，薑黃的主要作用是止疼，並且是最為重要的藥材。」李時珍解釋道。

龐憲照著師父說的方法做，疼痛果然得到了緩解。

「師父師父，這薑黃藥性如何呢？」稍微來了精神，龐憲立刻追著李時珍問個不停。

「《本草經疏》中說，『薑黃，其味苦勝辛劣，辛香燥烈，性不應寒。苦能泄熱，辛能散結，故主心腹結積之屬血分者。兼能治氣，故又云下氣。總其辛苦之力，破血除風熱，消癰腫，其能事也』。所以這薑黃性溫，味辛且苦，能夠行氣止痛、疏通經絡，對於跌補損傷、癰腫、血淤閉經、氣滯引起的胸腹疼痛、風熱牙痛等都很有效果。不過，有一類人卻不可服用，那就是無氣滯血淤及血虛之人。」

「徒兒全部記住了，謝謝師父！」龐憲開心地說道。

涼血、活血的塗抹之王

鬱金

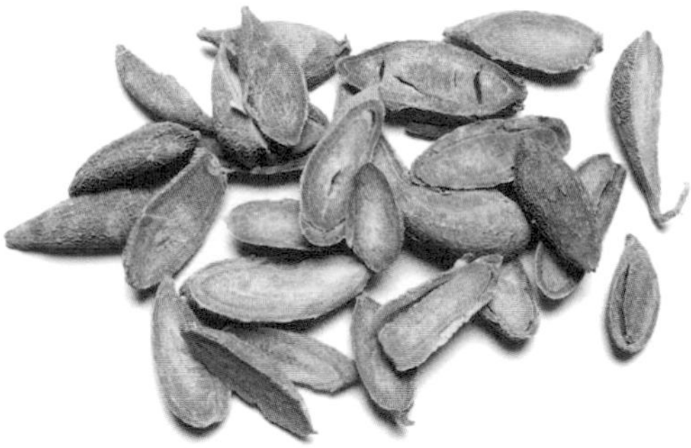

天剛大亮，李時珍與龐憲作別張虎後便繼續趕路。說來也巧，昨晚李時珍本打算與龐憲在山間過夜，不曾想竟遇見了張虎。他恰巧在不遠處蓋了一間草房，便讓李時珍師徒二人擠在一間小屋子過了一夜，好過露宿山野。

「師父師父，您快看，這是什麼呀？」龐憲指著旁邊的一棵植物說道。

「鬱金。」李時珍看了一眼後斷定道。

「就是個普通植物吧？」龐憲不假思索地說道。

「這是株草藥。」李時珍糾正道。

「這也是草藥？師父……。」龐憲期待地看向師父。

「你呀，真是拿你一點辨法也沒有。」李時珍只好接著講道，「鬱金的入藥部位為其塊根，但必須是乾燥的。入藥的鬱金有兩種形態，一是長條狀的切片，一是橢圓形。最外層的表皮有灰黃色、灰褐色、灰棕色之分，其上還長有雜亂的縱向皺紋；鬱金的切面顏色各異，有的是橙黃色、有的是棕色。」李時珍繼續說道，「溫鬱金、黃絲鬱金、桂鬱金、綠絲鬱金都是鬱金的一種。溫鬱金的外表面有灰褐色與灰棕色之分，形狀多為扁狀的卵圓形或者長圓形，其上長有雜亂的縱向皺紋，其顏色深淺不一，尤其凹陷處顏色較深；聞起來略有香氣，嚐起來有少許苦味，質地較硬。」

李時珍喝了口水，繼續向龐憲解釋道：「黃絲鬱金大多為紡錘形，有些則具有細長的一端；外表面的顏色與溫鬱金略有不同。此種表面以灰黃色與棕灰色居多，其上並無隆起，但具有較細的皺紋；聞起來有香味，嚐起來有辛辣之感。桂鬱金大多為偏長的圓錐形或長圓形，而綠絲鬱金則大多是略粗的橢圓形。桂鬱金的表面有網路狀的皺紋，且紋理有些粗糙，有些則有稀疏不一的縱向紋路，它嚐起來是辛且苦的，氣味相比前兩者較弱；而綠絲鬱金不僅氣味較弱，嚐起來也是淡淡的。」

「聽您這麼一說，我記得好像在哪裡見過對鬱金的描述。」龐憲皺眉想了想，「啊，想起來了！《本經逢原》中說，『鬱金辛香不烈，先升後降，人心及包絡。治吐血、衄血、唾血血腥，破惡血。血淋，尿血，婦人經脈逆行，產後敗血沖心，及宿血心痛，並宜鬱金末加薑汁、童便同服，其血自清』。所以鬱金性寒，味辛、苦，能歸於肺、肝、心三經。鬱金有行氣止痛、涼血清心、活血的功效，能治療婦女閉經、痛經、癲癇發狂、胸脅刺痛之症。」龐憲低頭想了想，隨後又大聲說道，「王爺爺有一次犯了痔瘡，嚴重時不僅便血還疼痛難忍、坐立難安，師父您就是用了鬱金這味藥材，將其研磨成粉末後，用水調之，讓王爺爺塗抹於痔瘡之處，他就是這麼好的！」

「對，沒有錯，我們憲兒的記憶力可真好！」李時珍忍不住誇獎道。

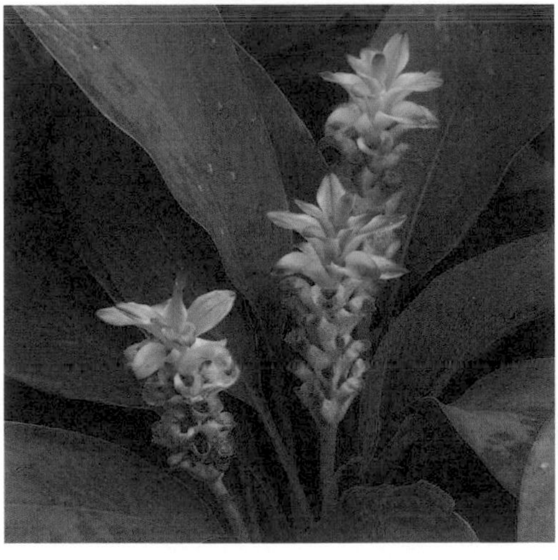

閉經通絡之寶

荊三棱

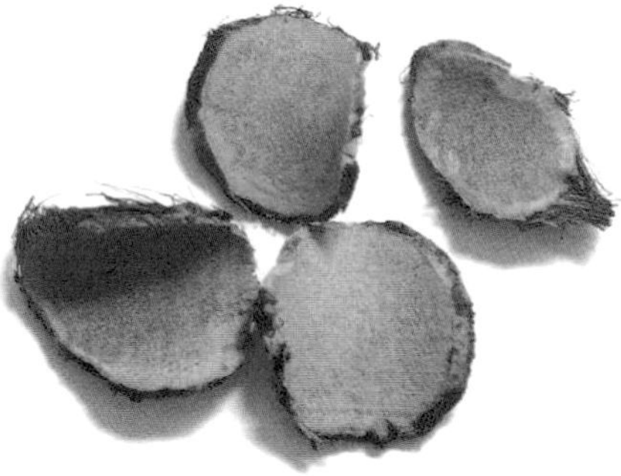

行至山腳處，映入眼簾的是一大片綠油油的草地，龐憲興奮地衝到草地間，整個人呈大字狀躺了下去。置身於青青綠草之間，龐憲的心情格外舒暢。一個翻身，龐憲的眼睛對上了幾株開有小花的植物。

「師父師父，您快來呀！您看這是什麼？」龐憲在草叢間大聲喊道。

「你小心點，這旁邊有一個小池塘，小心掉進去。」李時珍邊走邊叮囑道。

「這是荊三棱，一種草藥。」李時珍看後說道。

「荊三棱、荊三棱……啊，我說怎麼這麼耳熟，原來《本草圖經》這本書中講過它。書上寫『荊三棱，荊湘江淮水澤之間皆有。葉如莎草，極長，莖三棱如削，大如人指，高五六尺，莖端開花，大體皆如莎草而大，生水際及淺水中』。」說著，龐憲將一株荊三棱連根拔了出來，對師父道，「這麼看來，荊三棱是株草本，匍匐的根莖不僅長而且很粗，頂端生有類似球形的塊莖，我沒記錯的話，塊莖是入藥的部位。荊三棱這種植株的稈長得很高，師父您看，還很粗壯呢。葉子生於稈上，葉片是線形的。花開起來是散狀的，但沒有任何分枝。」

李時珍在一旁補充道：「花上長有長圓形的鱗片；會結倒卵形的堅果，其偏小且偏三棱狀，成熟的時候有黃白色和黃褐色之分。」

李時珍說完，龐憲便接著道：「入藥的荊三棱的塊莖近似球狀。表面為黑棕色，並有根痕存在，且呈點狀分布，其上凹凸不平；去掉外皮的塊莖後，有些是黃白色，有些則是灰白色，其上留有疤痕，那便是根莖留下的，同時還有外皮留下的黑色痕跡；塊莖雖然很輕，但卻不易折斷，大多不沉於水；幾乎聞不到什麼味道，但吃起來略辛且澀。」

龐憲邊處理草藥，邊說：「我記得半月之前有位姐姐因閉經、腹痛而來瞧病，您便是用二錢荊三棱與等量延胡索、當歸、紅花、莪朮相配，用水煎後令其服下，那位姐姐的病也因此好了。看來這荊三棱可是疏經通絡之寶啊！」龐憲整理了荊三棱上的土，隨後將其放入包袱內，道，「我知道荊三棱性平，味辛且苦，它能入脾、肝二經。因其有祛瘀、疏通經絡、消積食、行氣之效，所以它與砂仁、青皮、甘草、麥芽、海金沙、蒲公英等藥材相配伍時，對治療痛經、跌打瘀腫、腹中包塊、傷食症有極大療效。」

此時的龐憲彷彿有了些郎中的樣子，性格相比剛來之時，也沉穩了不少，至少沒有再弄壞經書等物品。雖然他依舊是個令人頭疼的調皮鬼，但他對於醫藥的熱愛也令李時珍倍感欣慰。

「看來過不了多久，我就要向你這個小郎中請教知識了。」李時珍開玩笑道。

「師父，您又拿我尋開心！」龐憲瞪了師父一眼。

師徒倆笑鬧著向山腳下走去。

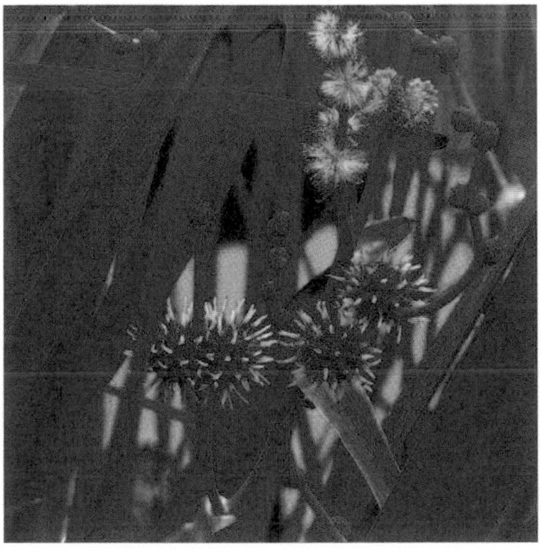

解肝鬱的「小白薯」

莎草

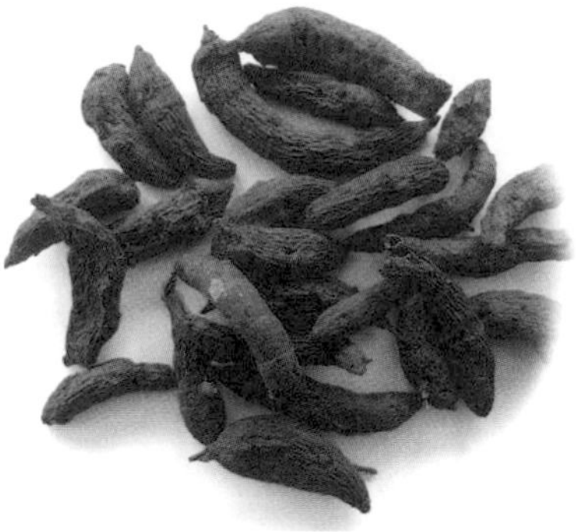

晌午時分，李時珍與龐憲來到了一個小村子。村子並不是很大，二人隨意找了家客棧，點了些小菜填飽肚子。

「掌櫃的，請問從這裡去往黃梅縣要怎麼走呢？」李時珍問道。

「出了這個村子，向西走約三十里地，連續翻過兩座山，便是黃梅縣了。」掌櫃說道，看了看師徒倆一老一小的，便提醒道，「現在開始趕路的話，恐怕要子時才能翻過此山。這山裡夜間幾乎無人敢行走，據說有吃人的老虎。」

龐憲聽到掌櫃的話，立刻抓著李時珍的袖子喊道：「有老虎，我怕！師父，我們明天一早再走吧！」

李時珍考慮一番，便租了間客房。這兩天日夜趕路身體也確實吃不消，龐憲已不知抱怨過多少次路途遙遠了。

一覺醒來已是申時，龐憲環顧四周卻沒看見師父。「師父、師父……。」龐憲推開窗戶，便看見李時珍正坐在院子裡與客棧掌櫃下棋。

「憲兒醒啦。」李時珍抬頭看了眼龐憲，笑道，「你這下棋高手，快來幫師父看看這棋該怎麼走。」

「客官，您請外援幫忙，這可不大公平啊！」客棧的掌櫃開玩笑地說，又對來到兩人身邊的龐憲道，「俗話說得好，觀棋不語真君子。」

龐憲本已擺出一副嚴肅的架勢，聽得這話便「噗哧」一聲笑了出來：「我師父跟您開玩笑的。我根本就不會下棋，何談幫忙。」龐憲無奈地摸摸頭，這模樣逗得二人哈哈直笑。

下棋的時候，龐憲發覺這掌櫃總是嘆氣。起初龐憲以為他是輸了棋才會這樣，可有一局明明贏了，那掌櫃卻也是一副悶悶不樂的樣子。

「掌櫃叔叔，您遇到什麼不開心的事情了嗎？怎麼總是嘆氣呢？」龐憲沒頭沒腦地問出這麼一句，掌櫃不由得愣了一下。

「實不相瞞，三年前，我與妻子在江陵一帶走散，她至今生死未卜。」掌櫃習慣性地嘆了口氣，眼神更加黯淡了。

「可否讓我為您診下脈？」李時珍說道。

「我師父可是蘄春縣有名的大夫，他的醫術特別高明。」一旁的龐憲驕傲地說道。

「平時是否出現胸悶以及兩脅脹滿之感？」李時珍扣著脈，問道。

「對對對，我還時常感到咽喉有異物，怎麼咳都咳不出來。」掌櫃忙答。

李時珍聽後了然，便對掌櫃道：「您這是肝氣鬱結，多半與您思念妻子有關。您可以去藥堂買越鞠丸來服用，每天服用一百丸即可。但若想根治，還需慢慢放下執念，看開些。」

「師父，越鞠丸是什麼？」龐憲忍不住好奇地問道。

「越鞠丸可以解肝鬱，它是由香附子與等量蒼朮、撫芎、神曲、梔子五味藥材製作而成。先將諸藥磨成粉末，再將其做成如綠豆般大小的水丸，便是越鞠丸。」李時珍解釋道。

「香附子？師傅，您說的這味香附子是不是長得像小白薯一樣？」龐憲覺得自己似乎見過這味藥。

「像小白薯？虧你想得出來。」李時珍拍了下龐憲的小腦袋瓜。

「聽好了，香附子是這樣的。它的形狀以紡錘形居多，個別呈彎曲狀；表面為黑褐色，但也有些是棕褐色，能清楚看到它上面豎向生長的皺紋，同時還長有凸起的環節，環節多時可達十個，節上能看到毛鬚及其段痕，且毛鬚為棕色；毛鬚剔除不乾淨時，摸起來便很粗糙且能看到明顯的環節；質地很硬；煮熟或蒸熟的香附子，其斷面呈現紅棕色或者黃棕色；被曬乾的香附子的斷面則是白中透著粉色。香附子聞起來是香的，嚐起來略有苦感。」李時珍詳細地講解道。

「您看，這不就是小白薯嘛！」龐憲狡辯道。

「你這小淘氣鬼，我猜你一定不記得香附子的藥性。」李時珍故意試探龐憲。

「誰說的，我全都記著呢！香附子性平，味微甘、微苦、辛。它能入肝經、脾經、三焦經，能理氣寬中、調理月經、止痛、疏肝解鬱，所以常用於治療胸脅脹痛、脾胃氣滯、兩脅脹痛、閉經、痛經之症。」龐憲繼續說道，「不僅如此，香附子與半夏、薑汁、川芎、荊芥穗等相配入藥，還可治療風氣上攻、偏頭痛、小便便血、婦女崩漏之症。」說完，龐憲得意地看向李時珍。

「真不愧是名師出高徒啊。」客棧掌櫃不禁感慨道，「今天多虧了您二位，我才知道自己有肝鬱之症。不然長期如此，後果不堪設想啊。為了報答你們，小店今日備些上好的菜肉招待二位。」

「師父師父，您聽見了嗎？有肉吃啊！有肉吃！太開心了！」龐憲開心地跳了起來。

「你個小貪吃鬼，就知道吃。」李時珍笑著撫了撫龐憲的頭。

消炎去瘀的睡香

瑞香

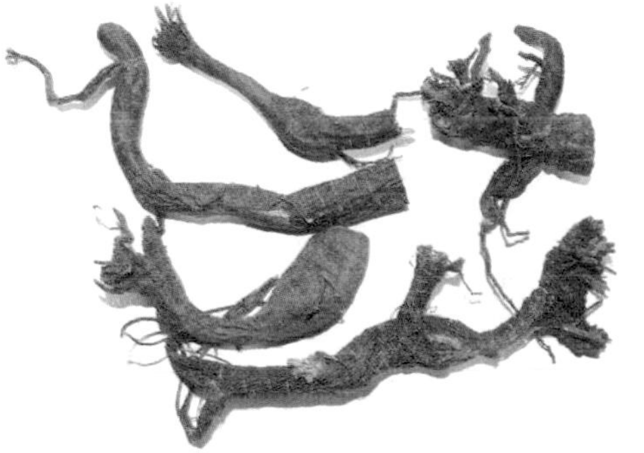

「師父，現在是什麼時辰啊？」龐憲悠悠轉醒，半眯著眼睛，用著濃濃的鼻音問道。

「辰時。」

「什麼？辰時？」龐憲突然坐起來，「師父……，我睡過頭了……。」話來說完，他便聽見了「啪嗒啪嗒—」的聲音—外面下雨了。

「再睡一會吧，外面一直在下雨，看來今天無法趕路了。」李時珍一邊看書一邊說道。

一整個上午，天空都烏雲密布，雨也不曾停過。龐憲在屋裡待著無聊，便跑去長廊上玩耍。路過院子時，他看到了幾株盛開的花朵。

「哇，這花長得可真美，太漂亮了！」龐憲不禁用手摸了摸，顧不得雨水澆濕了自己半個手臂。

「你知道這是什麼花嗎？」一個陌生的聲音在龐憲身後響起。

龐憲轉過身來，邊搖頭邊警戒地向後退了兩步。

「我也是住在這裡的客人。」來人怕被龐憲誤認為是壞人，連忙說明了自己的身分。

龐憲這時才看清對方的長相，一個身形清瘦的青年女子，臉色紅潤且有光澤，手指纖長細膩，想必是個富人家之女，龐憲暗想。

「您知道這是什麼花？」龐憲想起女子先前的問題，遂反問道。

「這花名叫瑞香，但它還有其他的名字，如蓬萊紫、千里香、山夢花、睡香等。」女子溫柔地回答道。

「瑞香……瑞香……，我好像在哪裡看到過這二字。」龐憲念叨著，突然拍了一下自己的腦袋，「是《清異錄》！此書中寫道，『廬山瑞香花，始緣一比丘，晝寢磐石上，夢中聞花香酷烈，及覺求得之，因名睡香。四方奇之，謂為花中祥瑞，遂名瑞香』。」

「想不到你小小年紀，卻懂得如此之多。」女子忍不住誇讚道。

龐憲不好意思地撓了撓頭。

「瑞香不僅能開出漂亮的花供人觀看，它還可以入藥。」女子又補充道。

一聽到入藥二字，龐憲一下來了興致，急忙問道：「瑞香藥性如何？都可以治療哪些病症呢？」

「別急別急，我慢慢說給你聽。」女子拿出帕子將長凳上的雨水擦拭乾淨，拉著龐憲坐下後道，「瑞香不僅根、莖可以入藥，它的花和葉子同樣也能入藥；瑞香性溫，味辛、甘，它有活血化瘀、祛腫消炎之效，同時還可以清熱解毒。前兩日我不小心跌了一跤，右小腿有個很大的傷口，客棧掌櫃便將一把瑞香的葉子搗爛後敷在我的傷口處，很快就沒那麼疼了。掌櫃還告訴我，瑞香不僅能治療跌補損傷，還能治療齒痛、血疔熱癤、咽喉痛之症。」

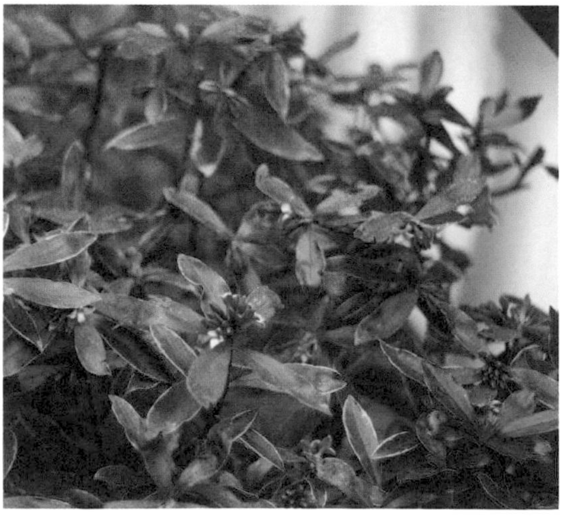

「這瑞香不僅生得好看，還有這麼多功效，我真是太喜歡它了！那這瑞香的特徵有哪些

呢？」龐憲忍不住問道。

女子便繼續道：「我對這瑞香也是極為喜歡，因此查閱了一些文獻又問了相熟之人。瑞香屬直立灌木。枝通常比較粗，有些小枝呈紫紅色，有些則是紫褐色，但都為圓柱狀。瑞香的葉片有些為橢圓形，有些則是長圓形；其葉片上面為綠色，下面為淡綠；兩面均沒有毛；葉柄較為粗壯。瑞香的花開在頂端，花朵數量並不固定；顏色有內外之分，內面為肉紅色，外面則是稍淡的紫紅色；苞片有卵狀披針形與披針形之分，其上有明顯凸起的脈絡；花萼為管狀。瑞香還具有紅色的果實。」

龐憲邊聽嘴裡邊嘟囔著什麼，聲音極小，女子聽不清他在說著什麼。

「你嘴裡嘀咕什麼呢？」女子好奇地問道。

「我把您剛才說的話全部重複了一遍，加深一下印象，不然我怕自己忘了。」龐憲笑道。

「憲兒，快回來吧。」李時珍站在二樓長廊裡喊道。

「知道啦師父！」龐憲轉身對女子說道，「今天真是謝謝您！我又學到了新的知識，真是太開心了。」說罷，龐憲便跑了回去。

開解諸鬱的清目之花

茉莉

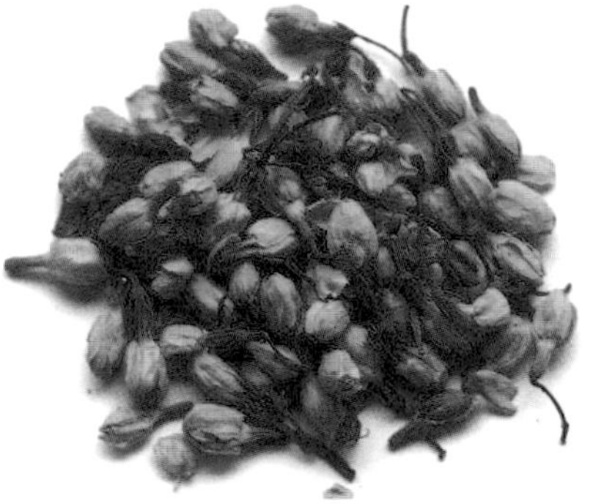

因一連耽擱了兩天的路程，這天寅時，李時珍二人便早早啟程上路了。天色昏暗，龐憲一直緊緊拉著李時珍的衣角，也許是聽信了山上有老虎的傳言，龐憲不禁打了個冷顫。

「師父，我們不會真的碰見老虎吧……」龐憲小聲問道。

「嗷！」李時珍突然發出一聲低吼，嚇得龐憲一屁股坐在了地上。

「不要吃我啊，不要吃我啊！」龐憲邊喊邊亂抓一通。

李時珍將燈籠放至龐憲跟前，笑道，「是師父！快起來吧。」

「師父！您可嚇死我了！」龐憲驚魂未定地說道。

行至半山腰時，天已完全亮了。山間彌漫著清新的味道，是雨水沖洗過綠草的氣味。龐憲的心情也跟著放鬆起來。

「聞什麼呢？這麼用力。」李時珍見龐憲使勁地用鼻子吸著什麼，鼻孔都因此變了形。

「雨後山裡的味道可太好聞啦！」龐憲咧嘴說道。

「咦，師父您聞聞，是不是還有一股清香的味道？」

龐憲順著香氣向前跑去，「師父師父，你快來呀！好大一片茉莉花田啊！」

青青草地之間，夾雜著一片片雪白的花朵，讓人看了頓覺心曠神怡。

「可惜我讀書太少，不然真想吟詩一首呢！」龐憲不禁感慨道。

「既然不會作詩，那就背一下茉莉的特徵吧！」李時珍微笑道。

「師父可真掃興，這麼美妙的時刻居然讓我背書。」龐憲有些不樂意地撇撇嘴。

「行，不背書，那咱們接著趕路吧。」說著，李時珍便背起了包袱。

龐憲這才急了：「師父，您……茉莉高可達一丈，有攀緣灌木、直立灌木之分；小枝有圓柱形和扁狀兩種。葉子為單葉且呈紙質，通常有倒卵形、卵狀橢圓形、圓形、橢圓形之分；其上長有較細的脈紋，並且稍微隆起，無毛，但腋脈間除外。茉莉的花開在頂端，且非常香，以三朵居多，有時可達五朵；苞片不大；花萼部分無毛；花冠為白色管狀。茉莉之果為黑紫色的球形。」龐憲乖乖地將茉莉的特徵背了出來。

「藥性如何？」李時珍繼續問道。

龐憲繼續背道：「茉莉的入藥部位為根、葉和花。其根性溫，味苦且有毒，有止痛、麻醉之效，它能治療長期失眠、跌損筋骨、齲齒等。茉莉葉性辛、涼，它有清熱解表之效，對於治療腹脹泄瀉有極好的療效。」

「茉莉的葉子也能用於外感發熱。」李時珍在一旁補充道。

「茉莉花性溫，味辛且甘，能理氣，和胃，開解諸鬱，它常用來治瘡毒、目赤腫痛等症。說起目赤腫痛，

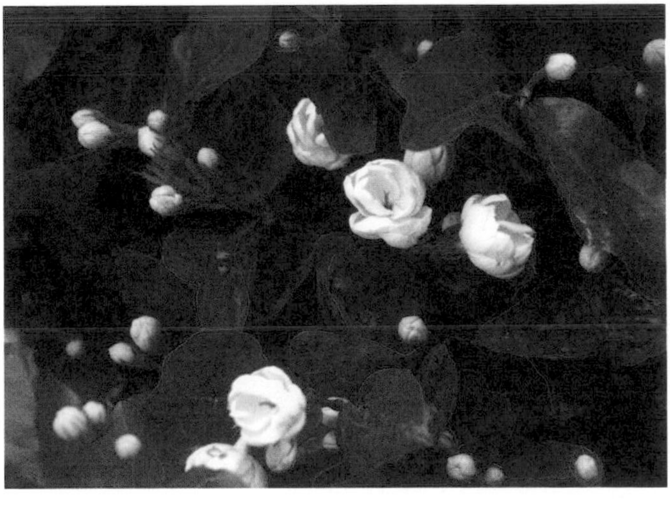

師父曾經用茉莉花煎水，熏洗病人的眼睛，將那人治好。那人因外感風熱，且有肝鬱，於是引起了雙眼紅腫，刺痛難忍之病。茉莉花便可解決這一症狀。」在師父的提醒下，龐憲一股腦又說了許多。

李時珍繼續補充道：「將一錢茉莉花與一錢菊花，二錢金銀花一同煎水服用，再配合熏洗之法，效果會更好，治療時間也會縮短一些。」

龐憲點了點頭，感慨道：「這茉莉花可真是清目之花啊。」龐憲繼續說道，「茉莉花與金桔梗、粳米、玫瑰花、石菖蒲、藿香等藥材相配伍，還可治療女子痛經、瘡瘍腫毒、下痢等症。師父，咱們就在這安靜地賞會兒花吧！」龐憲開心地說。

化濕辟穢的黃色花

鬱金香

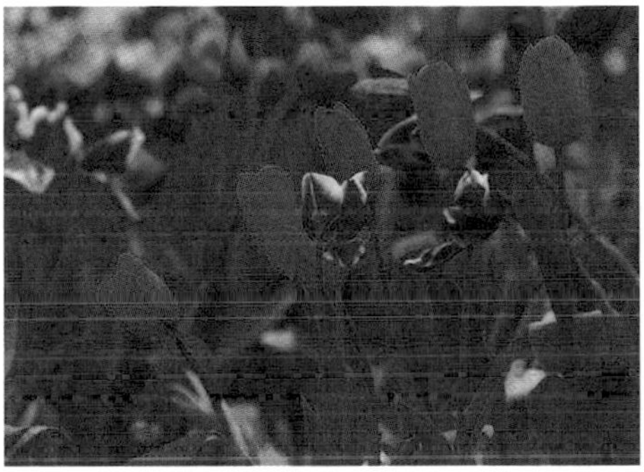

晌午，李時珍與龐憲尋了處乾淨的地方休息。此處鄰近一條小河，二人洗過手後，邊吃飯邊倚在石頭上小憩。

「累死了，終於可以休息了。」龐憲一邊敲著自己的腿一邊說道，「師父，日後再出外診，我們揹著床上路吧！」龐憲認真地建議道。

「你這孩子，我看你是累傻了，都開始說起胡話來了。」李時珍笑道。

「師父，您不是應該誇我有奇思妙想嗎？」龐憲癟了癟嘴。

「好好好，憲兒最聰明，憲兒最厲害了！」李時珍非常明顯地敷衍道。

「師父您給我講講草藥吧！比如我們鎮上不常見到的。」每當疲憊之時，龐憲便會讓李時珍為他講解草藥知識，這樣一來不會乏味，二來還能增長知識。

李時珍仰頭想了想，說：「今日就為你講鬱金香吧。」

「好哇！鬱金香，名字可真好聽。」龐憲滿臉期待地看著師父。

李時珍便悠悠道來：「鬱金香是一種多年生的草本植物。它的莖、葉光滑；鱗莖呈圓錐狀，外被淡黃色逐漸變為棕褐色的皮膜。葉子生得不多，少則三枚，多則五枚；葉片形狀由帶狀披針形過渡為卵狀披針形；具有波狀的全緣，被毛。鬱金香每年三至五月開花，其花開在莖的頂端，每根莖上只生一朵；花朵形狀較大；顏色各異，有些為洋紅色，有些則是鮮黃逐漸過渡到紫紅色，墨紫色的斑生於基部位置，且具有六枚花被片，形狀呈長圓形，偏向倒卵狀。鬱金香具有扁平狀種子。」

「鬱金香這種花也可以入藥，對嗎，師父？」龐憲立刻說。

李時珍點頭，道：「當然。鬱金香性平，味辛、苦。它能化濕辟穢，常用來治療腹痛嘔逆、口臭苔膩、脾胃濕濁之症。鬱金香也同茉莉一樣，不僅可以內服也可以外用。此種草藥在我們這裡並不太常見。」李時珍繼續解釋道，「如果有人患因脾為濕困、運化失調所引起的倦怠乏力、腹痛、嘔逆之症，可取三分鬱金香、檀香、丁香，一錢木香、豆蔻仁，六分砂仁、甘草，一錢八分藿香，將此八味一同煎水服用。」

「今日不僅學到一味藥材，還知道了一副藥方，真是太好了！」龐憲不禁開心地說道。

化濕辟穢鬱金香湯

對症：因脾為濕困、運化失調所引起的倦怠乏力、腹痛、嘔逆之症。

藥材：鬱金香、檀香、丁香三分，木香、豆蔻仁一錢，砂仁、甘草六分，藿香一錢八分。

用法：將此八味藥一同煎水服用。

化痰止咳的散香藥

排草香

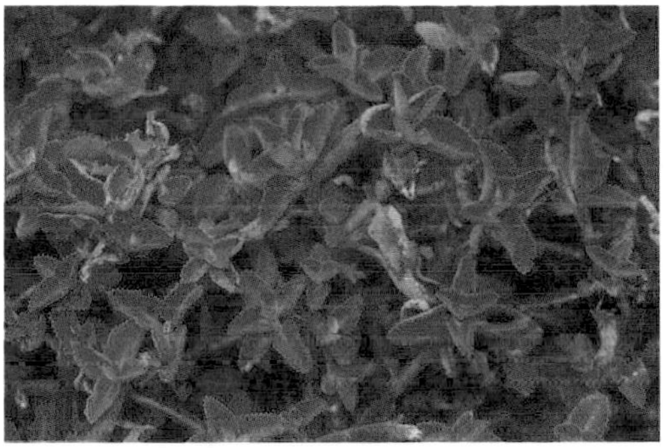

下山後，師徒倆未走多遠，便來到了青石村。龐憲對這裡非常熟悉，算上這次，他已是第三次來到這裡了。

「師父，我想去找陸青哥哥玩，可以嗎？」龐憲一副乞求的可憐模樣。

「好吧，不過你只有一個時辰的時間。」李時珍無奈道。聽到師父答應，龐憲放下包袱便跑了出去。

「陸青哥哥！陸青哥哥！」龐憲一邊喊一邊叫著，「一、二、三，到了。」龐憲心裡暗暗數著。他分不清東西南北，因此只記得每次從常住的客棧出來，向左走，第三排正數第三個門便是陸青家。

龐憲還未敲門，門便打開了。門裡站著一個少年，笑著看著龐憲，「憲兒來啦！」

「陸青哥哥！」龐憲給了陸青一個大大的擁抱，雖然以他的身高只能抱住陸青的腰。

陸青彎下腰，仔細打量了龐憲一番，隨後微笑道：「憲兒長高了不少，眉眼也長開了許多，現在可是個俊俏的小少年了。」

「陸青哥哥，我都被你誇得不好意思了。」龐憲用手捂著臉說道。

「咦，陸青哥哥，這是你種的嗎？」龐憲指著院子裡的一株植物說道。

陸青搖頭，「不是，是我姐姐種的。我也不知道這是什麼。」

「我知道！我告訴你啊！」龐憲挑了挑眉。

「好啊，你給我講講這是什麼？」陸青配合道。

龐憲便嚴肅著開口講道：「它叫排草香。這種植物乾燥後會產生強烈的香味。它的植株比我稍矮些。大多時候，其莖為兩條以上互相簇擁生長，成草質，並具有棱。葉片為卵形過渡為卵狀披針形，其葉兩側並不對稱，邊緣有波狀及全緣之分，側脈隆起於下部，其上網脈隱蔽。花朵生於腋下，且單個生長；花梗為絲狀；花冠為黃色；頂孔處有花藥開裂；花柱呈絲狀。」

龐憲看著一旁的掃排草香繼續說道，「但這排草香本應生長於山中叢林處，或者長在林邊。我還是第一次在院子裡看到它，我猜應該是你姐姐將全株排草香挖了回來，並種在了這裡。」

「原來如此，那這排草香可以治什麼病呢？」陸青被龐憲說得對這藥草也有了興趣。

「排香草可以全株入藥，它性平，味甘，能歸於肝經、肺經、胃經，具有祛風除濕、化痰止咳、補氣養血、止痛之效。如果患久咳傷陰、燥咳、脘腹攣急作痛，則可用這味藥材來治療。」

龐憲詳細地解說道。

陸青聽到這裡，頓時皺起了眉頭，道：「燥咳……是不是由於燥邪傷肺所引起的咳嗽？我母親正患有此病，經常咳嗽不止，本以為是風寒引起的，找了村裡的郎中看後才得知是燥咳。」

「對，沒錯。但這只是原因之一，還有可能是因為肺虛液少所引起的。玲玲姐你認識吧？就是住在村東頭的孫大娘的女兒，她先前因腎部患有炎症，出現了水腫之症，我師父便是用排草香將她治好的。將一兩去枝且去梗的排香草根加入一升水中，將其煎至七分，每日服用兩次，半個月之後，玲玲姐的病就好了！」龐憲得意地說道。

「這中醫的學問可真是博大精深。沒想到憲兒已經可以為我講解醫藥知識了。」陸青笑道。

「我要回去了，師父只給我一個時辰出來跟你玩。」龐憲垂頭說道。

「我送你回去，順便看看李大夫。之前我身體不好，總是勞煩李大夫為我看病，這次我好好去拜謝一下李大夫。」說罷，二人一起向客棧方向走去。

鎮定安神的香草

迷迭香

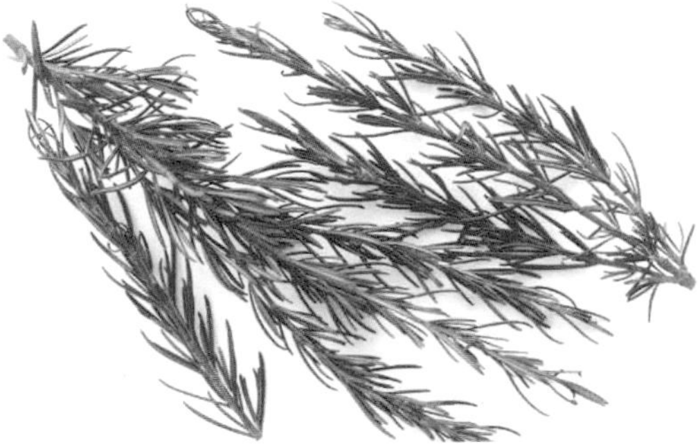

「師父，我好睏啊。」龐憲耷拉著腦袋，半眯著眼睛跟在李時珍身後。

「誰叫你昨天非要跑出去玩，玩耍的時候卻從不見你喊累。」李時珍回道。

「師父，前面有個人在做早操呢！」龐憲頓時來了精神，「您猜這人的年齡有多大？」龐憲瞪圓了小眼珠，湊到了李時珍跟前。

「你這孩子，好奇心怎麼這麼重，人家多大又與你有何關係？」李時珍教育起龐憲。

「我這不是好奇嘛！再說了，這一路除了認草藥，我都沒見過幾個人，看見奇奇怪怪的人，當然好奇啦。」龐憲略有些不滿地嘟嘴說道。

李時珍理解徒弟的心情。出外診確實是件苦差事，身體累是其一，最重要的是沒有同齡的夥伴一起玩耍，枯燥乏味也在所難免。

「這人並不是在做操，他練的是八段錦。」李時珍看了看，對徒弟解釋道。

「八段錦？那是什麼？」龐憲頭一次聽說這名字。

「八段錦起源於北宋，屬於引導術之一，此人所練為立八段錦……。」

李時珍的話還未說完便被打斷了。

「二位也是來練八段錦的嗎？」那人轉身見到李時珍師徒二人，遂詢問道。

李時珍忙走上前，邊行禮邊說：「並不是，我們只是路過此地。」

「剛剛聽到您在講八段錦，莫非您也是練功之人？」那人問道。

「那倒不是，我不過是略有瞭解而已。」李時珍笑道。

「說來真是慚愧，我也是剛開始學習八段錦。因為長期失眠的緣故，我脾氣不大好，易怒，心情也極容易抑鬱，有時煩躁起來，根本冷靜不下來。有人跟我人說，這八段錦能令人平靜、心神安定，我才練的。」那人打開了話匣子，對著李時珍傾訴起來。

李時珍聽過此話，微微點了點頭道：「您可以去藥房抓些迷迭香，用研缽將其搗成粉末，用開水沖兌過後服用，每日服用兩到三次即可。再加之您練習八段錦，不出幾日便能看到效果。」

「這可真是太好了，我現在就去藥房，真是太感謝您了。」那人道謝後便離開了。

「師父，迷迭香是做什麼用的？」龐憲急忙問道，只要有關於草藥的事情，龐憲總是想第一個知道。

「迷迭香全株都可入藥。它性溫、味辛，具有鎮靜安神、止痛、發汗、健脾、助睡眠之效，對於一些患有頭痛、心悸、風濕、食積不消之人有極好的療效，這是內服。外用還能治療關節炎等症。剛剛那人是心神不安所引起的失眠，其主要問題出於心上，心主血，其對應

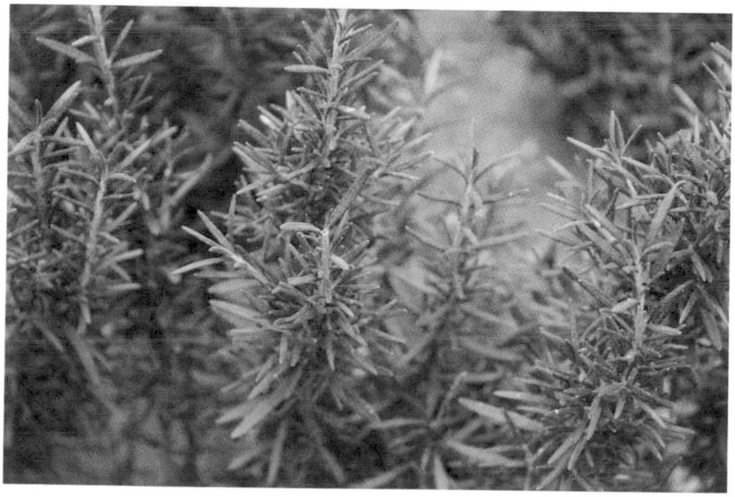

火，而迷迭香能健脾安神，因而能治癒其病。」

「那迷迭香長什麼樣子呢？」龐憲繼續發問。

「迷迭香的花、莖、葉都有非常好聞的香味。迷迭香是灌木。它的枝、莖為圓柱形，表面有縱向裂痕，顏色為暗灰色。迷迭香的葉子叢生於枝上；有些無柄，有些柄卻很短；葉片為草質且成線形，具有全緣。它的花無梗且為對生，短枝上端生有花朵；小苞片生有花柄；花冠為藍紫色且內無毛；花柱纖長；花期較長，足足有十一個月之久。」李時珍講解道。

「回到家以後，我要去採摘些迷迭香，把它掛在我的房間裡，這樣我的房間一整天都可以香香的了。」龐憲自顧自地笑道。

祛風除濕之祛毒藥

艾納香

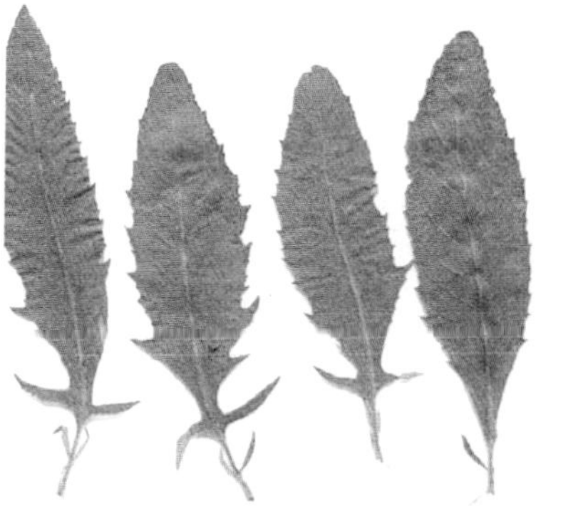

數日後，李時珍與龐憲二人到達了黃梅縣。剛一進縣城，他們便見一女童坐在石階上哭泣。龐憲見狀，趕忙跑了過去。

「小妹妹，你怎麼哭了啊？發生什麼事了？」龐憲緊張地問道。

「這裡疼。」小女孩指著自己手臂哭著說道。

只見小女孩的手臂紅腫，並且能看到兩處清晰的咬痕，血點周圍泛著瘀青。

「師父！」龐憲抬頭看向李時珍，焦急地說，「這小姑娘被毒蛇咬傷了。」

「前面不遠處有一藥房，你快去買些大風艾與鹿耳翎回來。」李時珍忙吩咐道。

一會兒的工夫，龐憲滿頭大汗地跑了回來。李時珍拿出研缽將藥搗碎，並敷在小女孩傷口處。「手臂不可以亂動哦！」李時珍囑咐道。

小女孩年紀不大，正是好動的時候，龐憲只得抓著她一隻手臂，以防草藥移位。

「師父，大風艾是什麼？」龐憲問道。

「你這孩子，怎麼這麼快就不記得了，記性太差了！」李時珍責怪道。

龐憲被李時珍說得一頭霧水，「師父，我可是第一次聽說大風艾。」龐憲臉上委屈的表情頓時蔓延開來。

「艾納香就是大風艾。」李時珍拍了拍龐憲的頭，道，「艾納香你總該認識了吧？」

「原來這兩個藥名是在說同一種草藥啊！」龐憲恍然大悟，「艾納香有草本與灌木之分。其莖非常粗壯且挺拔，最高能長至一丈；外表面為灰褐色，並長有縱向的條棱。艾納香的上部葉有長圓披針形和卵狀披針形之分，有些不具柄，有些則有短柄；下部葉有長圓披針形與寬橢圓形之分，全部具柄，較細的鋸齒生於其邊緣，網脈較為隱蔽。其花則由一堆較小的花聚集成大圓錐花序；苞片為長圓形且呈草質；艾納香的花期為一年。」龐憲將艾納香的特徵背了出來。

「那它的藥性如何？」李時珍遂問。

「艾納香性溫，其味辛且苦，它能避穢、溫胃、祛風除濕、滅蟲。正如所見，它可以治療蛇毒，同時對於濕寒瀉痢、風濕麻痹、瘧疾、跌打傷痛等症也極有療效。」龐憲流利地答道。

「啊，對了，用新鮮的大風艾葉煎水清洗患病部位，或將其搗碎敷在傷口處，可治療皮膚瘙癢、瘡癤癰腫、跌打損傷之症。不過陽虛血熱之人萬不可用。」龐憲又補充道。

「靈兒、靈兒！」只見不遠處一位婦人正向此處跑來。

「你可嚇死我了，你怎麼跑這裡來了？真是讓我一頓好找。」婦女一把抱起小女孩，警惕地看著李時珍二人，「你們是？」

「我們是來出外診的郎中。剛到這裡，便見她在這裡哭泣，仔細一看方知她中了蛇毒，遂用了些藥草給她醫治。」李時珍認真向婦人解釋道。

聽過李時珍的話，婦人低頭看了看小女孩的手臂，連聲道謝過後，婦人熱情地邀請二人到家裡做客。

「我與徒兒二人還有要事，便不打擾您了。」李時珍婉拒了對方的好意，帶著龐憲離開了。

醒脾和中的截霍奇藥

藿香

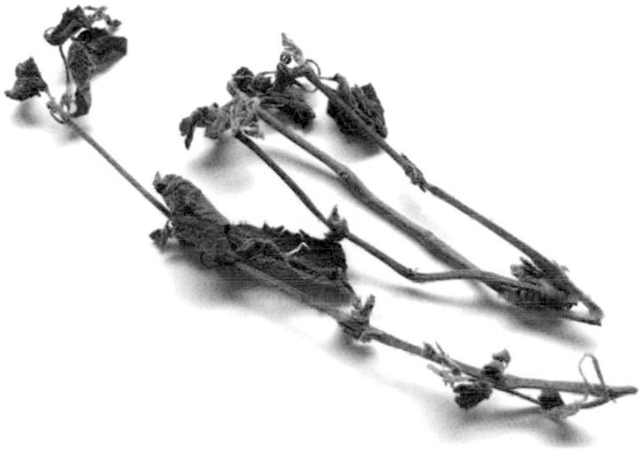

此次李時珍來黃梅縣看診，是受馬姓人家之托。馬家是此地的大戶之家，馬老爺位高權重，家境殷實。但據傳言馬老爺脾氣古怪，每每有郎中來府上為其看診，最後都會被趕出來。李時珍與龐憲在下人的帶領下來到後院，只見一人半躺在椅子上曬太陽，此人便是馬老爺。

「老爺，李郎中到了。」下人低聲說道。

馬老爺慢慢睜開眼，便見一位清瘦的中年人站於眼前。上下打量來人一番，馬老爺感受到其眉眼間所露出的英氣與沉穩。

「在下李時珍，拜見馬老爺。」李時珍向馬老爺作揖。

「李郎中可是蘄春縣非常有名的醫生，聽聞您從小便天賦過人，不僅善對，還有著超凡的記憶力。」馬老爺起身說道。

「馬老爺過獎了。」李時珍謙虛地說道。

馬老爺在涼亭處坐定，道：「這半年來，我時常感到腹部脹滿，並且還會上吐下瀉，這一折騰起來可是要了我的老命。先前有郎中為我瞧病，雖緩解了吐瀉之症，但依舊時常反覆，真是一幫廢物。所以這次請李郎中來，便是希望您能將我這病醫好。」馬老爺年齡五十有餘，因為身體欠佳，每說一句話便要大喘一口。

李時珍向龐憲伸了伸手，示意他將脈枕拿出來。

一番望聞問切，李時珍道：「馬老爺，您這病是由霍亂引起，中醫上稱為『濕霍亂』。您體內脾為濕困，運化無力，因而出現霍亂之症，以至於嘔吐、腹痛腹瀉不止。」李時珍邊說邊在紙上寫道，「取藿香與桔梗、白芷、半夏、茯苓、蘇葉、甘草、厚朴、大腹皮、陳皮相配伍煎湯服用。此方可解決您的病症，但是冰凍三尺非一日之寒，治病調理之事萬萬急不得，您需服用至少三個月方可見成效。」

看診過後，馬老爺安排下人去藥房抓藥，隨後叫管家安排李時珍二人的食宿問題。進了廂房後，龐憲立刻問道：「師父，藿香是可以治療霍亂的草藥嗎？」

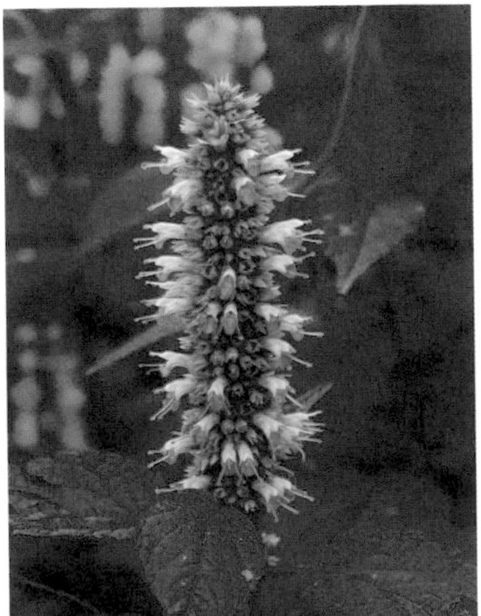

李時珍邊放下藥箱，邊對徒弟解釋道：「沒錯。藿香性溫，味辛，能歸於肺、胃、脾三經。因其具有化濕辟穢、醒脾和中、解暑發表之效，所以常用於脘腹脹痛、嘔吐、暑濕、惡寒發熱、胸脘滿悶、濕阻脾胃等症。《本草正義》中說道，『清芬微溫，善理中州濕濁痰涎，為醒脾外胃，振動清陽妙品……，霍亂心腹痛者，濕濁阻滯，傷及脾土清陽之氣則猝然繚亂，而吐瀉絞痛，芳香能助中州清氣，勝濕辟穢，故為暑濕時令要藥』。」

「我沒記錯的話，藿香是不是這樣的？」龐憲邊回憶邊說道，「它是一種草本植物，且為多年生。莖為四棱形且直立生長。葉子由卵形逐漸變為披針形。莖頂端生有很多小花；花萼為倒圓形且呈卵狀；花冠呈稍淡的紫色，並具有後環狀的花盤。藿香成熟後的堅果較小且呈卵狀的長圓形，顏色為褐色。」龐憲說罷，眨巴著眼睛看著李時珍。

「說得沒錯。」李時珍肯定地回答道。

活血調經的利經草

澤蘭

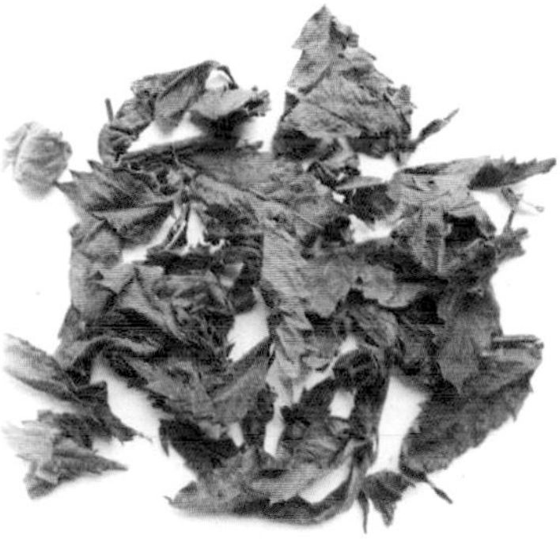

馬車上，李時珍回憶起前兩天所發生的事情。

馬老爺將李時珍二人留於府上，並準備上等的菜肴伺候著，表面上是為了招待客人，盡地主之誼，實則為了考察李時珍的藥方是否靈驗。如若不靈，他便將二人驅逐出黃梅縣。但如若靈驗，也算是報答李時珍的恩情。這一天閒來無事，李時珍拜見過馬老爺後，便帶著龐憲到縣城西門的山上採摘草藥。

「要不是可以學習草藥知識，我才不想來呢！這裡每座山都長得差不多。」龐憲嘟嘟囔囔地說著。

「嘀嘀咕咕地，又在說什麼呢？」李時珍笑道。

「我剛才說……」龐憲突然看見了什麼，急忙跑了過去，一邊跑一邊擼起袖子，「師父，這有一大株澤蘭！」

「憲兒的眼神可真是好，你不說，為師還沒發現呢。」李時珍笑道。

「我沒記錯的話，澤蘭是多年生的草本。它的莖橫向生長於地下，紡錘狀的塊莖生長於先端並呈肉質。莖為方形，以紫偏紅色居多。葉子對生，葉柄分為無柄及短柄，呈長圓披針形或披針形，銳鋸生於邊緣，其上被毛。葉腋處生花，六到十朵生於一輪；苞片為披針形，同樣有原毛。澤蘭的堅果偏小，呈倒卵圓狀的三角形。」

話落，龐憲一直盯著李時珍，有些扭捏地閉上了嘴。

「又是這個表情，澤蘭的藥性忘記了？」李時珍了然地問道。

龐憲低垂著頭小聲道：「我只記得澤蘭可以全草入藥，以及它性微溫，味辛、苦。其他全都忘記了。」

「澤蘭可歸於脾、肝二經，它的功效在於祛瘀消癰、利水消腫、活血調經，所以常用於閉經痛經、瘡癰腫毒、月經失調、水腫腹水之症。例如有女子產後出現水腫、血虛之症，需將等量的澤蘭、防己研磨為末，並用醋湯服下，每服二錢。」李時珍接著龐憲的話說道。

「雖然你聰明好學，尤其對草藥一事極為熱愛，但要更加用心才行啊，萬不能今日學了明日忘。」李時珍教育道。

「徒兒記住了！徒兒一定不會再忘了。若是徒兒又忘了，您就用木槌敲我的腦袋！」龐憲認真地對李時珍說道。

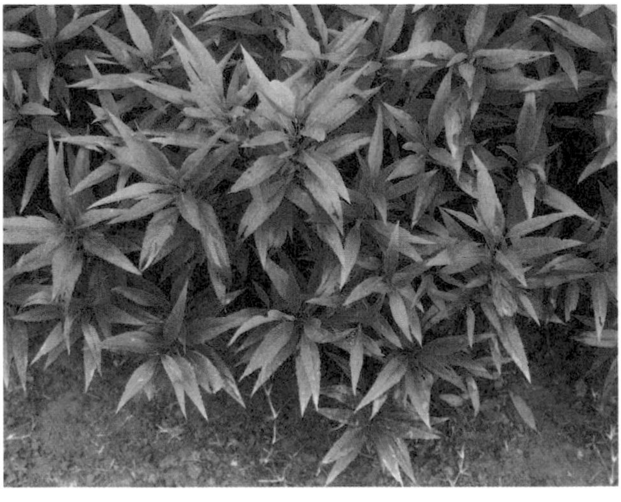

消腫止痢的清熱草

馬蘭

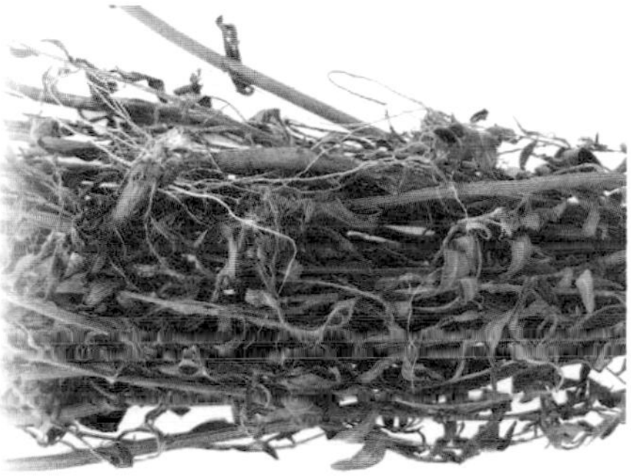

「爹爹，憲哥哥！」建元一聽到門外有動靜，便開心地跑了出來。

「哎喲，爹爹看看，長高了沒有？」李時珍一把抱起建元，摸了摸他的小臉蛋。

「爹爹，憲哥哥，快些進屋，娘親已經做好飯菜等著你們了。」

「珍兒、憲兒，你們回來啦。」李太夫人說道。

「爹爹，你們這次去了哪裡？路上好不好玩？」建元好奇地問道。

「每次出診回來你都要問一次！我的回答依舊是，不好玩！累死了！」龐憲打趣道。

「爹爹，憲哥哥，送給你們。」

不知什麼時候，建元採了兩朵小花。

「這是馬蘭花，園子裡的馬蘭花開了！」龐憲興奮地說道。

「馬蘭？也是草藥嗎？」建元好奇地問道。

「當然！馬蘭能全草入藥，其根也可以單獨入藥。其性微寒，味辛，能歸於肝經、大腸經、腎經、胃經。它有清熱消腫、涼血止痛、散瘀之效，因此常用於治療吐血、月經不調、咽喉腫痛、小兒疳積、痢疾、癰腫瘡瘍、濕熱黃疸、血熱衄血等症。」龐憲回答道。

「那馬蘭長什麼樣子呢？我只知道它開白色的花。」建元繼續問道。

龐憲便繼續解釋道：「馬蘭具有匍匐生長的根狀莖，並且具有分枝。開花時，基部的葉片凋謝，其莖上葉片有倒卵狀矩圓形和倒披針形兩種，並具有全緣。頂端生有花朵，且為單生，並聚集成疏散房狀，它在每年五到九月開花。總苞片為半圓形，上面呈草質，且具有緣毛。馬蘭具有圓錐形花托，以及淺紫色的舌片。馬蘭具有倒卵狀矩圓形且為褐色的瘦果。」

「憲哥哥，你真厲害，認識這麼多草藥，我真羨慕你。」建元臉上滿是羨慕之情。

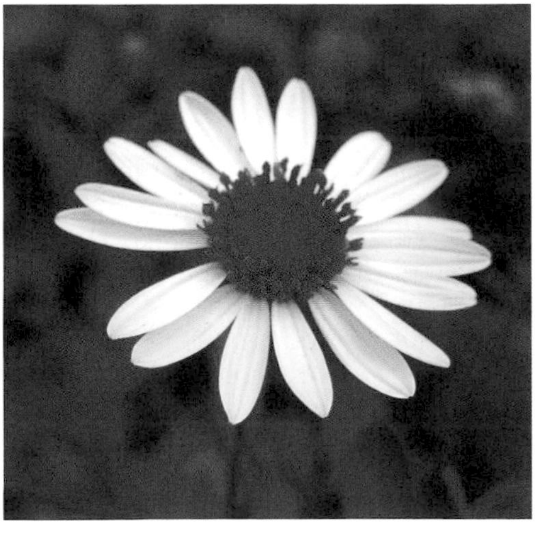

「慢慢來，你也能學會的，還會青出於藍而勝於藍呢！」龐憲微笑道。

「先前隔壁張大爺來看診，他生了痢疾，且便膿血不止，你可還記得為師是如何用藥的？」李時珍正借此機會考察龐憲一番。

「當然記得！師父用三錢馬蘭、三錢仙鶴草以及三錢車前草加水煎湯，令其服用，張大爺的病沒幾天就好了。」龐憲不假思索地說道。

李時珍滿意地點了點頭。

「爹爹，你這是在考察憲哥哥對不對？」建元的一句話，惹得大家開懷大笑。龐憲正想說什麼，卻被一雙有力的手推醒了，「起床了，太陽曬屁股了。」是師父的聲音。

「原來剛剛那一切都是夢啊……。」龐憲看了看四周，他仍在馬府。

辛散通溫的「柴火棍」

香薷

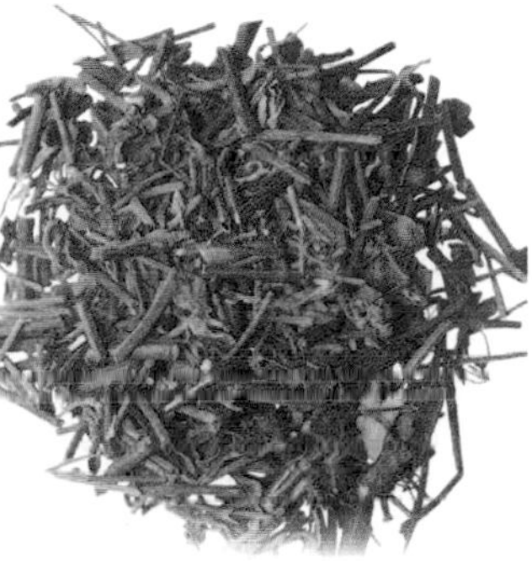

「憲兒，怎麼發起呆來了？」李時珍來到龐憲身旁問道。

「徒兒突然想起那日從山上回來，發燒流鼻涕的事情。」龐憲答道。

那日從山上回來，龐憲便不停流鼻涕，並且渾身酸軟無力，頭昏腦漲。

「阿嚏！」龐憲揉了揉鼻子，「阿嚏阿嚏……，怎麼就得了風寒了呢。」龐憲眼睛盯著房頂，小聲在嘴裡嘟囔著。

「怎麼樣了？」李時珍拜見完馬老爺便匆匆趕回來照顧龐憲。

「一直在流鼻涕，而且頭還很痛。」龐憲沒精打采地說著。

李時珍臨走前便為龐憲診過脈。昨日山上天氣突變，龐憲衣衫單薄，因此感染了風寒。正當李時珍打算出門抓藥時，馬家下人送來了一些草藥。

「憲兒，快起來喝藥。」李時珍催促道。

龐憲迷迷糊糊地喝了藥，便又睡下了。

李時珍為龐憲掖了掖被角，又將自己的被子加蓋在他身上。沒過多久，龐憲醒了過來，只見他滿頭大汗，並且已經全身濕透。

「醒了？快把被子蓋好。」李時珍按住龐憲想要掀被子的手，「等汗完全乾透再起來，不然又要著涼了。」李時珍輕聲囑咐道。

「師父，您今天給我喝的是什麼啊？甘草湯嗎？我一直鼻塞，舌頭也木木的，也沒嚐出是何種草藥。」龐憲使勁吸了吸鼻涕。

「並不是甘草湯。」李時珍端了碗溫水給龐憲，告訴他，「是香薷。我用了一錢香薷，將其研磨成末，煎成湯藥給你服用。」

「香薷？」龐憲乖乖伸出一隻手，側起身來繼續問道，「您說的香薷可是那種『小柴火棍』？」

「柴火棍？」李時珍頓了下，隨後笑起來，「虧你這小腦袋瓜想得出來！不過你這麼一說，倒確有幾分相像。」李時珍邊想邊說道。

「這『柴火棍』我可太熟悉了。」龐憲的精神頭一來，立刻接過話頭說道，「香薷是一種直立草本，且具有很多鬚根。它的莖由中部開始向上生出分枝，形狀為四棱形，有槽生於其上，顏色為黃色，最後逐漸變為紫褐色。葉子通常分為卵形和橢圓狀披針形，並具有細長的花梗；花萼是鐘形的；花冠顏色為淡紫。它於每年的七到十月開花。」一不留神，龐憲將香薷的全部特徵說了出來。

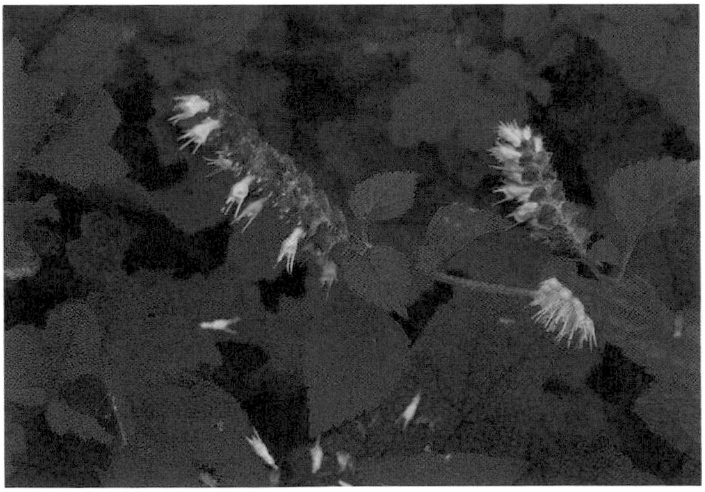

「既然如此，那它有什麼藥性？」李時珍微笑道。

「《本草經疏》曰：『香薷，辛散溫通，故能解寒鬱之暑氣，霍亂腹痛，吐下轉筋，多由暑月過食生冷，外邪與內傷相並而作，辛溫通氣，則能和中解表，故主之也、散水腫者，除濕利水之功也。』」龐憲一口氣將水喝完，繼續說道，「香薷性微溫，味辛，能人肺經以及胃經，有化濕和胃、利水消腫、發汗解表之功效，對於治療水腫、腳氣、風寒感冒有極佳的療效。我的病是由風寒引起，用香薷這味藥材便可藥到病除。」

李時珍滿意地點了點頭：「再睡一會吧。」說著便為徒弟蓋了蓋被子。

筋骨疼痛之緩藥

爵床

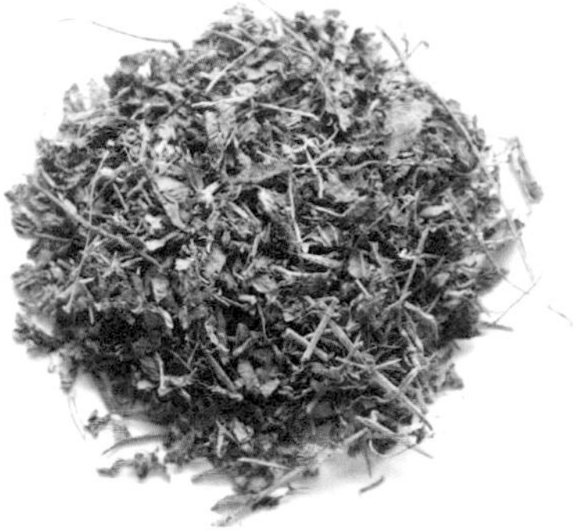

傍晚，馬車夫駕車來到了一個不知名的小村落。也許是罕有外人來此，村民對於李時珍三人的到來似乎略帶敵意。李時珍察覺出氛圍異樣，遂先開口表明了身分。

「在下蘄春縣李時珍，是一名郎中，這是隨我學醫的徒兒。」李時珍指了指身旁的龐憲說道，又指著車夫道，「這位是護送我們返家的車夫。」

聽說村裡來了位郎中，於是越來越多的村民湧了過來。龐憲被這架勢嚇得不輕，不自覺地向李時珍身後躲了起來。

「我們趕路至此，想在這裡找一處落腳之地。」李時珍繼續說道，「我們只在此借住一晚，不會打擾大家太久。」

這時人群中走出一位老者說：「李郎中且隨我來。」

李時珍三人隨老者來到一所房子的堂屋。「三位請坐。我是這個村子的村長。如你們所見，我們村子並不大，也沒有客棧，想要留宿的話怕是有些困難。現在啟程的話，亥時便可翻過此山。」老者開門見山地說道，並未有留此三人過夜之意。

「敢問村長，這附近可還有其他村落嗎？」李時珍恭敬地問道。

老者搖了搖頭，隨後端起桌上的茶杯喝起水來。

「敢問村長是否時常感到胳膊疼痛？」李時珍說完，又微笑著搖了搖頭，「確切地說，是否有全身筋骨疼痛之感？」

村長微微頓了一下，隨後面無表情說道：「有又如何，沒有又如何？」

「先前見您走路時，右腿略有些跛；方才見您端茶杯時，臉上露出不適之情，想必您患此病已有多時，且右側相比左側較為嚴重。我沒說錯的話，您時常因為疼痛之感而難以入睡。」李時珍說道。

「哼！」村長冷笑一聲，「你想以此來博取我的好感，好讓你們可以留宿在此？」村長輕蔑地看向李時珍。

李時珍搖頭笑道，還沒等李時珍開口，龐憲搶先說道：「你這個人，真是不識好人心，曲解我師父的一片好意！我師父是看您一把年紀，想讓您少遭受些病痛的折磨……。」

「憲兒！住嘴！」李時珍呵斥道，「在下管教徒兒無方，還請您見諒。」李時珍代龐憲躬身以表歉意。

「不要緊。」不知是否被龐憲的一席話點醒了，村長的表情放鬆了許多，人也變得和藹了一些，「李大夫可否說說我這毛病該如何治療呢？」

「只需一錢爵床，用水煎服即可。但此藥需長期飲用，因為您的病是多年積攢而成，再加之山間空氣濕度較大，濕寒入於體內，影響臟腑運作，因而導致經絡不通，遂引起疼痛。」李時珍認真解釋道，「天

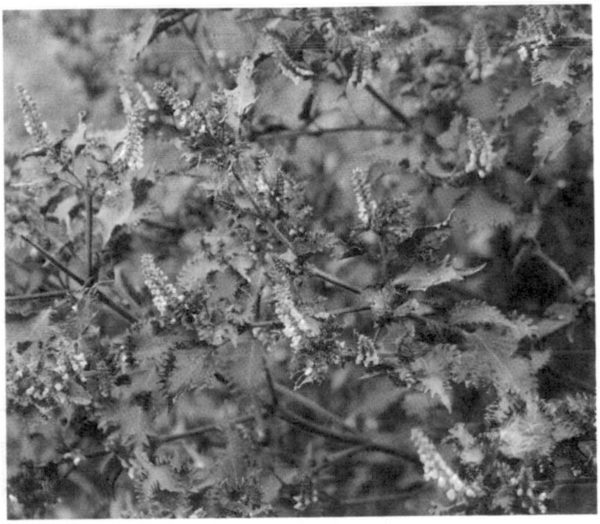

色已晚，我們三人便不打擾您了。」李時珍三人起身要走。

「李大夫請留步。我這裡有一間空餘的茅屋，三位不介意的話，就在此睡一晚吧。」村長說道。

「師父，您為什麼要給那老頭兒治病？我真是想不明白！」龐憲憤憤不平地說道。

「憲兒，不得無禮。」李時珍看向龐憲，雖然茅屋內燈光昏暗，但依然能看出龐憲不忿的表情。「治病救人本就是我們的職責，看診之時總會遇到些麻煩事，可不能因為這樣，我們就不醫人了對不對？」李時珍慢慢開解龐憲，「你還記不記得爵床的特徵如何？」李時珍故意岔開話題。

「記得。」龐憲噘著小嘴說道，「爵床是一種草本植物。它的莖匍匐生長。頂端或上半部分的葉腋生有花朵，且外形像麥穗一樣，苞片為披針形，且生有緣毛，花冠為粉紅色。爵床的葉片為橢圓狀長圓形，葉柄較短。爵床的蒴果有種子四粒，且有瘤狀的皺紋生於種子表面。」

「那爵床藥性如何？」李時珍繼續提問。

龐憲只好接著答道：「爵床性寒，味微苦，它能入肺經、肝經以及膀胱經。爵床具有消腫利尿、清熱解毒之效，因此內服可用於腎炎水腫、咽喉腫痛、小兒疳積、瘧疾、痢疾等，外塗可用於跌打損傷、癰瘡癤腫之症。但這爵床也不是人人都可以用的，氣血兩虛以及脾胃虛寒之人不可用。」

「不錯，掌握得非常好。快點休息吧，明天還要繼續趕路呢！」李時珍囑咐道。

解表散寒的除熱草

荊芥

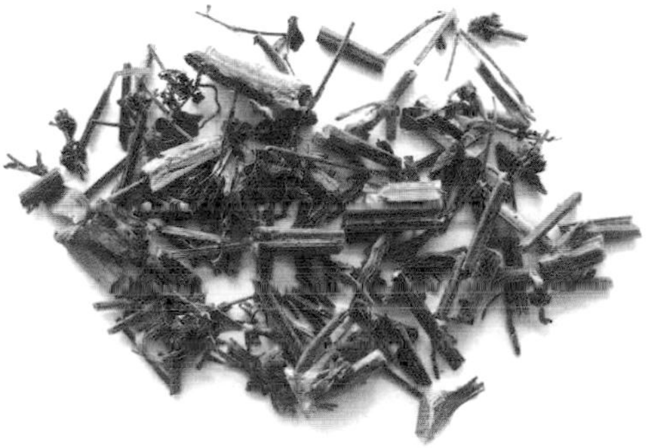

這日龐憲正在院子裡散步，突然聽見門外一陣急促的腳步聲，還沒等龐憲看清，一個人影便衝了進來。

「您找誰啊？您去哪裡啊？」龐憲喊了幾聲但未得到回應，情急之下，龐憲一把抓住那人的胳膊，大聲喊道，「快來人啊！」

李時珍聽到院子裡的吵鬧聲，循聲而來，只見龐憲與一男子扭打在一起。

「快住手！」李時珍趕忙上前制止，「發生什麼事了？」李時珍皺起眉頭問道。

「他。」龐憲踉踉蹌蹌地起身，指著對方說道，「壞人，問他什麼也不說，肯定是來偷東西的。」龐憲喘著粗氣，身上的衣服都被那人給扯亂了。

「我……是來……看……病。嗓子……疼……。」那人聲音沙啞，幾乎無法發出聲音。

「看病？」龐憲豎著耳朵，這才反應過來——這是位病人。

李時珍見狀，趕忙將來人扶至堂前，為其把脈。

「大夫，我說……不……出話。嗓子……疼……。」那人說話之時已近乎唇語。

「是否有咽喉腫痛之感？是否感到有東西卡在嗓子裡咳不出來？」李時珍詢問道，又補充道，「你只要點頭或者搖頭就可以了。」

那人果斷點了點頭。

「你這是風熱肺壅，需用二兩荊芥穗，二兩桔梗，一兩炙過的甘草，將其全部研磨成粉末；次取四錢同三片生薑，一盞水煎至六分，去渣溫服即可。」李時珍繼續說道，「剛剛我徒兒太過魯莽，是我教導無方，還請您多見諒……」李時珍臉上充滿歉意，「憲兒，快過來道歉。」李時珍嚴厲地說道。

「對不起，我不是故意的，請您原諒我。」龐憲低垂著頭小聲說道。

那人微笑著搖了搖頭，拿了藥便起身離開了。

「師父，我給您丟臉了。」龐憲低著頭向李時珍認錯道，「我先前聽說臨縣來了一夥強盜，我見那人一直不說話，怕他是壞人，便想上前制止他。」

「師父不怪你。讓我看看，臉還疼不疼？」李時珍說著便從藥櫃裡取出藥膏為龐憲上藥。剛才與那人糾纏時，龐憲不小心摔倒在地，眼角旁起了一片瘀青。

「好多了。都怪徒兒太笨，自己摔倒了。」龐憲小聲說道。

「下次再遇到這種事情，可不要如此莽撞了！」李時珍叮囑道。

解表散寒荊芥湯

對症： 風熱肺壅，喉嚨腫痛。

藥材： 荊芥穗、桔梗二兩，炙過的甘草一兩，四錢同三片生薑。

用法： 二兩荊芥穗，二兩桔梗，一兩炙過的甘草，將其全部研磨成粉末；次取四錢同三片生薑，一盞水煎至六分，去渣溫服即可。

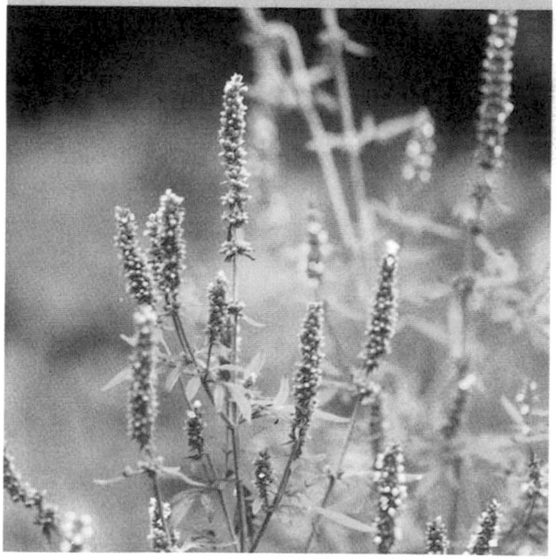

「知道了。可是師父，那人的病為什麼要用荊芥來治呢？」龐憲時刻不忘問草藥和藥方。

「荊芥又叫假蘇，其性微溫、味微苦且辛，能入肺、肝二經，它有透疹、解表、止血、散寒之效，對於咳嗽、咽喉腫痛、痲疹、風痧、瘡瘍初起、產後暈血極為有效。荊芥與石膏、薄荷、槐花、縮砂、大黃、金銀花、防風、土茯苓相配伍，還可治療血勞、頭暈、風氣頭痛、風口眼斜、大便出血、小腹急痛等症。」李時珍解釋道。

「原來如此。」龐憲若有所思地點點頭，又說，「師父，我記得荊芥長什麼樣子。其莖為木質，其上生有分枝，並具有不太深的槽。葉片為卵狀三角形，有些邊緣生有牙齒，有些生則有粗圓齒，上為黃綠，下面較白。每年的七到九月為其花期，其花聚在一起像小傘；苞葉為葉狀，苞片為鑽形，花萼為管狀，花冠呈白色，但有紫色的小點生於下唇，且有粗牙齒生於邊緣，花絲呈扁平狀，花柱為線形。荊芥的堅果偏小，且為灰褐色的卵形。」

李時珍聽後滿意地點了點頭。

疏風散熱的清火茶

薄荷

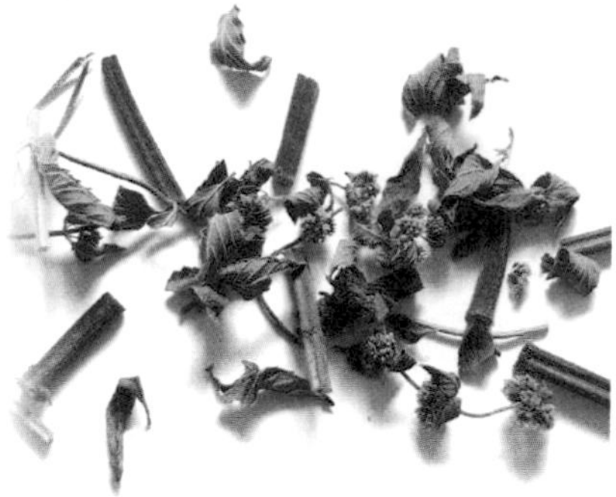

「哇，小薄荷你開花了！真好聞。」龐憲一早便來到院子裡為藥草澆水施肥。

「還開始和植物說起話來了？」李時珍的聲音在身後響起。

「我一直覺得，植物也是能通人性的。我這樣天天說它美，它便會開得越來越旺盛。」龐憲說著露出了一個大大的笑容。

「那你來說說這薄荷的外形特徵有哪些？」李時珍突然話鋒一轉。

「看來我真是隨時都要接受師父的考驗啊。」龐憲小嘴一噘，嘟囔起來，「幸好我天資聰穎，後天也依舊奮發向上，所以這點小考驗根本難不倒我！」龐憲說罷偷偷瞄了李時珍一眼，見師父並不生氣，才接著道，「薄荷每年七到九月開花，其花生於腋間，花開後則聚集成球形，並有無梗以及有梗之分。花萼為鐘形，花冠為淡紫色，花藥呈卵圓形。其葉片分五種形狀，分別為披針形、長圓狀披針形、卵狀披針形以及橢圓形、稀長圓形。基部以上的邊緣處長有牙齒狀的鋸齒，上面是綠色，下面則是淡綠色。薄荷具有卵珠形的黃褐色堅果。」

「那它的藥性如何？」李時珍繼續問道。

「薄荷性涼，味辛，能人肺經和肝經。薄荷有清利頭目、疏散風熱、疏肝行氣之效，遂能治療頭痛、咽喉腫痛、牙痛、風疹瘙癢、胸悶脅痛、肝鬱氣滯等。薄荷與金銀花、石膏、川芎、柴胡、白芍、白芷、當歸、牛蒡子、連翹等藥材相配伍，可治療肝鬱氣滯、風熱上攻、頭暈、風熱感冒之症……。」

龐憲還未說完，門外響起了說話的聲音：「請問，李大夫在嗎？」又有人來看診了。

待來人坐定後，龐憲上下打量了此人一番：中年，男性，面色蠟黃，精神不振。

「大夫，我最近時常感到頭暈目眩，不僅如此，這個地方還經常疼。」男人指著自己兩肋處說道。

李時珍為男人診過脈後，又看了看他的舌頭，遂道：「您的病症屬脅痛，其病因多半與肝、膽有關。您舌頭較紅，其上苔少，脈弦較細，因此屬脅痛中的肝陰不足，所以需養陰以滋肝。倒不是什麼太大的問題，將薄荷葉泡水服之，常服便可有所改善。」

「師父，先前竹山縣的王大娘也有相同症狀，為何不用薄荷治療呢？」龐憲立刻追問道。

「王大娘為陰虛血燥的體質，遂不可用薄荷。同時，表虛汗多、肺虛且咳之人也不可用薄荷。」李時珍向他解釋道。

「這下徒兒明白了！我要摘些薄荷葉回去，讓師母教我釀蜜！」龐憲開心地向園子跑去。

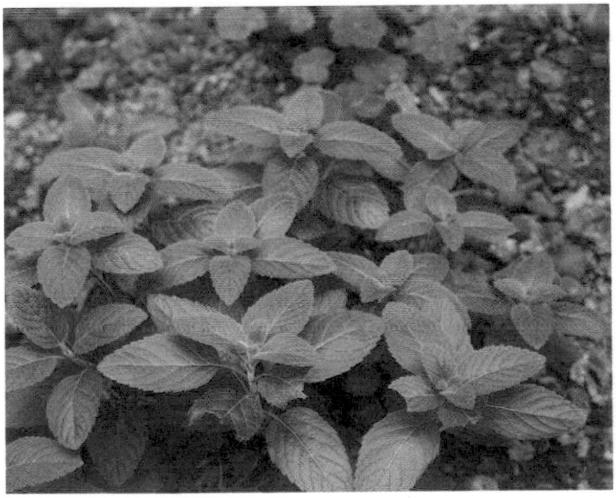

利濕消腫的解毒草

積雪草

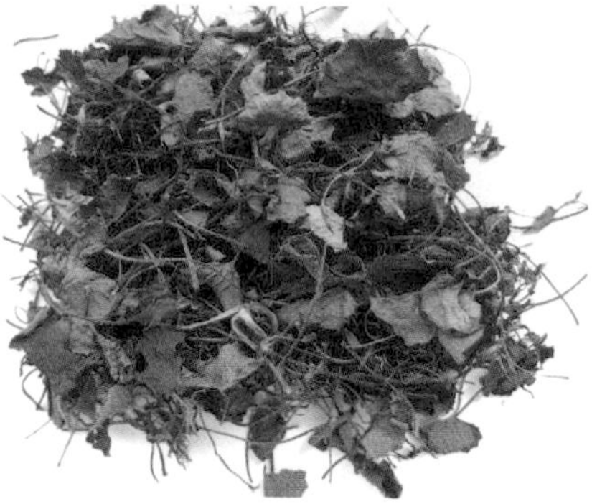

「大風子、皂角、蛇床子、苦參、山麻杆、徐長卿、接骨木……，已入櫃。」龐憲一邊對照手裡的本子一邊整理藥櫃裡的草藥。

「請問李大夫在嗎？」門外響起了女子的聲音。

「我師父出門看診了，大約半個時辰方可歸來。」龐憲接待女子坐下，並給她倒了杯茶。

這女子遮著面紗，龐憲看不清她的面容，但從其眉眼間能感到一股深深的憂鬱之情。在這種炎熱時節還戴面紗，想必是生了疹子吧，龐憲猜測。

「師父，您回來啦，有人來找您瞧病。」龐憲邊說邊接過李時珍隨身的藥箱。

待李時珍坐定，女子才緩緩揭下自己的面紗，只見她的臉上以及脖子處全部都是紅腫，並且已出現化膿症狀，一般人恐怕會以為這姑娘毀了容。

「大夫，不知何時起，我這臉上又紅又腫還會發熱，有時還會流出膿血，疼痛難耐之時更是無法入睡。最令我難過的是，這紅腫生在臉上，每每見人，都要被人說成是毀了容的怪物，我這心裡……我這心裡著實不好受啊！」女子哽咽著說道。

「你這是熱毒之症，火熱鬱結成毒，因此出現癰腫之症。」李時珍診斷道，「將積雪草陰乾後研磨成粉末，加入水後敷在紅腫之處便可治療此症。」李時珍邊寫邊說道，「三日之後來藥堂取藥，回去後按時敷用即可。」

女子一番道謝後，便離開了藥堂。

「師父，積雪草是什麼？是長在雪山上的草藥嗎？」龐憲歪著頭問道。

李時珍搖了搖頭：「當然不是。它是一種多年生的草本植物，具有較長且匍匐生長的莖。積雪草的花生於葉腋，苞片為卵形且呈膜質；通常有三到四朵花生於一個花序上；花柄有無柄以及短柄之分。花瓣有乳白色和紫紅色兩種，且形狀為卵形。葉子有馬蹄形、腎形和圓形三種，鈍鋸齒生於葉子邊緣，葉兩面全部凸起。葉柄較長且成膜質。積雪草的果實為圓球形，側棱有橫向生長的網狀脈，有些表面平滑，有些則有毛。」

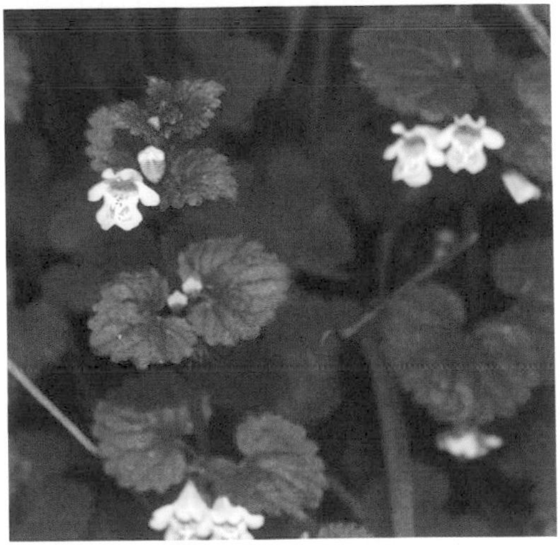

龐憲忙接著說：「那積雪草的藥性又如何呢？我現在知道它可以治療熱毒癰腫之症。」

「沒錯。《神農本草經》一書說它『主大熱惡瘡，癰疽，浸淫，赤熛，皮膚赤，身熱』。這積雪草性寒，味苦且辛，它能歸於肝經、腎經、脾經，並具有清熱解毒、利濕消腫之效，所以它外用能治療癰腫瘡毒、跌補損傷之症，內服則可治療中暑腹瀉、濕熱黃疸、尿中帶血等症。」李時珍解釋道。

「啊！我想起來了！」龐憲突然大喊道。

「這孩子，又怎麼了？」李時珍被龐憲突然的叫喊聲嚇了一跳。

「嘻嘻嘻，我想起前些天建元跟我說他牙痛，您便是用了積雪草這味草藥與污泥一起搗爛後放入建元的耳內，將他治好的。」龐憲說著歪頭嘴裡嘀咕著，「我當時怎麼忘記向師父請教問題了？」

「你啊，就是個小麻雀，天天嘴裡不知嘟囔著什麼。」李時珍無奈地搖了搖頭，隨後便笑了起來。

「師父，您還不是一樣，總是看著醫書便自言自語個不停。」龐憲不甘示弱道，「我去整理草藥了！」說完就蹦蹦跳跳地向藥櫃跑去。

「認真點啊！」李時珍囑咐道。

解鬱散寒的葉子

紫蘇

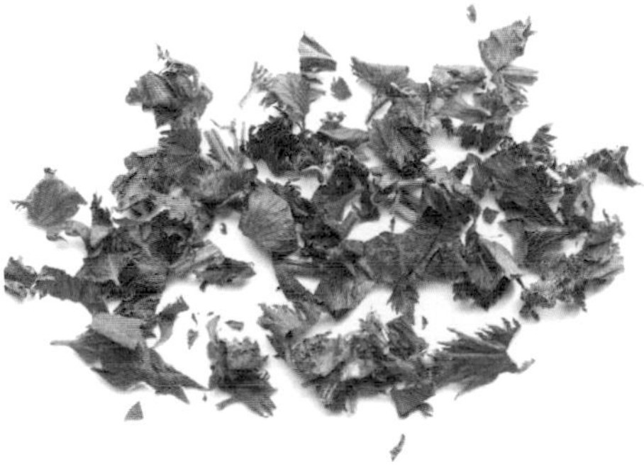

「哎呀，師父，我不行了、不行了。累死我了……歇會兒、歇會兒……。」龐憲一屁股坐在了地上，喘著粗氣說道。這天天氣好，李時珍便拉著徒弟在院子裡跑步，美其名曰「鍛煉身體」。

「你呀，小小年紀，體力便這般不好，還不如我這個『老年人』。」李時珍笑道。

「師父，您這叫老當益壯，我哪兒能跟您比啊！」龐憲一邊揪著衣衫一邊用手搧著風。

「我小的時候，每次去學堂，都要由縣城東門走到北門，可有錢人家的孩子不是騎著馬去就是乘著轎子。後來呀，我索性就跑著去上學。」李時珍突然回憶起兒時的事情，這應該是龐憲第一次聽他說起往事。

「徒兒還知道您在學堂上學之時就曾救過同學的性命，雖然那時候我還沒出生呢。」龐憲崇拜地望著李時珍，咧嘴笑道。

「對，憲兒什麼都知道，憲兒最厲害了！」李時珍笑道。

「師父，您現在怎麼總像哄小孩一樣跟我說話……。」

龐憲的話還未說完，便被上門看診的人打斷了。來的是一位老婦人，還帶著一個五六歲的男孩。這個男孩面色發黃，身形清瘦，從進門開始便不停地咳嗽。

「李大夫，我這孫兒總是咳嗽，尤其是最近，咳得越來越厲害，看了許多大夫也不見效。」老婦皺著眉頭憂慮地說道。

「先請坐。」李時珍伸出手向座位處讓了讓，隨後面向男孩問道，「你叫什麼名字？」

「我叫方拾憶！」男孩用略帶沙啞的聲音輕聲回答道。

「來，拾憶把手放在這裡，可不能亂動哦！」李時珍指著脈枕說道。

「大夫，憶兒這病要不要緊？還能治得好嗎？」老婦急切地問道。

李時珍微笑道：「不要緊的。這孩子脈搏較弱，舌苔薄且白，我聽他聲音微弱無力，且略帶沙啞，這是咳逆之症，也便是氣逆引起的咳嗽，久咳會傷及肺部，因此導致肺氣不足。治療此病需用一錢蘇子、一兩去皮去尖的杏仁，將其二者研磨成末，用溫水服下，每次服用一錢即可。」

「師父，這蘇子到底是什麼？我先前常在藥方中見到此藥。」龐憲緊接著問道。

「蘇子是紫蘇的成熟果實。紫蘇是一種直立的草本植物，並能散發香氣。它的莖有紫色和綠色兩種之分，並具四槽，且分枝較多，它最高能長至兩米。葉片有圓形以及闊卵形之分，葉

止咳逆之症的蘇子藥方

對症： 氣逆引起的咳嗽。

藥材： 蘇子一錢、去皮去尖的杏仁一兩。

用法： 將兩味藥研磨成末，用溫水服下，每次服用一錢即可。

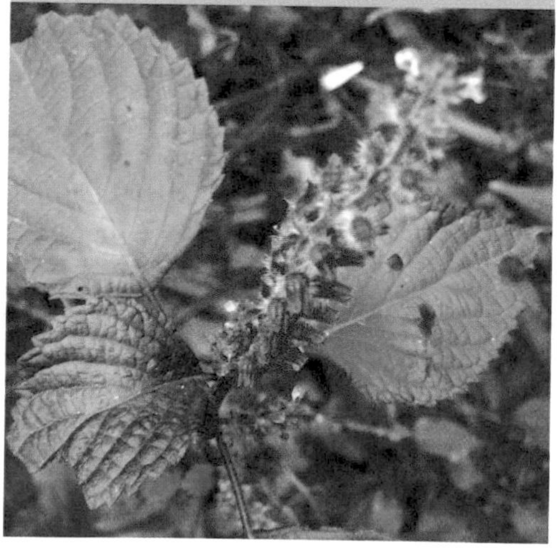

子全為紫色或全為綠色，或上綠下紫，其有膜質與草質之分，葉柄較長。紫蘇在每年八到十月開花，花朵生於頂端和葉腋，並全部聚集成總狀花序；其顏色為白色或粉色至紫色；花萼為鐘形；苞片為圓形或寬卵圓形。紫蘇的堅果為灰褐色的近球形，其上生有網狀紋路。」李時珍為徒弟解答道。

「那紫蘇有何藥性呢？是不是只有成熟果實可以入藥呀？」龐憲轉動小腦袋繼續向李時珍提問。

李時珍送了病人出門，回來便繼續向徒弟講解道：「紫蘇的葉、莖、果實均可入藥。我們常說的紫蘇通常指蘇葉。紫蘇性溫，味辛，它具有行氣寬中、解鬱、散表寒之效，對於脾胃氣滯、久咳、惡寒、腹痛、嘔吐等極為有效。而蘇子與白芥子、麻子仁、蘿蔔子等藥材相配伍，還可治療風寒濕痹、便祕、腳氣等症。」

「這紫蘇入藥是沒有禁忌的吧？」龐憲繼續問道。

「非也。《本草逢原》一書中說道，『性主疏泄，氣虛久嗽、陰虛喘逆、脾虛便滑者皆不可用』。」李時珍耐心解釋道。

「原來如此，這下徒兒明白了！」龐憲開心地說道。

隰草

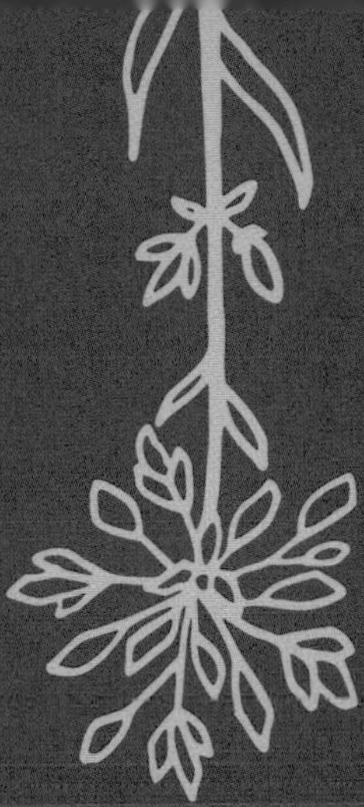

葫蘆巴
蠡實
惡實
枲耳
天名精
豨薟
箬
蘆
芭蕉
蘘荷
麻黃
木賊
燈芯草
地黃
牛膝
紫苑
麥門冬
萱草
淡竹葉
鴨蹠草
葵
蜀葵

菊
野菊
蓍
艾
茵陳蒿
青蒿
黃花蒿
白蒿
角蒿
馬先蒿
陰地蕨
牡蒿
益母草
夏枯草
劉寄奴草
旋覆花
青葙
雞冠
紅藍花
番紅花
大薊、小薊
續斷
漏盧
飛廉
苧麻
苘麻

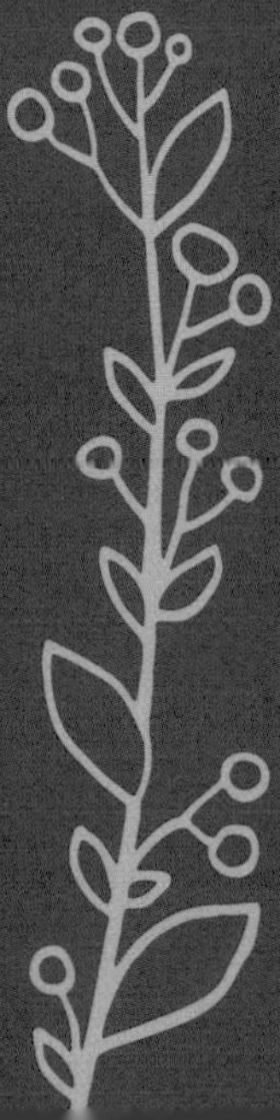

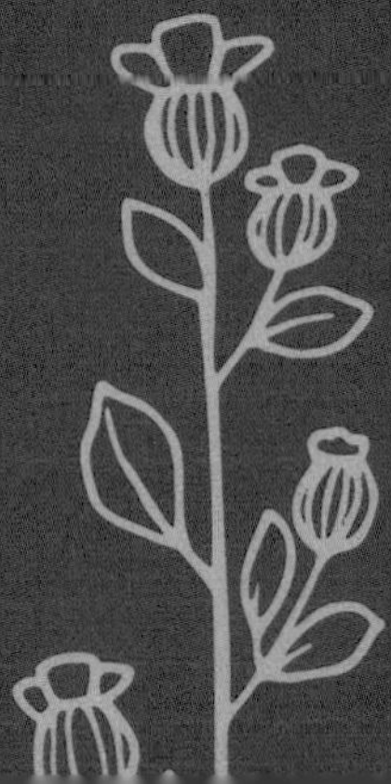

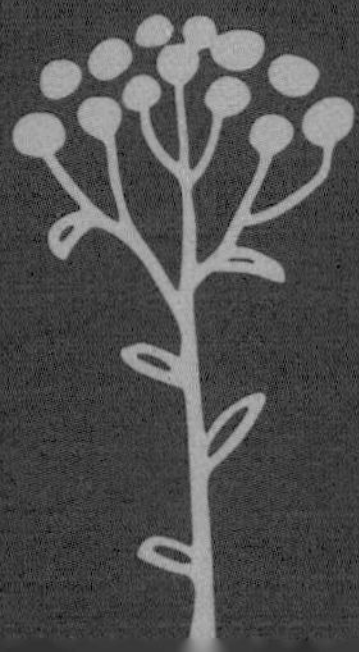

應對氣候變換的「大家族」

菊

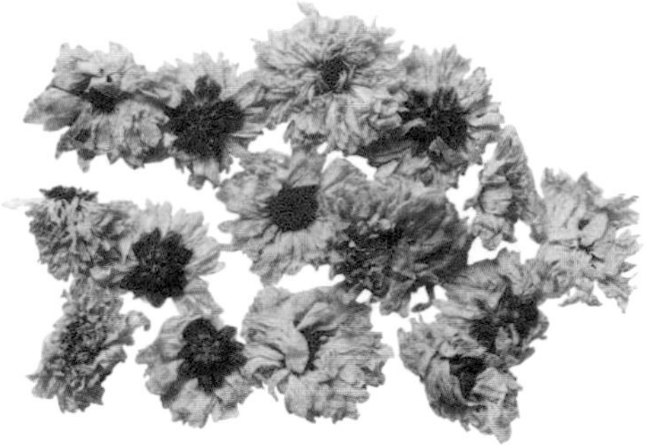

秋高氣爽，趁著這好時節，李時珍決定帶徒弟去外頭認識草藥，順便再採一些藥房裡常用的草藥回來。這一來一回，便要花上好幾天時間。

如此一來，家裡這大大小小的事便落在了李師母身上。也許是一連忙碌了幾日，又趕在這季節變換之時，師母竟也咳嗽了兩日。師母只覺得是小病，倒是不放在心上，小建元卻頗為不滿：「爹爹和憲哥哥出去玩了好幾日，也不帶上我！如今娘親都病了，還不見回來，哼！」看李時珍出去不帶上自己，小建元本就有情緒，現在母親病了，他頓時更加不開心。

「那日上課，先生給你留下的問題你可想明白了？你若在家能勤背些書，我便讓你爹爹下次也帶上你。」李師母看到小建元生悶氣的樣子，覺得既好笑又可愛，便笑著安慰他道。

「是不是元兒又在偷懶了？」正說著呢，李時珍和龐憲便回來了。李時珍背後還揹著一個背簍，裡頭滿滿當當的全是草藥。

「爹爹，您可回來了！」小建元看到爹爹回來，心裡止不住地高興，小跑著到爹爹身邊，又生氣地鼓著小臉道，「您可不知，娘親這幾日都忙病了。」

「你別聽元兒亂說，病倒是沒有，只是這兩日有些咳嗽罷了。」李師母不想李時珍擔心，口吻輕鬆地說。可李時珍一聽建元這麼說，連背上的背簍都顧不得放下，便急忙給妻子把脈。

「哎，瞧你急的，倒是把草藥先放下呀！」李師母一邊說著，一邊替李時珍把背簍取下來，安慰道，「我沒事，就是這天氣變幻無常。這秋季呀，忽冷忽熱的，叫人好不適應。」

「沒錯，夫人倒是說對了，你這咳嗽的確是由天氣引起的。人體有五臟，其中數肺臟最為嬌氣，秋季天氣多變，加上氣候乾燥，肺臟最容易受到病邪侵襲，從而引起肺功能失調，你這咳嗽便是因此而來。」李時珍此時對妻子的咳嗽已經清楚了七八分，懸著的心便也放下了。

「師父，那師母這咳嗽，應該要怎麼治呀？您倒是快些說。」龐憲在一旁聽著，看上去比李時珍還要著急。

李時珍拿起藥框，對徒弟道：「憲兒莫急，你可還記得昨日我們採的草藥裡，有菊這一味草藥？只需取上十克菊花，再加上桑葉、枇杷各五克，再研磨成粗末，用沸水沖飲即可。」

「我知道、我知道。」一旁的建元聽到菊這個字，便搶著發言道，「菊乃多年生草本植物。菊為大類，下又可分為許多

對應氣候變換的菊花藥茶

對症：秋季天氣多變、氣候乾燥，肺臟最受到病邪侵襲，從而引起的肺功能失調、咳嗽。

藥材：菊花十克，上桑葉、枇杷各五克。

用法：將三味藥研磨成粗末，用沸水沖飲即可。

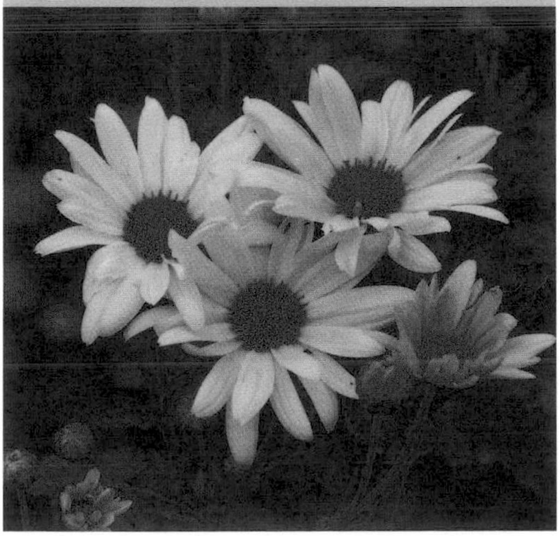

種類。這些不同類型的菊花，長勢外觀不盡相同，又有許多不同的稱呼，就拿這杭白菊來說，」建元頓了頓，又接著說，「杭白菊，便是我們常說的甘菊，有大白菊和小白菊之分。小白菊植株莖梗較為纖細，匍匐生長，其花瓣短而厚實。那大白菊株型較為直立，莖幹十分粗壯，分枝較少，花型大。這杭白菊還可按等級分為三類，即為特級、一級和二級。特級的花形完整，花瓣十分厚實，其花朵大小也均勻。一般情況下，菊可沖水飲。特級杭白菊入水後花瓣呈玉白色，而花蕊卻為深黃色。一級杭白菊花型自然比不上特級的。不過好在其花型也算完整，花瓣厚實，花朵大小不如特級均勻，入水泡開後，花瓣白而花蕊黃，只是較特級的淺淡些。至於二級杭白菊，其花朵大小也不盡均勻，入水泡開後花瓣為灰白色，花蕊淺黃，與特級杭白菊的顏色區別較大。」

「不錯，菊確實是沖飲的好物。它可與多種花、茶一起泡水飲用，很是方便。譬如與少許金銀花、茉莉花一起泡水作茶飲，不僅有清熱解毒、降火的功效，還可防治風熱感冒，對咽喉腫痛者也有一定作用。」李時珍補充道。

「爹爹，我記得書裡還提到，這菊花入水後，還可加入蜂蜜一起飲用，有養肝明目、清心健腦、潤腸等功效，我可記得真切？」建元仰頭問父親道。

「不錯，看來元兒這幾日沒有偷懶，倒是有好好背書。」李時珍點頭肯定道。

建元聽父親這麼說，小心翼翼地提道：「那……下回你和憲哥哥出去採藥，帶上我好不好？」

「好！原來你惦記著這個呢！」李時珍摸著兒子的頭，笑道，「走，你按我方才說的，先去給你娘親沖上這一飲，下回啊，便讓你跟著。」李時珍話還沒說完，建元已往那藥房方向跑得不見人影了。

「這孩子！」屋中三人相視而笑，也往裡頭走去了。

能克疔瘡的野花

野菊

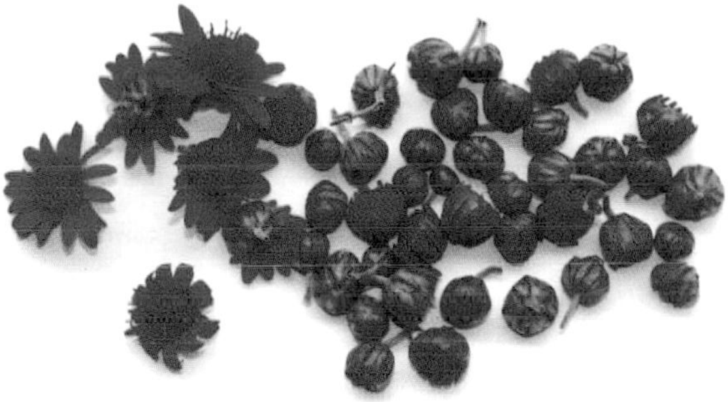

近來，龐憲總是悶悶不樂，挑揀藥材時也常出神。李時珍看在眼裡，心裡想著莫非這孩子有什麼心事？手頭的活剛忙完，他便把龐憲喚來。

「憲兒，你這幾日總是出神，莫不是有什麼事情？說給為師聽聽。」李時珍把龐憲拉到自己身旁，順手接過龐憲手中的藥材。

「師父，我有一個好友，我前幾日去他家找他玩，他竟然不理我了。我心想莫非是我做錯了什麼事？可思來想去，又好像沒發生什麼呀。前幾日我倆還一起放風箏來著……。」龐憲眼眶微微泛紅，說著說著低下了頭。

原來是以為自己被好朋友拋棄了！李時珍看到徒弟的反應，滿是心疼，「你們倆前幾日一起放風箏時，他可曾有什麼異樣？」李時珍關心地問道。

「沒有呀，我們還和往常一樣。」也許是出於醫者的直覺，李時珍接著又問道，「那他身體可有什麼不同，你是否注意到了？」

龐憲想也沒想便說道：「沒有……。」頓了頓，他又想起了什麼，「要說有什麼不同，那日他臉上好似泛著幾個紅點點，我還與他開玩笑來著。他倒是不在意，說過幾日就好了。」

「紅點點……說說，是何情況。」李時珍似乎發現了問題的所在，要龐憲繼續說下去。

「我想想……似乎是呈錐形，微隆起……其他的我是再也想不起來了。」龐憲撓撓頭，看樣子也是真的想不起別的了。李時珍聽完，心裡已經大概明白了，但仍需再確定一下，於是對龐憲說道：「憲兒，我們不妨去探望你這個朋友。若我沒料錯，你這朋友大概是長了疔瘡，加上處理不及時，紅腫範圍便擴大了。」

龐憲立刻拍著腿站了起來：「師父您這麼一說，我倒是想起來了。那日我去找他，他躲在房裡不出來，我隱隱聽到他娘親好似說到疔瘡二字。原來如此！我顧著傷心，倒沒去細想這方面的原因。想來也是，他平時十分懶散，定然沒有及時去處理這些小紅點。但他又好面子，肯定是紅腫多了才不願見我。師父您快說說，這要如何治才好。」

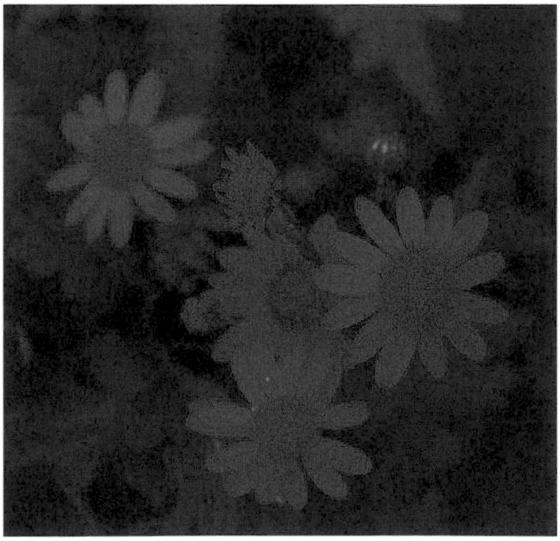

李時珍看到小徒弟終於解開了心結，心裡很是歡喜，道：「這倒也簡單！你記得那日我們去採的野菊嗎？取少許，加上黃糖搗爛，敷於患處即可。」

「您說得可是那長得與菊花一般無二的野菊？它們大多不足一米高，莖基部常常呈匍匐狀，上部有分枝，不僅有棱角還有些白色的細柔毛。聞著有香氣。每節上只生有一葉，且多數呈卵形。細看時，會發現那葉片邊緣還有鋸齒。深綠色葉片表面有著細柔毛，但其背面的毛卻更為多些。週邊是淡黃色的舌狀花。其花冠為硫黃色，非常好看。」龐憲對師父描述了一遍野菊的特徵。

李時珍點點頭，道：「不錯，但它與菊花卻又大不同，且有紅色與白色之分。它有著極高的藥用價值。譬如對治療方才所提的疔瘡便十分有用。因面部皮膚的汗腺十分豐富，且長期暴露於空氣中，易招致細菌等，並能引發一些炎症。而疔瘡便是其中的一種。野菊具有抗感染的功效，對皮膚之感染性紅腫十分有效，除加黃糖搗爛外，還可與酒一同煎煮，熱服取汗，再以渣敷患處即可。你的這個朋友，必是疔瘡不及時處理才導致病情加重的。」

「除此之外，它可還能用在別處？」龐憲斜著小腦袋，一幅意猶未盡的樣子，心中還在細細回味剛才師父說的話。

「《陸川本草》中提到『清熱解毒。治溫熱頭痛，赤眼，痢疾』。可見，野菊還有清熱去火之功效，可治頭目眩昏，痢疾等。也可治蛇咬，梅瘡。此外，它對治療咽喉腫痛也有一定作用，」李時珍頓了頓，接著道，「平日裡還可以用來泡茶，炎炎夏日裡喝上這麼一杯野菊茶，也是一番享受。」

「沒想到平日裡看上去默默無聞的野菊，竟有這麼大的用處！若服上這茶，相信不出幾日，他的紅腫即可消退了。」龐憲高興地說道。

「他若確實是這些個症狀，就好辦。你不妨取些野菊給他送去。切記用法和用量！」李時珍叮囑道。

「是，我這就去做。」龐憲話沒說完，人就不見了。看到鬱鬱多日的小徒弟終於綻開了笑顏，李時珍也歡喜起來。

全身均為寶的「占卜草」

蓍

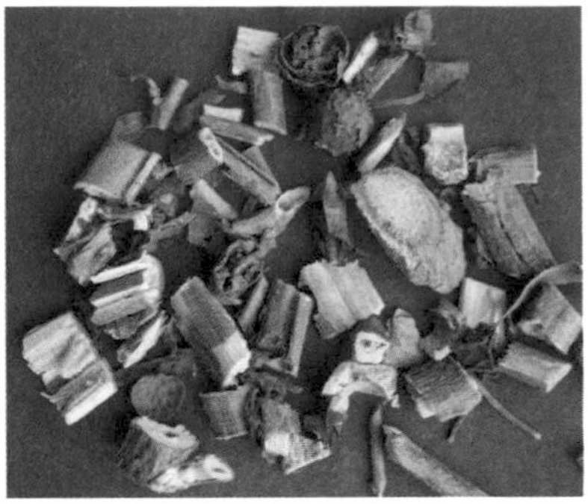

「師父、師父，快，您快過來瞧瞧！」

李時珍放下手中的書，就見龐憲急匆匆地向自己跑來，「何事？莫慌，你且慢慢說來。」

因為跑得太急，龐憲氣喘吁吁，道：「門口有一位老伯伯，雙手環抱著腹部半蹲著，神情看上去很是痛苦。」

「有這回事？快帶我去看看！」說話間，兩人已往外走去。

龐憲領著師父走到藥堂外的巷子口，那裡有一位老人家，黝黑的皮膚和臉上深深的皺紋讓他看上去十分蒼老。老大爺身旁還擱著兩個籮筐，裡頭是一些新鮮蔬果，看樣子他原來是要去趕集。

此時，老大爺蹲在牆角，身體蜷縮成一團，雙手緊捂著胃部，滿臉痛苦之色。李時珍一看這症狀，趕緊給老人家把脈，並很快就有了答案，老大爺這是胃病。

「大爺，你這是胃病犯了吧？」然後，李時珍吩咐龐憲搬把椅子過來。

恰好這時建元放學回家，看到父親和龐憲的身影，立刻走上前去，問道：「爹爹，這是發生了何事？」

「元兒你來得正好，現在，你去藥房取一至三錢蓍草，煎成湯後端過來。」建元一聽，趕緊衝向藥房。

「師父，蓍可是那常作占卜之用的蓍草？」龐憲聽到師父的吩咐，頓時被勾起了好奇心。

「看來憲兒懂的還真不少，連占卜用的草都曉得。那你可能說出它長什麼樣，有何功效？」李時珍一邊攙扶著老大爺坐下，一邊考察徒弟的草藥知識。

「這……待我想想，我前兩日還在書上看到來著。」龐憲撓了撓頭，眉頭緊皺，陷入了思考。

「小娃娃，讓我告訴你。」老大爺臉上的表情稍緩和了些，對師徒倆的話也饒有興趣，便主動為龐憲解答道，「蓍草為多年生草本，其高度不一，通常半米到一米高。其根狀莖非常短小，莖卻直立得很，細細看會發現，上面竟還生有細柔毛。蓍的葉子為條狀披針形，無葉柄。頭狀花序數量眾多，卻不大，它們聚集呈傘房狀；總苞是鐘狀的，可分為棕色或黃白色；總苞片有三層，為寬披針形，但邊緣的葉表皮較為寡薄。管狀花與舌狀花都是白色的，其中舌片呈卵圓形，頂端有三小齒。再來說那花藥，其基部鈍，頂端附片呈披針形，看上去特別得很。」老大爺一口氣說了這麼多，似乎也是一個癡迷藥學之人。說起草藥，他的病痛看起來似乎都好了許多。

李時珍認真聽完，又補充道：「《本經》中有言，『益氣充肌膚，明目聰慧先知。久服不饑不老輕身』，說的便是這蓍草。要知道，蓍可是寶物，它除了能緩解這胃痛外，還能解毒消腫，活血止痛。在野外如若遇毒蛇咬傷的情況，也不必驚慌，蓍在此處能派上大用場。陰雨天氣，家中老人若有風濕痹痛之症，備上蓍草可供

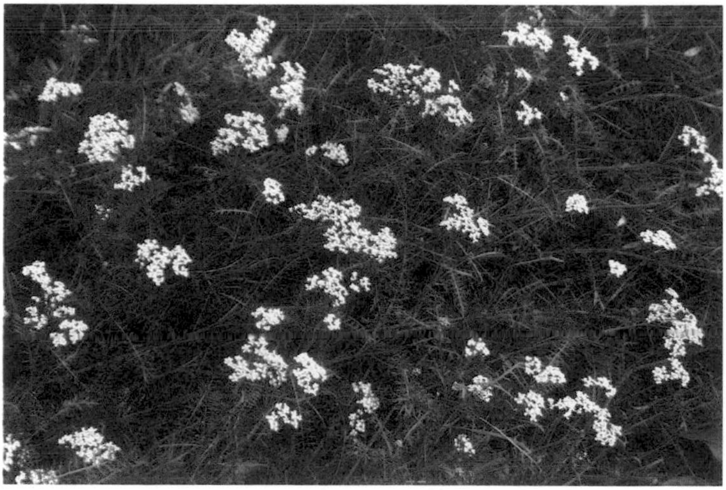

不時之需。蓍草全草均可入藥。其果實雖味苦，卻是性平之物，有著益氣明目之功效。若有視物昏花之症，便可用此物。蓍除了煎成藥湯，還可入丸、散。此外，其莖、葉還可以用來製作香料。」李時珍說完，看了一眼老大爺，便跟徒弟說，「方才老伯說得不錯，憲兒這下可記清楚了？」

「不敢不敢，我不過是久病成醫罷了。」老大爺謙虛道。

「憲兒，你去看看元兒的藥煎得如何了，也好認認這草藥。」李時珍吩咐道。

龐憲應了聲「是」，拔腿就往藥房跑去。沒想到一個普普通通的老大爺竟然這麼清楚藥草的特性，反觀自己，跟著師父學了這麼久，卻連蓍草的樣子都認不得。龐憲越想越羞愧，便在心裡暗下決心，要加倍努力學習。

婦科疾病的救星

艾

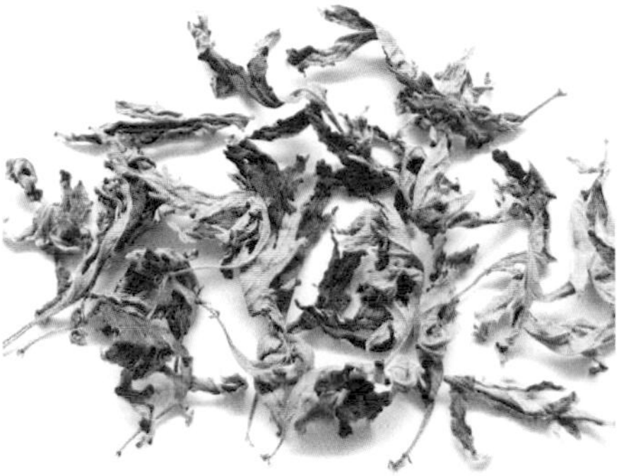

端午時節，家家戶戶掛起了艾葉，艾葉獨特的香氣縈繞著整條街。李時珍遠遠地便聽到龐憲的叫聲：「師父、師父，您看，大家都掛上艾葉了！我們也要掛上啦，我們還要做艾人，好驅除妖魔呢。」

李時珍無奈地搖搖頭，笑著說：「比起妖魔鬼怪啊，我們更應該先驅除一下『小妖』。憲兒可是忘了艾葉有驅蚊蠅、蟲蟻，淨化空氣的作用？」

龐憲一邊將手上的艾葉懸於門楹上，一邊道：「師父，我當然沒忘！我還知道它有順氣血、暖子宮和驅寒濕的作用呢。」

龐憲搬著梯子來到院門口，李時珍將艾葉遞給徒弟，看他把艾葉掛上牆，隨口便問道：「憲兒，你可有仔細觀察過艾葉？」

龐憲指著手中的艾葉，迫不及待地回答道：「當然當然！艾葉又名艾蒿，師父你看，艾的莖呈圓柱狀，上附縱棱，還分布有互生的枝、葉或葉基。再看看其上部，帶有密密麻麻的柔毛。多為灰綠色或深黃色。艾葉的兩面也都帶有柔毛，展開後的葉片呈卵狀橢圓形。除了這些，我還知道艾也是會開花結果的！花、果期一般在九到十月，在夏季花未開時採摘最為適宜。它的花又分雌花與兩性花，是紫色的！聞起來，氣清香，味略苦。在成熟的花序裡，我們還能找到呈倒卵形的瘦果呢！」

李時珍聽了，欣慰地笑著：「憲兒說得沒錯，看來你觀察得很用心嘛！」

師徒倆正有說有笑，李師母從內屋端著粽子走出來：「憲兒，先下來，和師父過來吃粽子吧！」

但比粽子更吸引龐憲注意力的卻是師母脖子上佩戴的虎形艾葉，龐憲稱讚道：「師母，您脖子上掛的飾品真好看。」

吳氏莞爾一笑：「這是用艾葉裁剪成小虎狀的小飾品。師母也為你做一個吧，辟邪求吉利呢。」

龐憲高興壞了，連忙謝謝師母。

這時，外面傳來一陣鼓聲和歡呼聲。

「想必是賽龍舟開始了，師母同我一起去瞧瞧吧。」龐憲開心地拉著師母往河邊走。

只見兩隊龍舟上坐滿了拿著划槳的人，蓄勢待發，站在岸邊的大漢腰間綁著紅帶，正賣力地打著鼓，圍觀群眾正興致勃勃地猜測哪個隊會贏。龐憲奮力擠進去才看清楚河面情況，也忍不住喊叫起來。正當大家都沉浸在這場比賽中時，旁邊的師母突然感到小腹一陣不適，緊接著一陣絞痛讓她臉色蒼白，龐憲一看情況不對，連忙把師母送回去。

李時珍一看妻子臉色蒼白，擔心地皺起眉：「夫人是來月事了嗎？」

吳氏點點頭，強擠出笑說：「沒事，不要太擔心。」

「下次夫人來潮前我先用艾灸為夫人調理一下吧。」李時珍還是很不放心。

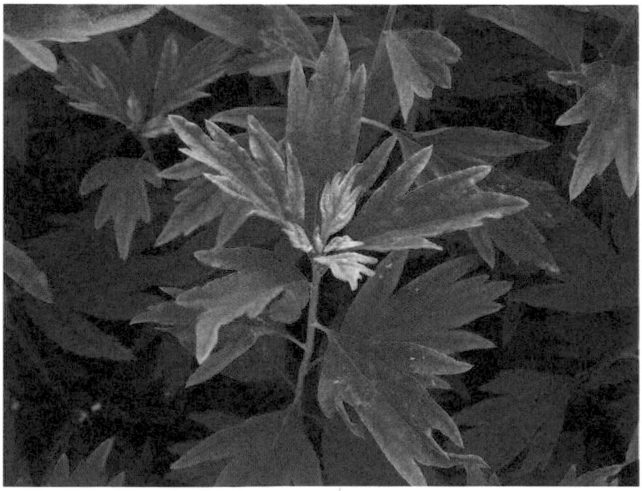

龐憲好奇地問道：「師父，艾灸要如何治療啊？」

於是，李時珍將過程詳細講給龐憲聽。

「嗯，師父，我在《本草從新》中看到說『艾葉苦辛，生溫熟熱，純陽之性，能回垂絕之亡陽，通十二經，走三陰，理氣血，逐寒濕，暖子宮，止諸血，溫中開鬱，調經安胎，……以之艾火，能透諸經而除百病之說』。」龐憲聽了李時珍的講解後若有所思地說。

「的確是這樣的，憲兒。艾可謂是治婦科病的難得的良藥，而艾灸所用的艾條就是把艾葉搗碎成艾絨製成的。艾灸分為懸灸和實按灸，一般我們採取懸灸，取一段艾條點燃後，距離皮膚約二到三公分，小腿腓骨邊從後面腳踝向上延伸約四橫指的一豎條的地方微熏五到十五分鐘，直至皮膚紅暈為度。當然，要堅持艾灸才能將身子調理好的。對於婦科病來說，這是極好的治療方法。」李時珍拿出艾條為龐憲演示了一遍。

「它具有如此好的療效，那應該沒什麼副作用吧？」龐憲追問不停。

李時珍搖搖頭，嘆息道：「世上萬物都有正反兩面啊。古語道，是藥三分毒，艾灸也一樣啊。艾灸雖然具有益氣的功效，但是也能傷陰啊，有些患者是不能艾灸的，例如陰比較虛的或是火較旺的。」

龐憲懂事地點頭答道：「我今天又學到很多呢。師父您說過可以拿艾葉泡水通經活絡，有助於血液循環和安眠。師母今夜也可在洗腳水中放少許艾葉，有益安神。」

「嗯，憲兒說得很對……。」

治療風癢瘡疥的靈藥

茵陳蒿

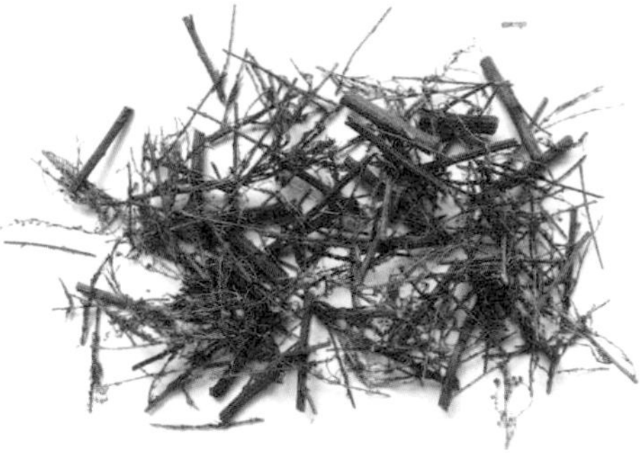

一大早，李時珍便將茵陳蒿拿出來過篩，然後將其揀去雜質，除去殘根，並碾碎，再過羅去淨泥屑。龐憲看見後，丟下書跑過去看著李時珍過篩，問：「師父，這是茵陳蒿嗎？」

「沒錯。不過這次你怎麼這麼快就認出來了？」李時珍停下動作，笑著問。

龐憲歪著腦袋說：「憲兒剛好在書上看到，茵陳蒿的莖直立，木質化，表面有紫色縱條紋，多分枝。加之是這個季節收割的藥材，我猜應該是茵陳蒿。」

「的確，茵陳蒿的花期在九到十月，果期在十一到十二月，憲兒可以由此判斷。」李時珍對徒弟誇讚道。

「不止這些，它的葉片呈羽狀裂或掌狀裂，且有白色絹毛覆蓋。它的花是淡紫色的，管狀。果實瘦小無毛，是長圓形的。」龐憲自信地說道。

「看來憲兒確實有進步。和其他草藥有所區別的是，當它老了的時候，樹枝光滑，幼嫩枝則有灰白色細柔毛覆蓋。」李時珍補充道。看見徒弟圍著自己打轉，李時珍遂疑惑地問，「憲兒怎麼不繼續看書了？」

龐憲笑著說：「我想看看師父需要幫忙嗎？」

「那正好，你替我將這個送去隔壁王爺爺家吧。」李時珍也不點破龐憲不想看書的小心思，而分配了一樁小事給他。

「是，師父。」龐憲一蹦一跳地拿著茵陳蒿去了。

誰知龐憲並未見到王爺爺，只見到了王爺爺的孫子。於是，龐憲便將茵陳蒿交給他說：「聽聞王爺爺患風癢瘡疥多日，師父囑咐我將這茵陳蒿拿給他，讓他用茵陳蒿煮出濃汁用來洗澡，很快就會病好。」

事情辦妥之後，龐憲開心地回到院子裡，對李時珍說道：「師父，我已經按照您說的講給王爺爺的孫子聽了。不過，除了治療風癢瘡疥的效用之外，我還從《食醫心鏡》中看到說茵陳蒿『除大熱黃疸，傷寒頭痛，風熱瘴瘧，利小便。以茵陳細切，煮羹食之。生食亦宜』。這麼看來，茵陳蒿還能煮成茵陳蒿羹啊！這樣喝藥就不會覺得苦了。」

李時珍笑著說：「沒錯，茵陳蒿味微苦，性平，歸經入肝，有瀉火、平肝、化痰、止咳發汗等功效。當然，配伍的藥不同，治療效果也不一樣啊。比如配車前子可以清熱解毒，通尿利尿；配大黃可以治療黃疸。或者拿一把茵陳蒿，同一塊生薑共搗爛，放在胸前四肢，日日擦之即可。」

「師父，那用量是多少呢？」龐憲著急地問。

「它和一般的草藥差不多，可內服可外用。內服的話，取約六到八株煎湯服下，至於外用，則煎成水洗。」李時珍解答道。

「那它有什麼禁忌嗎？」龐憲歪著腦袋問。

「是藥三分毒。蓄血發黃，無濕氣的患者是絕對不能用的。」李時珍強調道。

「好的，憲兒明白。」龐憲一臉認真地答道。

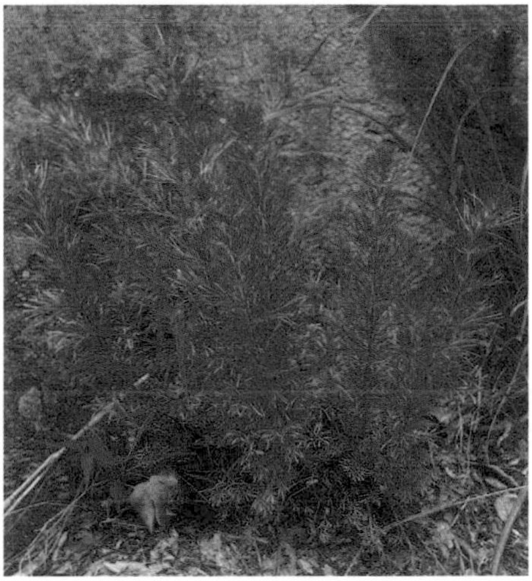

消熱祛暑的「臭」藥

青蒿

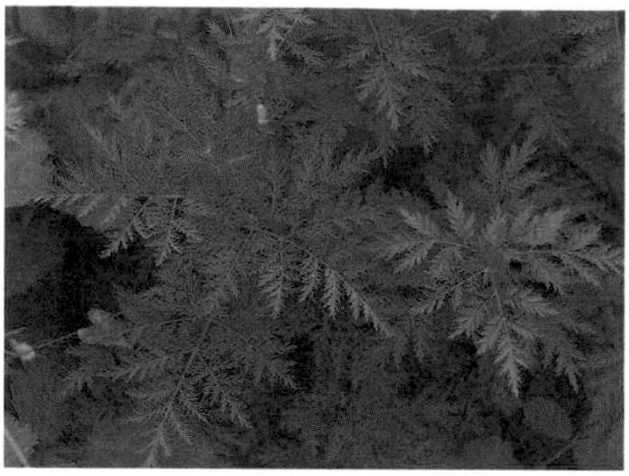

這日，李時珍出外診回來，見龐憲正昏昏沉沉地躺在搖椅上，懷裡還抱著書本。李時珍搖了搖椅子對龐憲說：「你若是累了，到屋裡睡去吧。現在暑氣這麼大，怎能躺在外面呢？」

「師父，我覺得頭好暈好沉。」龐憲睜開朦朧的雙眼對李時珍說。

李時珍用手背碰了碰龐憲的額頭，微熱。他皺著眉對龐憲說：「想必你這是暑邪發熱，先進屋吧。」

說著，李時珍拿起一些鮮青蒿，取約五株的量洗淨，直接絞成汁盛在碗裡，道：「把它喝了就會好點了。」

龐憲捏著鼻子喝完後，過了一會兒，果然感覺好了許多，這才想起來問李時珍：「師父，這是什麼藥啊？」

李時珍用手指了指那鮮綠色的植株說：「這是青蒿。」

龐憲聞言認真研究了起來，說：「我在書上看見，說江東人呼其為蒿，北人呼為青蒿，原來它這麼苦。」

「沒錯，青蒿性寒味苦，歸肝、膽經，因此青蒿也被稱為臭蒿或苦蒿。」李時珍一邊揀去雜質，一邊對龐憲說，「先除去青蒿的殘根，然後水淋濕潤後切斷曬乾，對於治療發熱、虛熱、骨蒸勞熱以及濕熱黃疸都是十分有用的。」

龐憲不禁驚嘆道：「原來這青蒿的作用這麼大啊！書上說青蒿也是抗瘧疾的良藥，對嗎師父？」

「看來你最近有用功讀書，是的。」李時珍笑著說。

「《肘後方》有寫，『取大約一隻手握住的量，加大約四碗水，搗汁服之。或是煎湯，但是不宜煎太久』。師父，這味藥還有別的用量和用法嗎？」龐憲研究草藥的勁頭一來，一定要打破沙鍋問到底。

每當這時，李時珍總是不厭其煩地回答小徒弟的問題。他回答道：「是的，草藥的用量也隨草藥的搭配而不同。《仁存方》寫道，要用五月五日天未明時候採的陰乾的青蒿四兩，加桂心一兩，一起研成末。未發前，酒服二錢。而《經驗方》中則說用端午日採陰乾的青蒿葉，取桂心等分，一起研成末。每服一錢；若是先寒用熱酒，先熱則用冷酒，發日五更服之；切忌發物。青蒿不僅可以內服，亦可外用。譬如被毒蜂螫了，可將青蒿嚼碎貼傷口上。再如耳出膿汁，可將青蒿研成末，用棉花沾了之後納入耳中。又或是牙齒腫痛，可以用青蒿煎水漱之。」

「師父懂得真多，可是青蒿長得和其他草藥真像，太容易混淆了。」龐憲撐著小腦袋問。

消暑祛暑的青蒿藥方

對症：暑邪發熱，造成頭暈低燒等中暑症狀。

藥材：新鮮青蒿五株。

用法：將新鮮青蒿洗淨，直接絞成汁喝下。

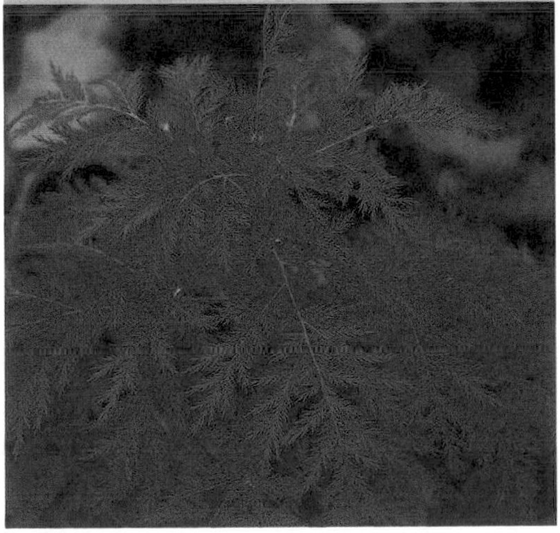

「這就得多用心了。」李時珍拿起一株青蒿對龐憲說，「青蒿的莖是直立的，上部多為分枝，具有縱棱線。其中有個明顯的特徵，就是它的質地很硬，很容易折斷，且斷面中部有髓。憲兒你試試看。」

龐憲拿起一株青蒿，輕輕一折便聽到清脆的折斷聲，他笑著說：「果然如師父所言。」

李時珍追問徒弟：「那你看看它還有什麼不同之處嗎？」

龐憲細細端詳，用手觸摸青蒿葉子後，答道：「青蒿的葉子是互生的，顏色和一般植株一樣都是暗綠色或棕綠色，但是它捲縮容易碎。一片完整的葉子呈三回羽狀深裂，兩面有短毛覆蓋。」接著他又聞了聞味道，繼續說，「青蒿的氣味也很容易辨別。它的氣味特異，味微苦，有種撲面而來的清涼感。」

「憲兒觀察力也越發強了。從氣味上辨別草藥，確實是個好方法，但也需要敏銳的嗅覺。青蒿是以色綠，葉多，香氣濃者為佳。」李時珍摸著龐憲的小腦袋笑著說。

風寒驚熱的特效藥

黃花蒿

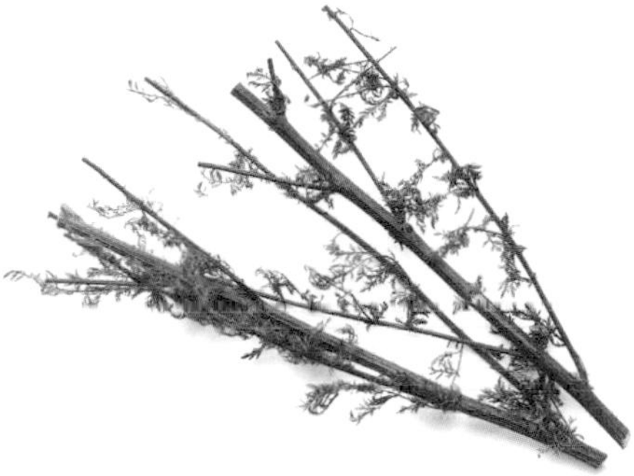

一大早，龐憲就隨李時珍一起上山採藥，卻不慎被一條小蛇咬傷，嚇得哭了起來。李時珍見旁邊剛好有黃花蒿，便立即採了一些，找了塊乾淨石頭將其搗爛，敷在龐憲被蛇咬的傷口上。李時珍安慰龐憲道：「別怕別怕，這蛇是無毒的，用黃花蒿敷了之後就會好的。」

龐憲慢慢停止了哭泣，哽咽著問李時珍：「師父，這是什麼草藥啊？這麼厲害，現在我好像沒那麼痛了。」

「這是黃花蒿，生長分布廣，要是有人不慎被蛇咬傷，可以用它來敷傷口。如果皮膚濕癢，也可以用黃花蒿煎水洗。」李時珍答道。

「我明白了。」龐憲這才仔細看了看師父採的黃花蒿，又說，「師父，這黃花蒿和青蒿長得好像啊。」

「的確，但仔細觀察還是可以辨別出來的。和青蒿相比，黃花蒿色綠帶淡黃。」李時珍拿起草藥對徒弟講解，「黃花蒿全體幾乎沒有毛。莖和青蒿一樣是直立圓柱形，表面有縱淺槽。幼株綠色，老時就變成了枯黃色。」

龐憲摸了摸它的果實，補充說道：「黃花蒿的果實是淡褐色微小的卵狀，表面有隆起的縱條紋。黃花蒿的下部和青蒿一樣木質化，容易折斷，且上部多分枝。莖葉是互生的。葉子是上面綠色，下面為黃綠色。莖上部的葉，越向上越小，分裂更細。」

「憲兒觀察得不錯。」李時珍誇獎徒弟，又笑著說，「受了傷還能鎮定地觀察，這份心境值得表揚。還有，黃花蒿的花期是八到十月，果期是十到十一月。味苦，性涼，無毒。此外，黃花蒿的葉子對於小兒風寒驚熱也是十分有療效的。」

聽到李時珍的表揚，龐憲開心地笑了笑，腳上似乎也沒那麼疼了，他這才平復了心情，對師父說：「一次受傷卻讓憲兒又學到了新的草藥知識，也是值得的。」

師徒二人採完藥就回去了。

李時珍剛踏入家裡，吳氏便出來說道：「張大娘帶她兒子來看病，一大早就在等你了。」

李時珍連忙走了進去，張大娘一見到李時珍便哭喊道：「大夫，您快看看我兒怎麼了！」

李時珍診斷後，對張大娘說：「不礙事，是小兒熱瀉。取黃花蒿、鳳尾草、馬齒莧各二錢，一起煎服喝下就沒事了。若是草藥有剩也不用扔，如果出現暑熱發痧，胸悶腹痛的症狀，可以取鮮黃花蒿嫩葉五錢至一兩或種子五錢，煎服喝下即可。」

張大娘認真記下後，連忙道謝，拿著藥帶著兒子回家了。

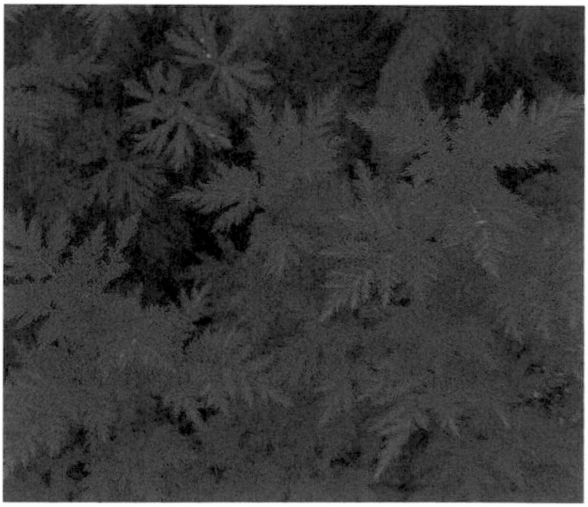

止咳的「涼」藥

白蒿

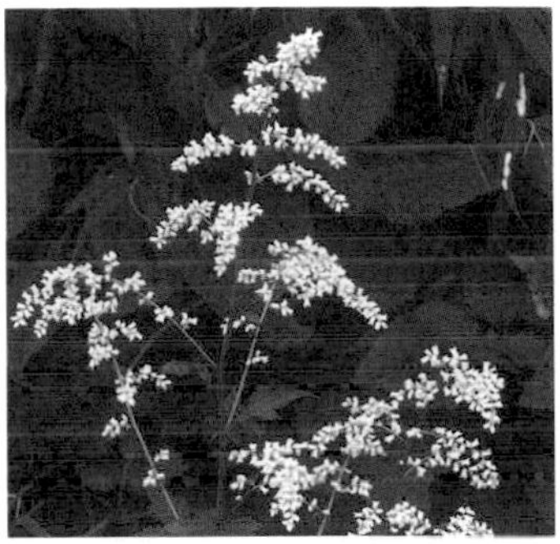

龐憲在院子裡打理著草藥，見到白蒿已經長高了許多，就對著白蒿發起了呆。李時珍見龐憲愣愣地看著草藥，便過去問：「你在想什麼呢？」

龐憲轉頭一看是李時珍，忙解釋道：「師父，憲兒在看白蒿，沒想到它一下子長這麼高了。」

「那為師可要考考你了。憲兒，你來說一下白蒿的形體特徵。」李時珍說。

龐憲後悔沒仔細觀察，只能支支吾吾道：「白蒿的莖上覆蓋有白毛，多分枝。高……高約至膝蓋，葉子、葉子是羽狀的，縱棱明顯，且有……且有絨毛覆蓋。」

李時珍聽完後，搖搖扇子說：「你說得可是漏洞百出啊，看來沒有好好溫習功課。」

龐憲只好低頭認錯：「師父我錯了。」

李時珍看著年紀尚小的龐憲，耐心地教導道：「草藥的形態特徵是不能混淆的，用藥之事人命關天，必須嚴謹對待。來，為師教你。觀察的時候從莖到葉到花和果實都要看仔細。白蒿又稱為白艾蒿。看這白蒿有一條單一的主根。它的莖下部是木質化的。葉子互生，約手指長度。底部有個類似羽毛分裂狀的假託葉。」李時珍將上部的葉子推至一邊，好讓龐憲看清楚，才又繼續說道，「它的果實很瘦小，呈狹長的倒卵狀。」

龐憲認真地觀察著，突然興奮地說：「師父，我還看到了！有黃褐色的縱紋。」

「不錯。它的花期在八到九月，而果期則是九到十月。你採些白蒿，隨我出診一趟。」李時珍道。

龐憲聽到李時珍要帶他出診，高興地問：「師父，您要去哪兒看診？」

「前日東村曾奶奶的孫子咳嗽老不好。正好這白蒿味苦、微甘，性涼，無毒，對於咳嗽，咽喉痛十分有用，可清熱解毒，涼血止血。」李時珍答道。

「原來如此，那它也是煎成湯藥服用嗎？」龐憲問。

李時珍點頭，道：「是的，取四到八株白蒿煎湯。若是新鮮白蒿數量則要加倍，也可搗成汁喝，或是研成末，用於外傷出血。」

「《本經》中說，『五臟邪氣，風寒濕痹，補中益氣，長毛發令黑，療心懸，少食常饑。久服輕身，耳目聰明不老』。」龐憲一邊採白蒿，一邊叨念著。

「沒錯，這白蒿也可以用作補益藥。可以取適量白蒿搗成汁去熱黃及心痛；或是取白蒿的千葉研成末；若是夏日暴水痢，以米飲和一匙，空腹服下去十分有效。而且燒灰淋煎可以治淋瀝。」李時珍對徒弟說。

「這白蒿的功效真多啊，師父！」龐憲感慨道。

李時珍笑了笑，又說：「不止這些呢。搭配不同的藥材便有不一樣的功效。滿目有瘡者也可用白蒿。」

龐憲一聽感興趣極了，連忙問李時珍用量如何定。

李時珍知道龐憲一定會刨根問底，遂告訴他：「取白艾蒿十束，煮成汁後取出汁來，以曲及米，就如釀酒法一樣釀成藥酒，酒釀好後再取藥酒稍稍飲，便可藥到病除。」

說完，李時珍便帶著龐憲出去看診了。

巧治咳嗽的花朵

角蒿

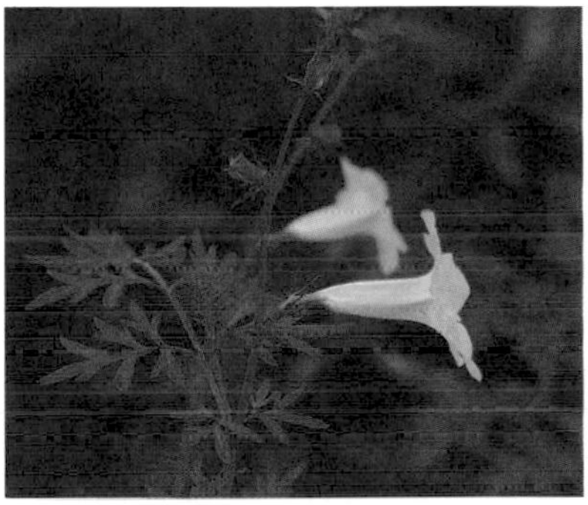

五月剛到，太陽的光芒就給大地上的一切鍍上了一層金光。不同於春日的清爽，也不同於盛夏的炎熱，初夏往往充滿活力，又不至於令人倍感燥熱，是十分適合外出踏青的時候。

這一天，李時珍興致勃勃地帶著建元和龐憲一同外出踏青。「元兒、憲兒，這次踏青，我有個任務要交給你們。今天，你們每個人要採一籮筐鮮花回來。」才到一個滿山鮮花的小山坡，李時珍就給徒弟和兒子下達了任務。

「鮮花有何難？這裡漫山遍野都是鮮花。」建元仰著頭，並不以為然。

李時珍一臉嚴肅地對兩個孩子吩咐道：「可不是隨便什麼鮮花都算數的。今天，我要你們採的是這樣的花：它的植株是直立的，身上有許多柔柔軟軟的細毛。它的莖呈圓柱形，帶有條紋。基部長有對生的葉子，同時分枝上也有互生的葉子。總體而言，它的莖葉很類似於青蒿。一般來說，一株植株的花朵數量在四到十八朵，花冠往往是紅色或者是帶著淺淺的紫紅色。蘇恭曾言其『葉似白蒿，花如瞿麥，紅赤可愛，子似王不留行，黑色作角』。你們可聽懂了？一會你們倆就比比誰摘得多。」

建元聽得一頭霧水，而龐憲卻早已聽明白了師父的要求，便問道：「師父，您說的可是角蒿？」李時珍聞言笑了笑，只讓他們快點去採。

過了好一會，建元和龐憲各自揹了滿滿一籮筐的角蒿花回來。只見建元把見到的所有的紫色的、紅色的花都採了回來；而龐憲雖然採的花不比建元多，但每朵都是貨真價實的角蒿，並且還都是帶莖的。看到這一情形，李時珍不由感嘆道：「哎，建元啊，看來以後你得好好向你憲哥哥學習了。你看看你採的花……。」

建元聞言，羞得將頭埋得低低的。龐憲見狀，急忙維護道：「建元還小，等他長大些，肯定能認識很多藥材的。今後我也會督促他好好學習草藥的，師父放心。現在，角蒿我們採回來了，不如師父給我們講講吧。」

「其實，角蒿不僅長得美，還是一味好藥材。《千金方》裡就記載：『口瘡不瘥，入胸中並生者。不拘大人、小兒，以角蒿灰塗之，有汁吐去，一宿效。』一般情況下，可以用角蒿治療風濕性關節痛、筋骨拘攣、口瘡、咳嗽、月經不調、虛弱、中耳炎等病症。更準確地說，其實角蒿的不同部位有不同的療效，例如它的種子就是治療中耳炎的一味好藥；而它的根部則可以治療腹脹、胸悶等症……，這些你們要仔細記著。」李時珍拿起一朵角蒿花，認真地講解道。

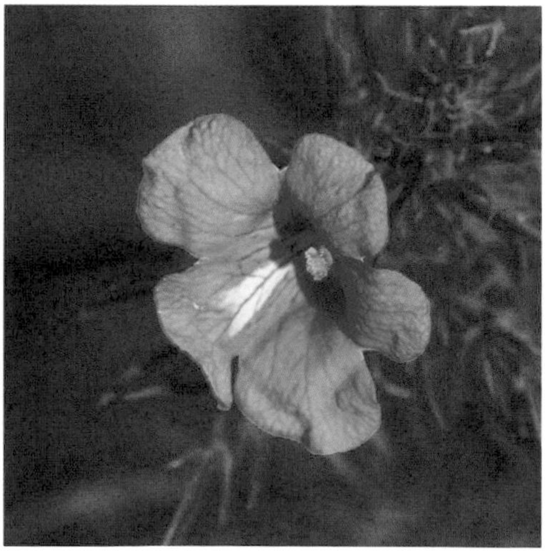

「那角蒿是可以直接入藥嗎？」建元問道。

「那可不行。回去後，我們還得將它們洗乾淨，曬乾備用。」龐憲忙說道。

「沒錯，曬乾後還得篩去雜質，切成一段一段儲存起來。我記得建元娘親最近有點咳嗽，正好可以用它入藥來治療。」李時珍讚賞地摸了摸龐憲的頭，補充道。

瘋癲疾的剋星

馬先蒿

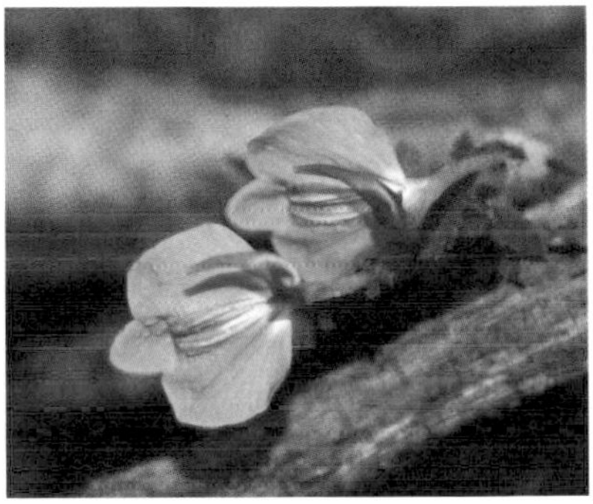

天朗氣清，又正是春暖花開的季節。建元早早起來，見天氣如此好，便拉著龐憲說：「憲哥哥，今天天氣這麼好，我們上山去玩玩吧。」

龐憲無奈地搖搖頭說：「建元乖，不鬧。我還要完成師父的任務呢，不能和你出去玩。」

奈何建元鐵了心要出去玩。最終在建元的死纏爛打之下，龐憲只得和建元上山了。

經過一片草地時，見到一片鮮豔的紫花繽紛地開放著，很是好看。建元開心極了，指著花簇對龐憲說：「憲哥哥，這是什麼花啊？好漂亮。為什麼它開得比其他花要早呢？」

「這是馬先蒿。」龐憲認真看了看後說。

「可是我覺得它像茺蔚啊。」建元疑惑地對龐憲說。

龐憲笑著說：「這二者初生時是很像，但這不是茺蔚。《別錄》裡蘇恭先生說：『葉大如茺蔚，花紅白色。二月、八月採莖葉，陰乾用。八月、九月實熟，俗謂之虎麻是也。一名馬新蒿，所在有之。茺蔚苗短小，其子夏中熟。二物初生，極相似也。』你看它的葉子有對生、互生或輪生，形狀是羽毛狀的分裂。花還有紅色或粉紅色，花冠的變化也很大，底部有時還帶有尖尖的刺。再者，從種子上也可以看得出，種子的皮是不同的，你摸摸看。」龐憲將建元的手放在馬先蒿的種子上，然後笑著問，「是不是摸起來像網狀或是條紋的？」

建元小孩子脾氣一上來，就是不肯承認自己不對，說：「我覺得它就是茺蔚！」

「馬先蒿的花期比一般高山花季要早，五月至六月底就開花。而且你看這片土壤肥厚且有充足的陽光，是最適合馬先蒿的生長環境了。」龐憲只好耐心地繼續向建元解釋。

誰知建元仍在賭氣，氣鼓鼓地說：「我不信，我要回去問爹爹。」於是龐憲只好採了幾株開紫花的草帶回去。

回去後，李時珍聽了緣由，笑著說：「我原只聽說過有小兒辯日，沒想到咱們家是小兒辯草了！其實憲兒沒有錯，這的確是馬先蒿。」

聽到連父親都說那紫花植株是馬先蒿了，建元這才認錯。

李時珍對建元說：「建元要多向憲兒學習，就不會認錯啦！這馬先蒿啊，還可以治許多病。」

聽了師父的話，龐憲自信地接過話：「憲兒知道，《肘後方》有言：『大瘋癩疾，骨肉疽敗，眉須墮落，身體癢痛：以馬先蒿，炒搗末。每服方寸匕，食前溫酒下，一日三服，一年都瘥。』」

建元被繞得頭暈眼花，急忙問道：「憲哥哥說的什麼意思呀？」

龐憲笑著說：「這段話的意思是說當患有瘋癩疾的時候，可以將馬先蒿搗成碎末服用。」

李時珍欣慰地笑了笑：「憲兒說得沒錯。馬先蒿味苦，性平，無毒。除了以上所說，馬先蒿還可以祛風濕，利小便，並且外用可治瘡疥和殺蟲。取五到八株馬先蒿煎成湯藥服下即可，外用則取適量，煎水洗患處。」

李時珍才說完，龐憲突然想起什麼似的，說：「難怪師父讓患有風濕病的王大娘多種馬先蒿，真是既養眼又可治病。」

「憲兒觀察得不錯。」李時珍越來越滿意自己的徒弟了。

解蛇毒的「神仙草」

陰地蕨

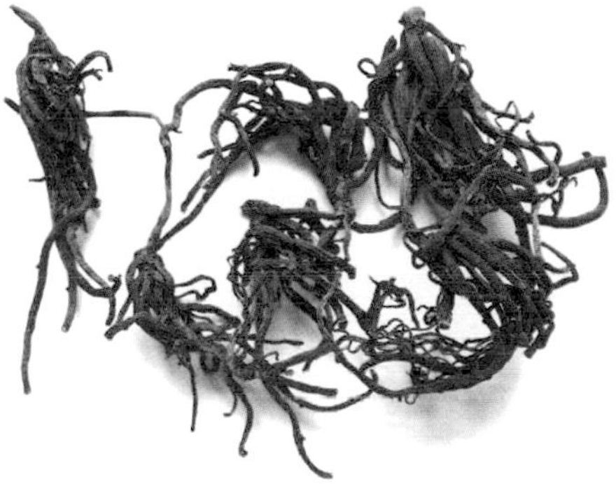

秋日已漸漸進入尾聲，天也黑得越發早了。這一天，李時珍帶著龐憲出診，回來時，夜幕已經降臨，月亮也悄悄爬到了半空中。誰知，就在師徒倆路過一座小山坡時，李時珍不慎踩到了一條軟軟的東西，被狠狠咬了一口。李時珍借著月光發現，那竟是一條毒蛇。

他趕緊從身上的衣服上扯下一塊布，勒住傷口上方，避免毒液蔓延，然後又對一旁驚慌失措的龐憲道：「憲兒，你且借著月光在這附近找找有沒有陰地蕨。」

這時的龐憲早已經嚇壞了，他顫抖著聲音道：「徒兒不知陰地蕨是什麼模樣。」說著，眼淚就下來了。

李時珍拍拍徒弟的肩膀，讓他鎮定下來，告訴他：「為師記得有人對陰地蕨的描述是：生高山石上，根如簪，上有毛，節如蠶，葉似卷柏。一般來說，陰地蕨的莖不長，呈直立的根狀。總葉柄也很短小，不過二到四公分而已，呈淺白色。植株上有營養葉。營養葉的葉柄光滑無毛且又細又長，三到八公分，甚至有的可能長於八公分。它們通常帶有淺淺的紅棕色，並有縱條紋。一般而言，陰地蕨的葉片長度在八到十公分，寬度在十到十二公分，呈闊三角形。葉片是黃綠或灰綠色的，且葉尖短小，微微蜷縮著。」李時珍細細將陰地蕨的形態特徵講了一遍，然後又催促道，「快去找找吧，這附近應該有。」

「是，師父！」龐憲擦了擦眼角的淚，趕緊在四周找了起來，不出一會，果真找到了陰地蕨。於是，他顧不得其他，徒手挖了許多回來。

李時珍接過陰地蕨，認真分辨了一下，確認無誤，便扯下些許陰地蕨葉子放入口中咀嚼。嚼了一會以後，他將那些葉子都吐了出來，抹在傷口上，做好這一切，他才抬頭安慰龐憲：「好了，為師就地休息一下即可，憲兒不必害怕。」為了轉移徒弟的注意力，李時珍又開口道，「師父給你講講這陰地蕨好了。」

龐憲點頭：「還請師父教導。」

「書中曾記載，『陰地蕨可治腎虧及肺病吐血，散目中雲翳，療月瘕病；外包瘡毒』。總的來說，陰地蕨有清熱解毒的功效，可用於癲疾、毒蛇咬傷、眼睛翳障以及小孩高熱驚搐、百日咳等病症的治療。像我這樣被毒蛇咬傷者，可以取些新鮮的陰地蕨搗爛，外敷。除了外敷，陰地蕨還可以內服，只需取十五到三十克新鮮的陰地蕨煎湯就可以了。師父知道憲兒擔心，但是，憲兒也要知道，像我們這樣常年上山採藥的人，遇到毒蛇是再正常不過的事，絕對不能慌亂。由此擴展到其他事情上也是一樣的，慌亂只會讓你失了神智。行醫者最怕的就是慌慌張張，失了判斷，憲兒可曉得？」李時珍循循善誘。

「憲兒受教了。以後不會再像剛才那樣遇事方寸大亂了。我要做個像師父一樣的好大夫懸壺濟世！」龐憲目光堅毅地說。

祛除濕疹的妙藥

牡蒿

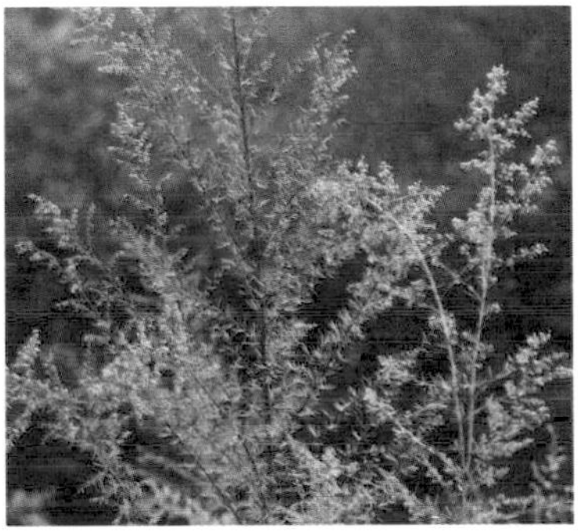

這日一早，龐憲就被身上劇烈的搔癢感折騰醒了，他仔細看了看自己的皮膚，頓時嚇壞了，皮膚上一片一片紅紅的，十分可怕。於是，他趕緊來到師父房間求助。

「怕是得了濕疹。」李時珍仔細研究了一下，說道。

「那可怎麼辦？憲兒癢得不得了。」龐憲一邊抓一邊問。

「不許亂抓！走，我記得院子裡種了一些牡蒿，專治濕疹，我帶你去找些來。」李時珍拍掉龐憲四處亂抓的手，道。

「牡蒿長什麼樣子呢？」龐憲問。

「牡蒿的植株高五十到一百五十公分。其莖是直立的，非常粗壯，看上去有點像根，並且上面一般會有一些營養枝。莖的上部有展開或直立的分枝。有的分枝上覆蓋有稀疏的柔毛，有的則沒有。它的下部有些倒卵形或者寬匙形的葉子。那些葉子大概三到八公分那麼長，寬度一到二公分。如今是金秋十月，正是牡蒿的花、果期。你可以留心看看那些帶花帶果的植物，那些有很多頭狀卵形或近球形的花序的很可能就是牡蒿。不過也要仔細觀察，牡蒿的總苞呈球形或者橢圓形，不帶毛。至於果子，你認真看看會發現：牡蒿有倒卵形的小瘦果，果子上沒有毛。古人云，『生苗，其葉扁而本狹，未有禿歧。嫩時可茹。鹿食九草，其一也。秋開細黃花，結實大如車前實，而內子微細不可見，故人以為無子也』。」李時珍細緻地指導著龐憲如何識別，並讓他自己去找牡蒿來。

「我找到了。」龐憲興奮地舉著牡蒿喊道。

「沒錯，是它。憲兒可覺得為師過於苛刻，在你身染濕疹時，還讓你自己找藥用？」李時珍慈愛地看著徒弟，認真地問道。

「徒兒知道，師父也是為了讓徒兒靜下心來，不亂抓自己。」龐憲笑嘻嘻地回答道，「師父，不如，您再跟我講講牡蒿的藥用知識吧。」

「牡蒿味道苦中帶有點點甘味，性溫，沒有毒，全草都可以作藥用。一般情況下是在還沒有開花的時候採集，並在夏季曬乾備用。《別錄》裡記載的是『充肌膚，益氣，令人暴肥。不可久服，血脈滿盛』。通常，我們說牡蒿可以解表、殺蟲，對於感冒、咳嗽、潮熱、口瘡、濕疹等症有較好的療效。」李時珍一邊認真講解，一邊將牡蒿放進水中，用水煎煮。

過了一會，牡蒿水終於煮好了。龐憲本以為是要拿來喝的，誰知道，師父卻用藥水仔細給他擦洗了一遍身子。李時珍邊擦洗邊告訴他：「濕疹其實並不可怕，最重要的就是不要去抓撓，因為抓撓可能導致感染，不利於痊癒，並且還可能留下疤痕。要想治好它有很多方子，今天，為師教你的治濕疹方子是：用牡蒿煎成的水清洗患處。」

「那，師父，牡蒿能吃嗎？」龐憲一臉饞樣兒。

「當然可以。它可以用來煎湯，也可以搗汁。此外，還可以炒成一道小菜，吃法可多著呢。要不，今晚讓你師母給你炒牡蒿吃？」李時珍笑著問。

「好呀好呀！」龐憲立即歡欣鼓舞道。

專治婦科病的聖藥

益母草

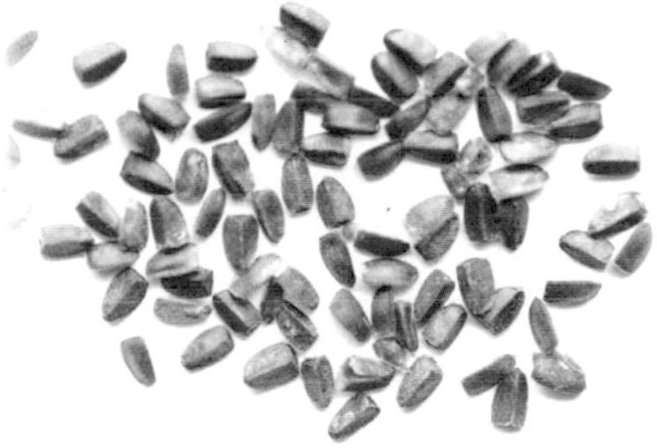

清晨，龐憲見師母正在院子裡採摘什麼，就好奇地跑過去問：「師母，您在採什麼呀？」

李師母見是龐憲，便笑著答道：「益母草啊！」

龐憲驚訝道：「原來益母草長這樣啊！平日裡只在書上見過，我還以為益母草是稀罕的東西呢。書上說益母草在幼苗期沒有莖，底部的葉子是圓心形，邊緣有淺淺的裂痕。到了花前期時，莖呈方柱形，上部有許多的分枝，四面凹下成縱溝；表面為青綠色。葉子是交互對生的，且有柄。」

聽到二人的對話，李時珍走過來補充道：「憲兒看得不夠仔細哦。益母草下部的莖生葉長得有點像手掌狀，上部的葉子是羽狀的，有或深或淺的裂痕。葉片全緣或少數邊緣鋸齒。葉片質鮮嫩。你揉揉看，會有汁液滲出來。再過段時間，葉子對生的中間的根莖上會有紅色的小花朵。」

聽了師父的話，龐憲用手輕輕撚了一下益母草的葉片，果然有新鮮汁液流出。

李師母接過話道：「其實這益母草生於山野荒地、田埂、草地等，是到處都有的。夏季時，益母草生長茂盛，一般花未全開時就可以採摘了。對於婦人來說，益母草可是用處不小呢。」

「確實，益母草又叫茺蔚，味辛，性平，無毒。用於活血、祛瘀、瘀血腹痛，可治療崩中漏下、尿血、瀉血，尤其可治療婦女月經不調等，可謂是歷代治療婦科病的要藥。」李時珍說。

李師母點點頭說：「還記得張嫂剛生完兒子的時候，出現產後暈血及產後腹痛的症狀，後來也是用益母草治好的。因此無論是乾的益母草還是新鮮的益母草，都可以多採集一些，以備不時之需。」

「那師母，這益母草該如何處理啊？」龐憲忙問道。

「益母草都需要除去雜質，迅速洗淨。想要做成乾益母草的話，則還需要潤透，然後切成小段，最後乾燥。」吳氏將平日裡的做法細細講給龐憲聽。

龐憲又好奇地問：「那它的用法用量呢？它還需要與藥配伍一起服用嗎？」

李時珍看著勤奮好學的龐憲，耐心地講道：「益母草可內服，也可外用。用時，只需取二到五錢煎湯或研末即可。若是搗爛或研末調敷，則可治跌打損傷。它可單用，也可配白茅根、澤蘭等使用，以治療水腫和小便不利。」

龐憲突然想起什麼，大聲說：「我記起來了！師父囑咐憲兒看的《本草衍義》寫道：『治產前產後諸疾，行血養血；難產作膏服。』」

李時珍點點頭：「沒錯，憲兒。女性想調理月經時，也可以將益母草做成菜餚調理，你師母就做過。這菜做起來也不難，只需將來開花的鮮益母草切碎，然後與雞蛋攪拌下鍋即可。想治療產後腹痛的話，可選擇將益母草煮成汁服用。此外，也可以將其搗碎敷疔瘡。」

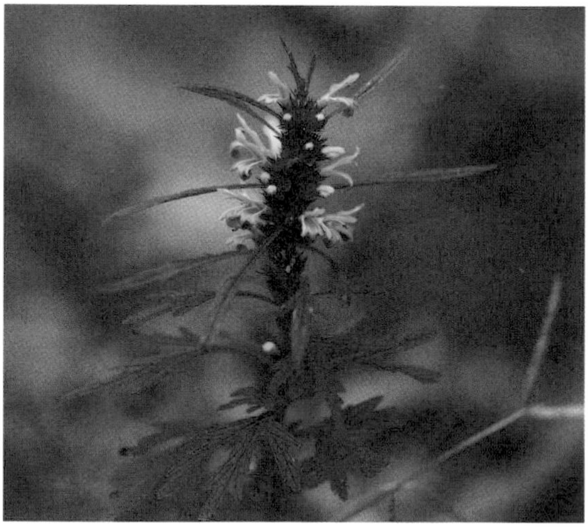

「那孕婦是否可用呢？」龐憲疑惑地撓撓頭。

「憲兒問得好！雖然益母草有利尿消腫的功效，但是它主破血，具有收縮子宮的作用，因此孕婦需慎服。」李時珍對龐憲說。

「是，憲兒明白了。」龐憲忙認真地點頭道。

清肝降火之草

夏枯草

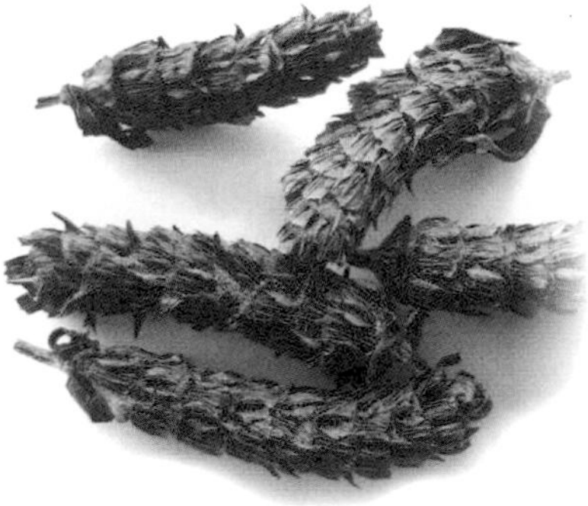

早春的一個清晨，龐憲隨李時珍從外面採藥回來。這時，吳氏端來了兩碗剛做好的湯，說道：「憲兒採藥累了吧，快坐下來喝湯吧。」

龐憲喝了一口後，開心地問：「師母，這是什麼湯？真好喝啊！」

吳氏笑著說：「這個是用夏枯草的花穗和瘦肉燉的湯。你覺得好喝就多喝點。」

「夏枯草？」龐憲呢喃道，「怎麼那麼熟悉呢？好像在哪兒聽過。」

「憲兒，你這記性可不好啊。」李時珍在身後說道，「剛剛隨為師去採藥時，不是看到了嗎？」

「哦！我想起來了！是那種莖很高很直，節上生鬚，底部有許多的分枝，頂部還長著黃褐色小堅果和淡紫色的花的植物嗎？」龐憲說完，仰頭看向師父。

李時珍回答道：「正是，這就是夏枯草。它性寒，味苦。葉子呈卵形或橢圓披針形，花柱纖細，花盤近平頂。夏枯草的花期是四到六月，到了夏至便枯萎了，可以說是其花如名。而它的果期是七到十月。蘇頌曰：『冬至後生，葉似旋覆。三、四月開花，作穗紫白色，似丹參花，結子亦作穗。五月便枯，四月採之。』這夏枯草的適應性很強，生長過程中一般不會遭受病蟲害。」

龐憲歪著小腦袋，滿腹狐疑：「味苦？可我剛剛喝的湯味道可鮮美了。」

「那是因為嫩苗用水浸過後，可以去掉它的苦味。其嫩葉莖除了可以用來煲湯，還可以用油鹽拌、熗、醃、炒等。不僅吃起來味美，還可防病治病呢。」李時珍笑著說。

龐憲埋頭將碗裡的湯喝乾淨，擦擦嘴說：「師父，我在《滇南本草》看到說夏枯草有祛肝風，行經絡，治口眼歪斜的作用。」

「是的。除此之外啊，它還有清火明目、清熱解毒的作用呢。」李時珍補充說道。

「原來這夏枯草功效這麼多啊。」龐憲感嘆道。

正說著，吳氏走過來說：「上次我們借了隔壁王奶奶家的鹽，為表感謝，憲兒幫我盛一些湯帶過去吧，正好這湯還有許多。」

龐憲開心地答應，然後便穿上鞋，帶上湯往王奶奶家跑。誰知一進門，沒見王奶奶，倒是看到了王爺爺正躺在搖椅上。龐憲連忙跑過去，問：「爺爺，您怎麼躺在院子裡呢？」

王爺爺一看是龐憲，摸著他的小腦袋說：「爺爺年紀大了，眼睛不好使，差點沒看出來是你。我這會兒頭目眩暈，所以躺著休息呢。」

「爺爺，這夏枯草

夏枯草明目藥方

對症：肝虛引起的眼疼、視線模糊。

藥材：夏枯草二十五克，香附子五十克。

用法：將兩味藥研磨成末，每服五克，用臘茶（茶的一種）調下。

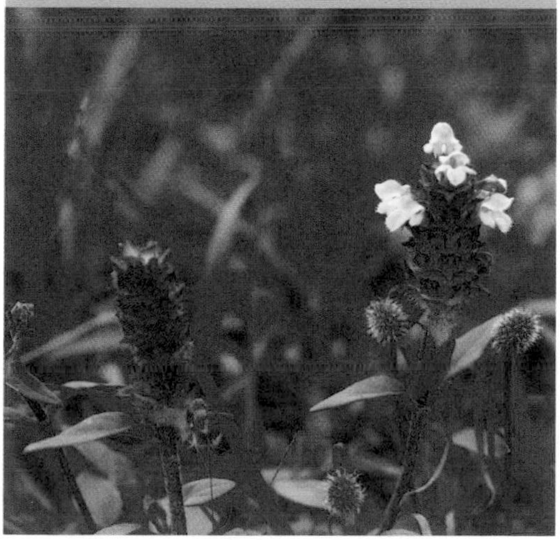

湯正好可以清肝明目，而且味道也極好。我師父也說了，夏枯草可以治頭暈目眩。您先喝了這湯，我回去給您拿些夏枯草來。」

王爺爺忙接過湯，高興地說：「憲兒真懂事。有這心就行了，不用再麻煩了。」

不過龐憲不聽爺爺說完就跑了回去，將藥房剩下的夏枯草帶在身上。出門前他思考了一下，問李時珍：「師父，夏枯草可以用來治頭暈目眩，可我卻不知它的用量，還得請教一下師父。」

「取夏枯草一百克，加冰糖二十五克，用開水沖燉，飯後喝下即可。」說完，李時珍問道：「憲兒這是要拿給王爺爺嗎？」

「原來這麼簡單啊。」龐憲回答說，「是的，剛剛送湯過去的時候，爺爺說他眼目不清，頭目暈眩。」

「那要挑色紫褐、穗大的夏枯草為佳。取夏枯草二十五克，香附子五十克，一起碾成粉末。每服五克，用臘茶（茶的一種）調下。這個方子可以用來治肝虛目睛疼。還有，你要記得提醒王爺爺，濕氣重、脾胃虛弱的人或患風濕的人是不能隨便用夏枯草的。」李時珍叮囑龐憲。

「好的，我記住啦！」龐憲一邊說一邊往王爺爺家跑去。

能破血的怪藥

劉寄奴草

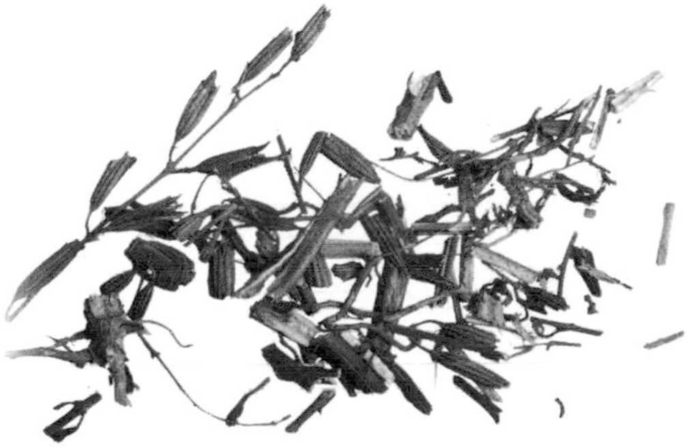

這日，龐憲隨李時珍一同去義診。義診結束，在回家的路上，龐憲好奇地問李時珍：「師父，你剛剛給那位夫人服用的是什麼草藥啊？」

李時珍答道：「那是劉寄奴草，江東也有人稱它作烏藤菜。」

「好奇怪的草藥名啊，倒像是人名。」龐憲轉動著小眼睛說道。

李時珍見龐憲好奇的樣子，準備將劉寄奴草的歷史講給他聽時，沒想到，龐憲倒先說出來了：「師父我想起來了！南朝時宋高祖的小字就是寄奴，他和這種草之間不會有什麼聯繫吧？」

李時珍激賞地看了看徒弟說道：「憲兒果真聰明！傳說宋高祖劉裕小時候，一次上山割草時射殺了一條大蛇，等到第二天再去的時候，正好撞見了幾個童子在搗藥。他問童子在做什麼，童子說：『我主為劉寄奴所射，今合藥敷之。』宋高祖心裡一想，該不會是他昨日殺的那條大蛇吧？於是，宋高祖問童子為何不殺了他報仇，你猜童子說了什麼？」

龐憲聽得入迷，癡癡地搖搖頭。李時珍笑著說：「童子就說道：『寄奴王者，不可殺也。』然後，宋高祖就叱走了童子，自己將草藥拿走。往後每每征戰沙場時，若遇到金瘡出血的情況，他就會用這草藥敷傷口，傷口很快就會癒合。於是，後人就把這種草叫作劉寄奴草。」

「原來如此。由此來看，劉寄奴草除了剛剛師父用的破血通經，通婦人經脈癥結的作用外，還可以用於跌打損傷，金瘡出血，對嗎？」龐憲問道。

李時珍點點頭，欣慰地說：「不錯。劉寄奴草味苦，性溫。內服取五到八株煎服即可，外用則搗爛後敷在傷口上，或研成末灑在傷口上。你還記得上次建元大小便出血嗎？」

龐憲若有所悟：「難道這劉寄奴草還可以用來治療大小便出血嗎？」

「沒錯，對於大小便出血，《集簡方》中有附方：『劉寄奴為末，茶調空心服二錢，即止。』」李時珍緩緩道來。

「這劉寄奴草真神奇，配合不同的藥物就可以治療不同的疾病。如果只拿一種草藥則利用有限，要是結合多種草藥，則可以物盡其能。」龐憲似乎明白了些什麼。

李時珍滿意地撫了撫徒弟的小腦袋：「憲兒說得沒錯。劉寄奴草的莖、葉、花、子皆可用。若血氣漲滿，則可以用劉寄奴草的穗實研成末，用酒煎服，每服三錢即可，但不可過多，否則會讓人嘔吐。此乃破血之藥。」

龐憲饒有興致地問：「師父，我想仔細看看它的樣子，不知道在哪兒採？」

李時珍一看龐憲如此好奇，便停了下來，向反方向走去，並對龐憲說道：「這附近就有，

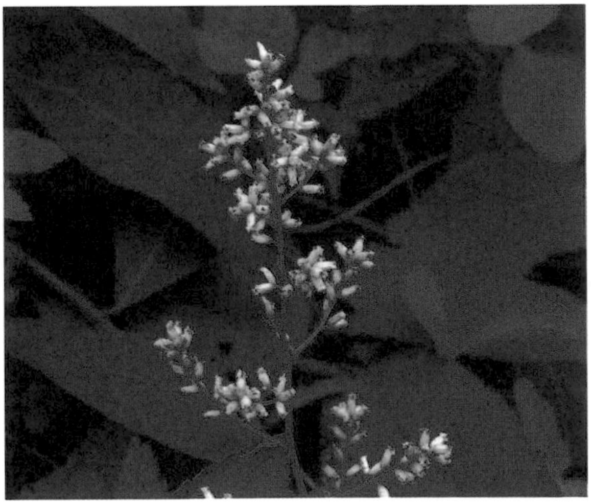

為師帶你去採些回來。」

龐憲開心地隨李時珍來到一條小道上。李時珍指著那叢有著白色小花點綴的草說：「憲兒看，這就是劉寄奴草。」

龐憲蹲下來細看，邊看邊道：「師父，它的莖長得有點像艾蒿，而淡紫色的根又好似蒿苣。」

李時珍點點頭，也跟著蹲下來，指著它的根部對龐憲說：「你看，它的主根還是比較明顯的，側根很多。一開始的時候，它的根莖帶有短短的絨毛，後來會自動脫落。你可以摸摸看。」

龐憲觸摸了劉寄奴草的根莖，果然有絨毛觸感，便又觸摸了其葉子，說：「師父，它的葉子好像山蘭草那樣又尖又長。其表面濃綠色，背面則是淺色。葉子雖然幾乎沒有毛，可是卻有白色的腺點和小凹點。」

「是的。它乾了之後，會變成黑色。在分枝處，可見或緊密或疏鬆地排列的小花。通常，一枝分枝可以攢簇十幾朵小花。白瓣黃蕊的小花就像小菊花一樣。花落之後有白絮，就像苦花的白絮那般。果實很小且稍壓扁，呈倒卵形或長圓形。春天開始長出小苗，四月開出小碎黃白的花；七月開始結實；六到七月可以採苗及花、子，可通用。因此，它的花期在七到九月，果期在八到十月。」李時珍一一向龐憲解答。

「太好了，師父，今日我又學到了一種草藥！」龐憲歡呼雀躍。

消痰、治咳喘的奇花

旋覆花

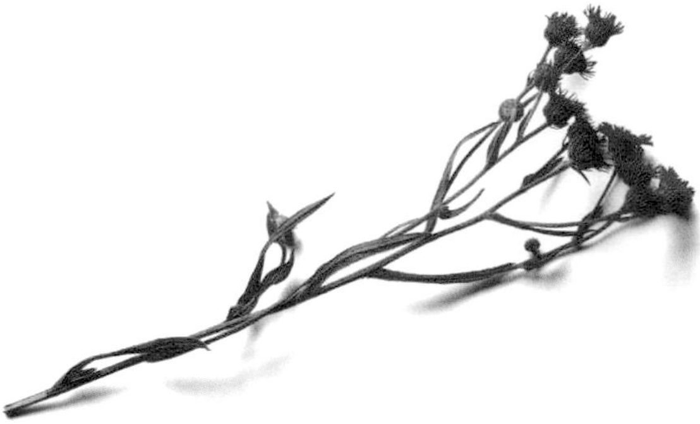

金秋十月，秋高氣爽。這日，李時珍帶著妻兒與徒弟一同外出踏青。一路上，建元蹦蹦跳跳，這裡看看，那裡瞧瞧，十分歡喜。

突然，他驚喜地指著一處黃色的花兒喊道：「看！菊花！」

龐憲聽了，跑過去仔細端詳了一會，沉吟道：「這黃色小花形狀如傘房，總苞呈半圓形，苞片有三片。花序頂生且多枝，有雄蕊五，雌蕊一，以及舌狀花一層。植株高為二十到六十公分，帶有細密的絨毛。葉子互生，長四到十公分，寬一到三公分。看上去，大多為長橢圓狀，也有些呈卵狀披針形……，這是旋覆花呀！建元，你認錯了。」

「不對，它明明就是菊花。你才認錯了！」建元反駁道。

「才不是菊花，不信的話，你問師父！」龐憲也不甘示弱。

於是，兩人雙雙將目光投向了李時珍。

李時珍一直旁觀他們的爭論，倒也沒說什麼。既然他們都向他詢問結果，他自然要為他們講解一番：「書中說，『花綠繁茂，圓而覆下，故曰旋覆』。你們倆說得都不錯，但也不全對。這的確是旋覆花，但是，它也屬於菊科的。所以元兒說它像菊花也是沒錯的。」

「原來是這樣。師父，我看植株上有些長卵圓形，還帶著棱的東西，那是什麼呢？」龐憲問。

「如今是十月，正值旋覆花的果期，你說那是什麼？」李時珍含笑反問。

「是果子！旋覆花的花、果期竟然在一起！」龐憲又是一臉驚奇。

「恰好重疊罷了。旋覆花的花期為七到十月，果期為八到十一月。因此你們才恰好能看到花果同在。」李時珍頓了頓，繼續說，「不過，憲兒，為師現在要考考你。旋覆花是一味藥你可知道？其藥用方法你又知多少？」

「徒兒記得《別錄》中寫了它可『消胸上痰結，唾如膠漆，心脅痰水』，應該是對咳喘有一定效用的。」龐憲仔細回憶道。

「嗯，不錯。旋覆花確實有這樣的效用。要想治療風痰嘔逆，飲食不下等症狀，可以用一錢旋覆花、一錢枇杷葉、一錢川芎、一錢細辛、一錢赤茯苓和一錢五分的前胡與薑、棗一同煎服。」李時珍點了點頭，繼續問，「還有呢？」

「還有？」龐憲撓

治療風痰嘔逆的旋覆花藥方

對症：風痰嘔逆，飲食不下等症狀。

藥材：旋覆花、枇杷葉、川芎、細辛、赤茯苓各一錢，前胡與薑、棗一錢五分。

用法：將所有藥煎服飲下。

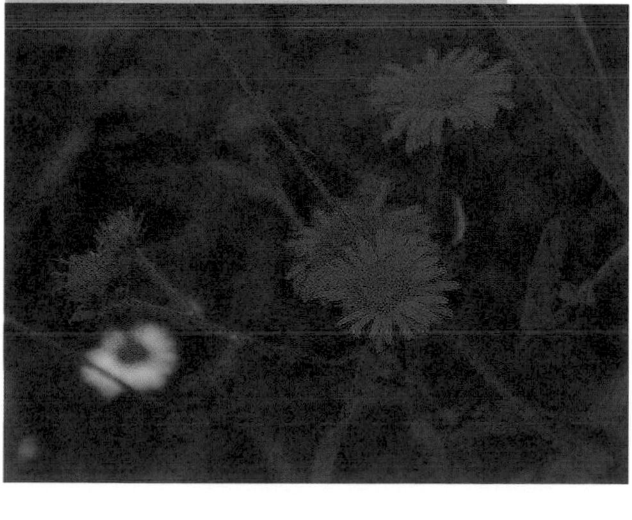

了撓頭，表示不知道了。

「你可要仔細記下，旋覆花的用處可有不少。它可治療脅下脹滿、大腹水腫、軟堅、頭風等，還可明目、通血脈、祛濕、拔毒、消腫。此外，你還得記著：旋覆花雖性溫，但卻帶有些許毒素。陰虛、勞咳、風熱燥咳的患者切記不能用此藥。但凡涉虛的患者也不能過多服用。你記住了嗎？」李時珍囑咐道。

「徒兒記住了。」龐憲鄭重地點了點頭。

「瞧瞧這兩個藥癡！我們是來踏青的，你們若總是圍著那旋覆花授課，天就要黑了。」李師母看著這一老一小兩個藥癡，不禁搖頭失笑。

「好好好，走吧！」李時珍無奈地應承著，拍了拍龐憲的肩膀，示意他該繼續往前走了。

止鼻血的黑種子

青葙

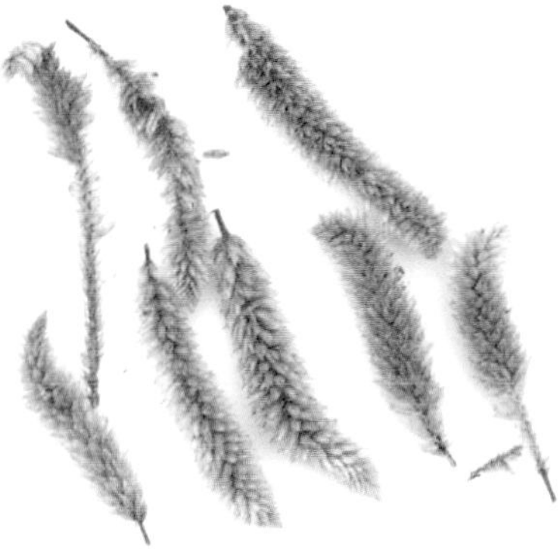

「憲兒，過來幫忙。」院子裡，李時珍一邊準備炒一樣黑色的東西，一邊呼喚著龐憲。

「爹爹，是要加鹽嗎？」在一旁的建元一臉天真地問道。

「傻元兒，師父這是要炒藥呢，哪裡需要加鹽！」龐憲走來正好聽到建元的「傻話」，不禁笑話道。

「元兒才不傻。憲哥哥既然知道得多，那你告訴元兒，爹爹要炒的是何種藥材。」建元聽到龐憲的打趣，便嘟起嘴反問道。

「看這樣子，應是一種黑色的種子。你看，相對邊緣而言，其中心較厚，呈扁圓形。半徑為零點五到零點七五毫米，厚度僅為零點五毫米。」說著，龐憲伸手小心地捏起了一顆，繼續觀察道，「表面光滑且帶有一定光澤，側邊還有一個稍稍有點陷進去的臍點。想來，應該是青葙的種子。」

龐憲話音剛落，就見李時珍滿意地點了點頭。龐憲見了，又逗建元道：「元兒，你的問題，我可是答對了。那也請你回答我一個問題：這青葙長什麼樣子，你可知道？」

建元自然是答不上來的，一雙烏溜溜的眼睛直盯著自己父親，分明是在求救。

「元兒還得多向你憲哥哥學學啊，這題就由為父來替你答吧。通常情況下，青葙高不過一米，植株上不見任何毛。其莖十分筆直，且有紅色或綠色的、帶有明顯條紋的分枝。青葙的葉子一般是矩圓披針形，長度為五到八公分，寬度為一到三公分。說起來，它的苗、葉、花和果實都和雞冠花的別無二致。若非要說有什麼差別，那就當屬花穗了。青葙的花穗一般生長在梢間，尖長四到五寸，形狀看上去就跟兔尾巴似的，呈水紅色或者黃白色。我現在準備炒的青葙的種子就隱藏在青葙的穗裡。」說完，李時珍嘆了口氣。

龐憲聽得津津有味，而建元卻早坐不住了，他嚷道：「憲哥哥，該你答題了。既然是一味藥物，那你來說說這青葙的藥用好了。」

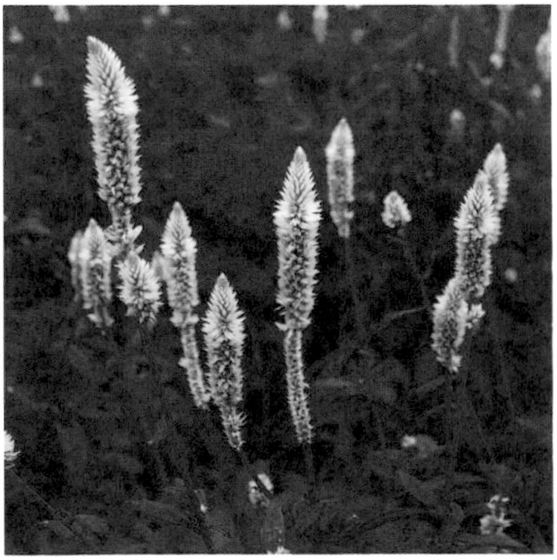

龐憲聽了建元的提問，胸有成竹地答道：「青葙味苦，略寒，無毒。全草都可入藥，且不同部位有不同的用途。例如，它的種子可以祛風熱、清肝火，對目赤腫痛、鼻衄、疥癩等症有著極好的療效。又如，青葙的莖、葉及根有燥濕清熱、殺蟲的功效，可用於痔瘡、外傷出血、眩暈等症的治療。我還記得前段時間在《貞元廣利方》中看到一個方子，說用青葙子汁三合，灌入鼻中，用來治療鼻衄不止。像前段時間建元鼻子出血不止的情況，就可用青葙來治療。若是建元能懂這些，當時就不會嚇得哇哇大哭了。」說著，龐憲還不忘打趣建元。

建元聞言羞紅了臉，忙躲進屋裡去了。

李時珍望著小建元跑遠的背影，不由得深深嘆了口氣，心想：這小子什麼時候才能認真學些草藥知識呀。龐憲似乎看穿了師父的心思，便安慰道：「建元雖然年紀小，但對草藥很感興趣。想來，用不了多久，他就會收心學習的。師父不用過於憂心。」李時珍聞言，收回目光，對龐憲道：「希望如此。我的憲兒和元兒都是要承我所學的，切莫讓我失望啊。」

「徒兒曉得的，將來定要做個濟世救人的好大夫。」龐憲一字一頓，認真地回應道。

痔漏下血的剋星

雞冠

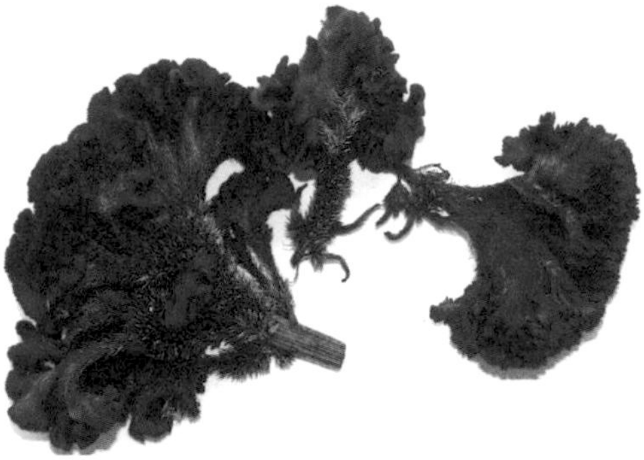

「師父，今日徒兒碰到一件怪事。」龐憲帶著醫書來到李時珍身旁，表情嚴肅地說道。

「什麼怪事？」李時珍見龐憲如此嚴肅，心知他是求學來了，便正色問道。

「我在看藥書時，看到有一味名為雞冠的藥。這雞冠明明是公雞的一塊肉，卻為何被列入草藥中？難道是徒兒之前對草藥的理解有所偏差嗎？」龐憲擰著眉，十分不解地問道。

「其實啊，這草藥書裡所謂的雞冠可不是我們日常所說的公雞的雞冠，而是指一種植物。」李時珍解釋著，並伸手招呼龐憲坐下。

「植物？難道那植物長得如同雞冠一般，才得名雞冠？」龐憲追問道。

「憲兒真是聰慧。雞冠的花一般多為紅色，呈雞冠狀，因而得名雞冠花。」

「師父再給我講講雞冠的外形吧，我還從未見過呢。」龐憲搖著李時珍的手臂，撒嬌道。

「好好好。既然說到雞冠花，那就先從花說起。雞冠花的花期很長，七到十二月都屬於它的花期。雞冠花並不只是紅色，還有黃、紫、白、橙等色。若仔細觀察雞冠花，你會發現，雞冠花的花序其實是穗狀的，上緣有褶皺，並且密密麻麻排布著一些線狀的鱗片。其花冠的絨毛裡藏有一些細小的紫黑色的呈扁圓形的東西，那是雞冠的種子。雞冠的莖可謂粗壯無比，整株高可達一米……，看你這麼有興趣，待有機會，師父在院子裡種一些雞冠花也無妨。」龐憲如此好學，李時珍自然要滿足他的好奇心。

「真的？」聽了李時珍的話，龐憲的眼睛瞬間亮了起來。

「師父何時騙過你？這雞冠養起來也不難。它怕旱，喜陽，對土壤沒有什麼過於嚴苛的要求。我們這院子拿來種它，綽綽有餘了。不過……。」李時珍停了一下，故意賣了個關子道，「要想種雞冠花，憲兒還得將雞冠的藥用效果背一遍給為師聽聽。」

「沒問題。」龐憲站了起來，對答如流，「書中寫過，雞冠味甘，性涼，有涼血的效果。主要用於痔漏下血，血淋，咳血等症。我還記得《玉楸藥解》是這麼記載的：『雞冠可清風退熱，止衄斂營。』」

「嗯，不錯，那用法呢？」李時珍點了點頭，繼續問。

「雞冠可內服，也可外用。內服又可分煎湯、製藥丸或藥散等入藥方式。外用嘛，就是用雞冠煮水熏洗即可。」說著說著，龐憲似乎想起了什麼，便降低了聲量對李時珍道，「師父，我記得上回楊大哥來看病，說自己深受痔漏下血的困擾，那麼這病是否也可以用雞冠入藥？」

「嗯，確實如此，我當時給他開的藥裡就有雞冠。只不過當時憲兒只顧著玩，沒有注意罷了。」李時珍給了龐憲一個肯定的答覆，也不忘指出他的小紕漏。

「下次師父給病人診治時，憲兒會認真學的。」龐憲調皮地吐了吐舌頭，又急著追問，「師父，您的問題，憲兒全答上來了，那您說的種雞冠花可還算數？」

「當然算數，等到來年春天，師父與你一同種。」李時珍對徒弟許諾道。

產後恢復的急救花

紅藍花

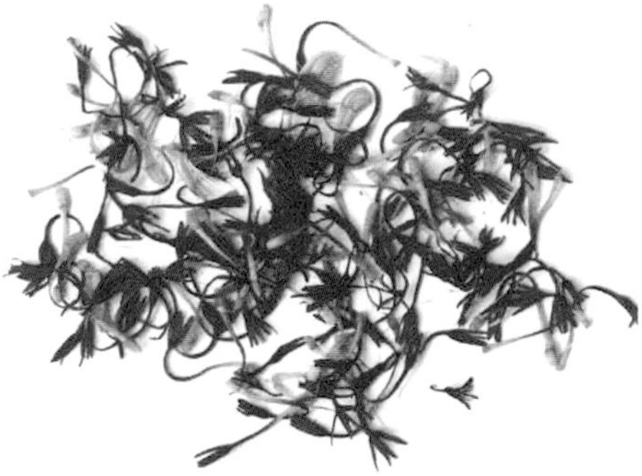

這一天，吳氏見到龐憲手裡拿著書，卻歪著腦袋望著窗外出神，她感到十分奇怪，因為平日，龐憲極少在看書時走神。吳氏想龐憲可能是遇到什麼事了，便關切地問：「憲兒、憲兒，你在想什麼呢？是不是有什麼不開心的事？不妨跟師母說說，師母幫你解決。」

「嗯，師母。不不不，憲兒沒有煩心事，只是在思考一個難題罷了。」龐憲被師母的問話打斷了思緒，這才回過神來，忙回答道。

「哦？什麼難題？」吳氏笑著問。

「憲兒在想，這世上可有藍色的花？若有，為何我從未見過？」龐憲歪著腦袋說道。

「藍色的花？師母也未曾見過，不如去問問你師父？」吳氏提議道。

於是，龐憲在師母的提議下，前去向李時珍求教。

李時珍答道：「想來應該是有的，只是我們見識太少罷了。不過憲兒為何突然有此一問？」

龐憲回答：「我看書裡有一味叫紅藍花的藥材，心想可能是指紅藍相間的花，所以十分好奇。」

「哈哈，紅藍花哪裡是指紅藍相間的花。這紅藍花別名『黃藍』，難道便指的是黃藍相間的花嗎？」李時珍被龐憲天真的提問逗得發笑。

「那紅藍花長什麼樣子呢？」龐憲紅著臉問。

「其實，紅藍花指的就是紅花。一般來說，我們可以在二月、八月、十二月的雨後播種。其種植方法有點類似於種麻，且它們剛剛萌發的嫩葉和嫩苗都可以拿來進食。仔細看來，紅藍花的葉子跟小薊的葉子十分相似。到了每年五月份時，紅藍花就開花了，所開的花與大薊的花一樣紅火。要注意的是，紅藍花的花底帶刺，所以採摘時應當分外小心。」李時珍答道。

「既然紅藍花指的是紅花，那為什麼有藍這麼一說呢？」龐憲還是十分疑惑。

「《開寶》一書中提到『其花紅色，葉頗似藍，故有藍名』。現在憲兒可曉得了？」李時珍笑著問。

「原來如此！」龐憲聽後恍然大悟。

「既然憲兒閱讀了與紅藍花相關的知識，那為師要考考你：紅藍花有何用處？」李時珍不緊不慢地問道。

龐憲略想了想，便開口答道：「紅藍花味辛，性溫，沒有毒，主要用於產婦生產後可能出現的血暈口噤、肚子疼痛等症的治療，和燕脂的效果差不多。崔元亮《海上方》就詳細記錄了一個方子，『治喉痹，壅塞不通者。取紅藍花搗，絞取汁一小升服之，以瘥為度。如冬月無濕花，可浸乾者濃絞取汁，如前服之，極驗。但咽喉塞服之皆瘥。亦療婦人產運絕者』。此外，將紅藍花花苗搗爛，敷在遊腫上還能消腫呢！」

「不錯！憲兒看得很仔細！」李時珍不吝誇獎，「只是有一點憲兒說錯了。事實上，這燕脂其實就是紅藍花

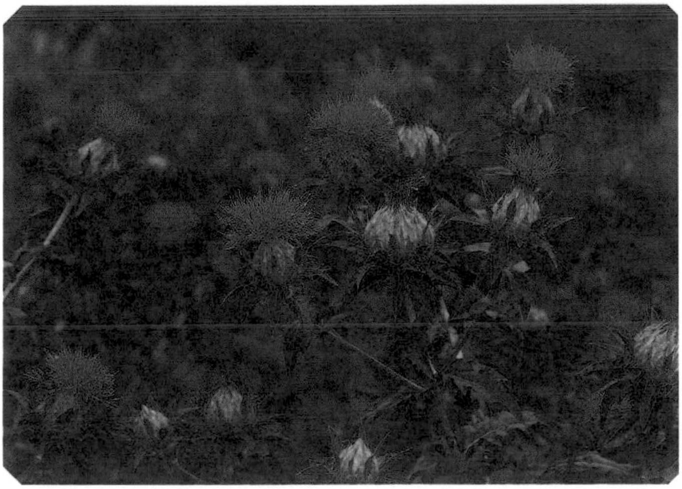

製成的。」

「那麼，紅藍花具體應該怎麼用呢？曬乾還是鮮用，或者……。」憲兒疑惑地問道。

「有的人會將紅藍花搗汁使用，也有的人會將其曝乾留用。」李時珍回答。

就這樣，師徒倆一問一答，好一番樂融融的景象。

治月經不調的破血之花

番紅花

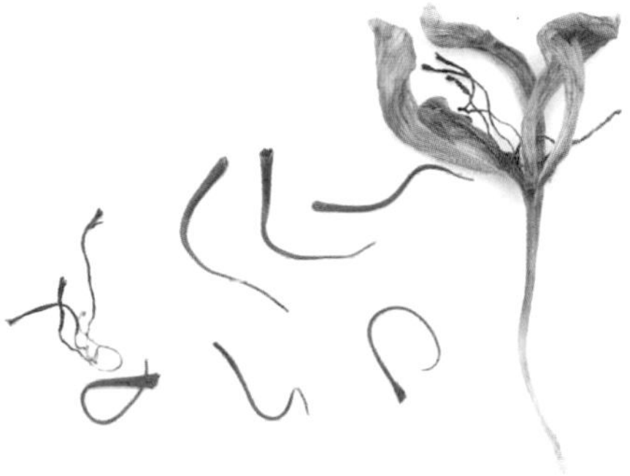

「哇！畫上的番紅花可真美，神似鬱金香！不知道真實的番紅花是否也這麼美！」龐憲支著腦袋，一邊看書一邊感慨道。

「番紅花確實很美！以前為師外出遊歷時也曾見過番紅花。現實中的番紅花比起這畫可謂是有過之而無不及。」李時珍一臉神往地回憶道。突然他又問徒弟，「不過，你可知番紅花還有另一個名字？那個名字廣為人知呢。」

「憲兒見識淺薄，不知這番紅花還有什麼別名。」龐憲誠懇地說道。

「番紅花又叫藏紅花。」李時珍揭曉了答案。

「什麼？藏紅花！那可是罪惡之花！」龐憲大吃一驚。

「此話怎講？」李時珍對龐憲的話十分不解。

「憲兒知道，從古至今許多女子的流產都與藏紅花有關！所以，這花實在是害胎兒性命的罪惡之花。」龐憲義憤填膺地回答。

「哈哈，憲兒這是戲折子看多了吧。不過，此話也有一定的道理。孕婦最好不要服用番紅花，因為番紅花有破血的功效。」李時珍哈哈大笑，然後認真為龐憲講解道，「一般而言，製成中藥的番紅花性平；嚐起來苦中帶有些許甘味；聞起來則有一股奇特香味，且略微有些刺激感。

它有著極好的活血化瘀、止痛、涼血解毒、安神等功效，常常被用於治療胸膈痞悶、溫毒發斑、血滯、月經不調、驚悸發狂、產後惡露不盡等症。」

「那麼，番紅花為何是我們日常所見的那樣呢？」龐憲一臉不解地問師父。

「什麼樣？」李時珍一時沒反應過來。

「藥櫃裡的番紅花都是暗紅色，呈鬆散的線狀。每根番紅花的長度在三十毫米左右。質地鬆軟，體輕而有光澤或油潤感。憲兒怎麼想也想不明白，一株貌似鬱金香的花兒是如何變成線狀藥材的呀？」

龐憲越說越覺得奇怪。

「傻憲兒，一般而言，番紅花入藥僅僅是它的柱頭部分。在炮製時，我們只需仔細挑出原藥材，去掉雜質，烘曬乾燥即可。在儲存時，需注意的是要將其儲存於乾燥密閉的容器內，並放置在陰涼、乾燥、無光的地方。如今有不少迷了心竅的藥販子拿假的番紅花來哄騙他人。憲兒要記住，鑒別真假番紅花其實十分簡單。你只需將番紅花放進水去，用湯匙輕攪一番就能見分曉。真的番紅花一般不會輕易斷碎，而假的番紅花則非常容易斷碎。」李時珍摸了摸龐憲的頭，細緻地解說道。

「憲兒懂了！謝謝師父教誨！」龐憲鄭重其事地說。

「既然憲兒懂了，那師父考考你：番紅花可治療月經不調，那麼月經過多的人是否也可用它來調節呢？」李時珍問道。

「我覺得不能。因為番紅花本身就有破血的功效，如若月經過多的人服用，恐怕會加重其症。」

「不錯，憲兒學得很快。」李時珍對龐憲的回答十分滿意。

涼血止血的「姐妹藥」

大薊、小薊

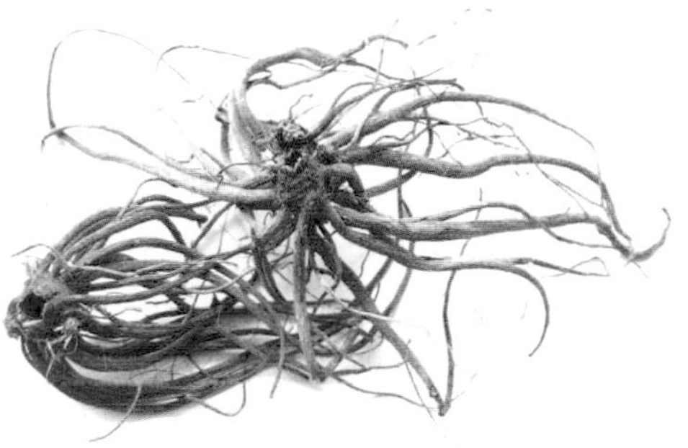

這日，李時珍見孩子們在院子裡打鬧，便招呼他們過來，問道：「憲兒、元兒，前些日子讓你們好好學習《別錄》裡的內容，現在你們學得如何了？」

「憲兒已經認真讀完一遍了。」龐憲恭敬地回答。

「元兒也讀了。」建元不甘落後。

「既然如此，我今日就要考考你們，看看你們學得如何。」李時珍說。

「請師父（爹爹）出題。」龐憲與建元齊聲回應。

「嗯，看到你們兩兄弟，我倒想起了兩味藥材－大薊、小薊。那我就問問你們有關大薊、小薊的問題。」李時珍看著他們倆，發問，「這大薊、小薊都有涼血止血之用，那它們到底有什麼異同呢？」

「我知道。大薊、小薊都是菊科多年生的植物，差別就在於大薊是宿根草本，而小薊是草本植物。此外，大薊、小薊的根的形狀也有所不同。大薊的根為簇生、長紡錘形，小薊的根細長、沒有紡錘，且呈塊狀。」建元搶先一步答道。

「我也知道，大薊、小薊的莖也有所不同。大薊的莖高為五十到一百公分，而小薊的莖高卻往往不過五十公分。不過，它們有個共同點，莖上都覆蓋著白色的柔毛。」龐憲答道。

「葉子也是不一樣的。大薊的葉子是倒卵狀的長橢圓形，而小薊的葉子是披針形的。此外，大薊的葉子邊緣往往有參差不齊的淺裂以及小刺；小薊葉子則是全緣或疏齒狀的。雖然小薊葉子的邊緣也有針刺，但是其長度卻遠遠短於大薊。兩者的相同點就是它們的葉子都是互生的。」建元補充道。

「不僅如此，花的雌雄也略有差異。大薊的花是兩性花，而小薊是雌雄異株的單性花。」龐憲說得十分仔細。

「哦？那它們的藥用呢？是否有差別？」李時珍認真聽完也不表態，繼續問道。

「不都是涼血止血嗎？」建元心直口快地反問道。

「似乎確實略有差別。我記得《新修本草》裡倒是提過，『大薊、小薊葉雖相似，功力有殊。大薊生山谷，根療癰腫，小薊生平澤，不能消腫，而俱能破血』。這麼看來，大薊、小薊確實在藥用上有些許差別。」龐憲沉吟道。

「沒錯，大薊能夠很好地散瘀消腫，而小薊更偏向於治療血淋和血尿等症。」孩子們把草藥知識記得如此熟練，已經不錯了。至於實際運用，他們當然也不可能知道太多，李時珍不再

涼血止血的小薊、大薊藥方

對症：嘔血之症。
藥材：小薊、大薊以及側柏葉各九克，仙鶴草、焦梔子各十二克。
用法：將所有藥材以水煎煮服用。

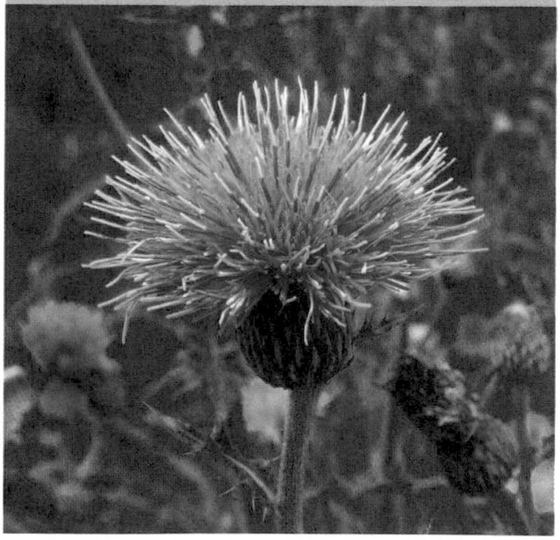

難為他們，繼續講解道，「當然，有的時候，大薊小薊也是可以同時入藥的。例如治療嘔血時，就可以取小薊、大薊以及側柏葉各九克，與仙鶴草、焦梔子各十二克一同煎煮服用。」

「原來還有這樣的差別。」建元懵懵懂懂道。

「所以呀，學習藥物時還要細心。看似相似的兩味藥物，即使功效相似，專攻的方向也未必相同，絕不能一概而論。你們記住了嗎？」李時珍表情嚴肅地告誡著兩個孩子。

「記住了！」建元與龐憲齊聲回答道。

續筋骨的「還魂丹」

續斷

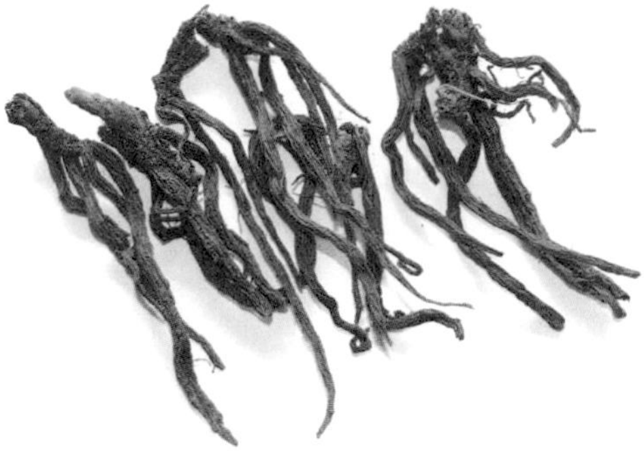

這日，李時珍出診剛回來，吳氏就急切地上前詢問情況：「方大爺情況如何了？」

「師母為何如此焦急？」龐憲對此深感奇怪。往日，師父也常常出診，卻不見師母如此心急。

「憲兒有所不知，這方大爺前幾日跌傷了。要知道，老人家的筋骨可不比少年郎，跌傷之後恢復起來比較慢。」師母見龐憲疑惑，便解釋道。

「原來是這樣，那方大爺還好嗎？」龐憲關心問道。

「沒有大礙。已經給他開了還魂丹。」李時珍安撫道。

「『還魂丹』？」龐憲驚得張大嘴巴。

「沒錯，是『還魂丹』。」看到龐憲如此驚訝，李時珍覺得好笑，便又故意強調了一遍。

「不就是續斷嗎？憲兒別聽你師父賣關子。」師母聽了也在一旁笑道。

「師母是指《桐君藥錄》裡所說的，『葉細莖如荏，大根本，黃白有汁，七月、八月採根。今皆用莖葉節節斷，皮黃皺，狀如雞腳者，又呼為桑上寄生』的續斷？」龐憲隨口便念出了書中的句子。

「正是。」李時珍道。

「那為何師父說是還魂丹？」龐憲還是不解。

「續斷可補肝腎、續筋骨，又有南草、龍豆等別稱。

傳說它能夠起死回生，因而還被稱為『還魂丹』。」李時珍耐心地回答道。

「那這續斷真的有起死回生的神奇功效嗎？」龐憲眼巴巴地盯著李時珍問道。

「所謂起死回生不過是人們的美好願景罷了。續斷主要是調血脈、續筋骨等效果，常被用於腰酸背痛、胎漏、遺精、不舉、跌打損傷、癰疽瘡腫等症的治療。就拿方大爺的病症為例，我給他開了續斷、當歸、木瓜、黃芪等藥同用，來緩解他跌傷後出現的筋縮疼痛等症。要知道，續斷的活血化瘀效果是非常好的。」李時珍摸著龐憲的頭，詳細解釋道。

「沒想到這麼不起眼的藥材還有如此神效。」龐憲由衷地讚嘆道。

「你可別看續斷乾癟且多褶皺，看上去跟小腐木別無二致。這不過是植物續斷的根部在進行乾燥加工後所得的產物罷了。續斷植株一般高大粗壯，有的高可達兩米以上，就算矮一點的也有五十公分。每年四月左右，續斷花開。其花呈紅白色，看起來與益母草的花十分相似。」為了讓徒弟理解得更透徹，說著李時珍還伸手比畫了起來。

「那新鮮的續斷有什麼用處嗎？」龐憲問。

「新鮮續斷也有一定用處，但其用處並不如乾燥的續斷根那麼廣泛。大多數情況下，人們會將新鮮的續斷草搗爛，取其汁水來用。內服可治療小兒淋瀝；外用則是用於跌打損傷，閃朒骨等症。」李時珍解答道。

「這『還魂丹』可真神奇。」龐憲眨巴著眼睛道。

「神奇的草藥多著呢，憲兒要多努力啊！」李時珍激勵道。

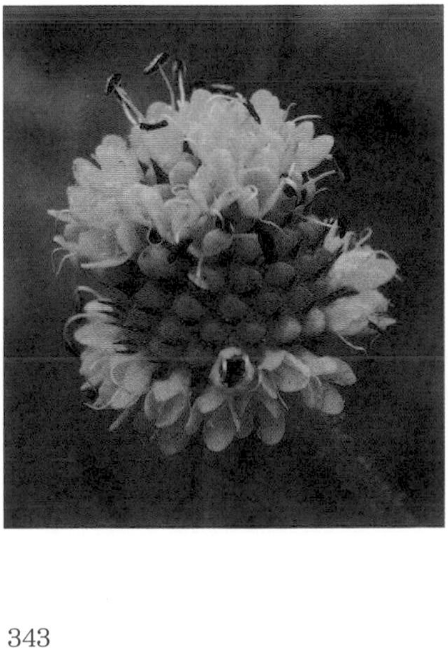

活血下乳的「漏盧湯」

漏盧

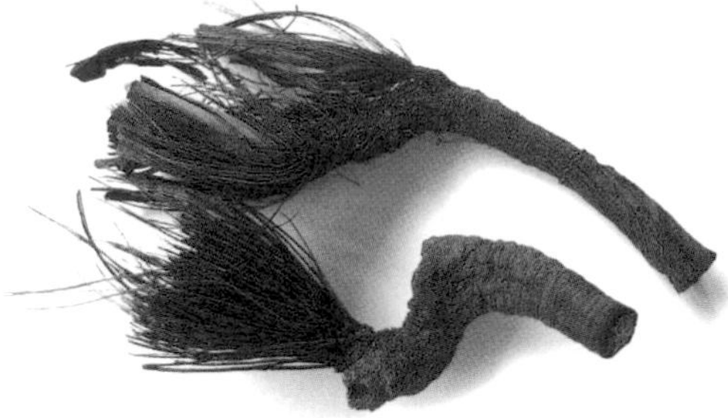

「師父，師父……。」龐憲在院子裡大喊著。

「為師在廂房裡。」李時珍回應道。

「師父，您怎麼在這呢？鎮西頭的李奶奶請您過去瞧病。」龐憲一把扯起師父，著急地說。

「好，你去收拾用具，在院子裡等我。我很快就來。」李時珍吩咐道。

沒一會兒，李時珍與龐憲來到了李奶奶家，李奶奶心急如焚地在門口徘徊著，見李時珍來了，急忙上前。

「哎呀，李大夫啊，可把您給盼來了！」李時珍與龐憲跟隨李奶奶向屋內走去，「三天前，我這孫媳婦生了個大胖小子。本來是件喜事兒，但沒想到她卻沒有奶水餵養我的小曾孫，真是急死人了！若是我的小曾孫、出了什麼差錯，我……我……。」

李時珍急忙安撫李奶奶：「您放心，婦女生產後不下奶是很常見的情況，您不要過於擔心。」

聽過李時珍的話，李奶奶焦急的情緒才有所緩解，「有你這位名醫在，我放心！我相信你！」

說話的空隙，龐憲已經將看診的用具擺放好。李時珍為病人把過脈後，說：「李奶奶，您孫媳婦的病為氣脈壅塞，她產下孩子後氣血虧虛，導致部分經絡凝滯，產生瘀血，瘀血停留在身體內，引發氣脈的阻塞，氣血無法順暢地運行，因而出現了乳內脹痛、乳汁不下的症狀，這……。」

「哎喲，這病聽起來很嚴重啊。不會有什麼危險吧？」李奶奶緊張地問道。

李時珍微微笑了笑，道：「您先別著急，聽我把話說完。治療這一病症，需飲用漏盧湯，即取一百五十克漏盧，十條炙過的蛇蛻，十個用急火燒存性的瓜蔞，將這三味研為細末，每次以溫酒調和服下二錢，服用時不限時辰。還有一點，服用漏盧湯的同時要多吃些熱羹湯，它能將藥效發揮至最大。」

「這……哎喲，李大夫，你一下說了這麼多，老婆子我也記不住啊。」李奶奶眉頭緊鎖著。

李時珍微笑道：「李奶奶，您放心吧，一會兒我讓憲兒將調好的湯藥送來。服用方法也會寫在紙上，只要按照藥方服藥就可以了。」

「好好好，真是謝謝你啊！李大夫！」李奶奶隨即露出了開心的笑容。

漏盧湯

對症：產下孩子後氣血虧虛，導致部分經絡凝滯，產生瘀血，瘀血停留在身體內，引發氣脈的阻塞，氣血無法順暢地運行，因而出現了乳內脹痛、乳汁不下的症狀。

藥材：漏盧一百五十克，炙過的蛇蛻十條，用急火燒存性的瓜蔞十個。

用法：將這三味藥材研為細末，每次以溫酒調和服下二錢，服用時不限時辰。服用漏盧湯的同時要多吃些熱羹湯，它能將藥效發揮至最大。

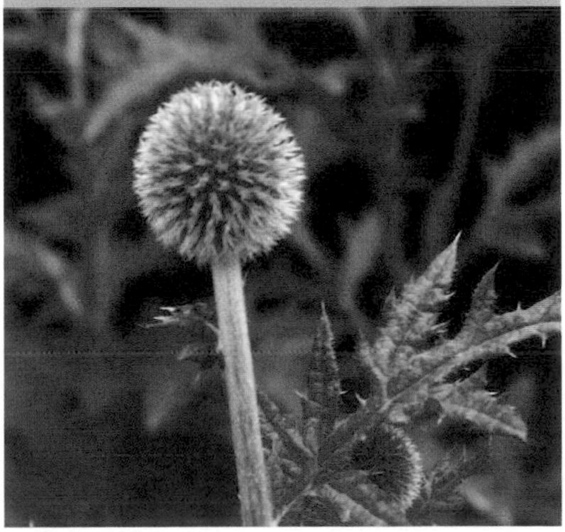

經。」李時珍一口氣答道。

「師父，漏盧是什麼啊？」回去的路上，龐憲忍不住問道。

「漏盧是一種清熱解毒、活血通乳、消癰以及疏通經絡的草藥。它性寒，味苦，能歸胃經。」李時珍一口氣答道。

「我知道，漏盧可以治療乳汁不通。」龐憲搶先說道。

李時珍點點頭：「沒錯。除此之外，它還可以治療乳癰腫痛、瘰癧病、濕痹拘攣、癰疽發背、目赤腫痛、跌打損傷、痢疾、蛔蟲病、風濕、痲痹等。」

「師父，漏盧長什麼樣子呢？」龐憲十分好奇這味草藥。

「漏盧是一種多年生的草本植物，最高可長至一米，它具有粗厚的根狀莖，莖直立生長，且不具分枝，有些簇生，有些則為單生。葉片有基生和莖生之分，多為長橢圓形、橢圓形、倒披針形，質地較軟，上下全為灰白色。漏盧的花期為四到九月，花朵生於頂端，形成頭狀花序且單生；苞片呈覆瓦狀；花朵呈兩性，紫紅色的花冠較長。漏盧具瘦果，楔形，有果緣生於頂端，其上長有褐色的冠毛。」李時珍詳細地解答道。

龐憲這才恍然大悟，道：「原來漏盧是這個模樣啊！對了，《本經》上說『主皮膚熱，惡瘡疽痔，濕痹，下乳汁』，這是指漏盧這味藥材嗎？」

「沒錯。如果有人患了瘰癧，可將等量漏盧、紫花地丁、連翹、貝母、甘草、金銀花、夏枯草煎水服用。如果有人皮膚瘙癢，可取漏盧、白鮮皮、荊芥、牛膝、枸杞子、當歸、浮萍、蘄蛇各一兩，甘草六錢，苦參二兩一同浸酒蒸飲。」李時珍補充道。

龐憲認真點了點頭。

「回到家後，為李家孫媳婦煎藥的任務就交給你啦！」李時珍笑著說道。

「放心吧師父，我保證完成任務！」龐憲回答道。

「挑剔」的下乳汁藥

飛廉

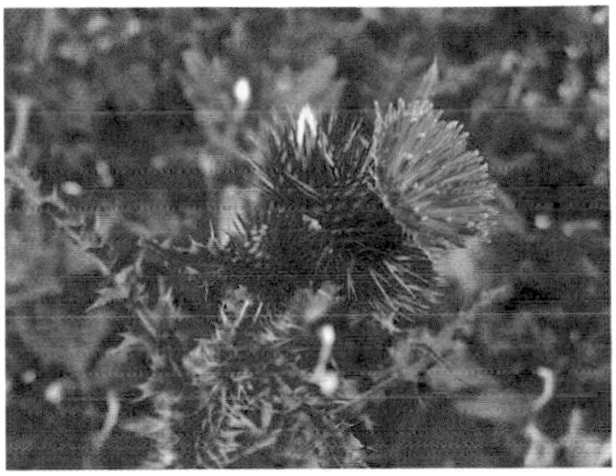

李時珍與吳氏向來恩愛，可這日兩人卻鬧了彆扭。吳氏委屈得坐在屋內偷偷落淚，李時珍也不去安慰，只是獨自在門外曬草藥。龐憲跑進跑出，費心勸了許久都不見好。

「師父，到底是怎麼了？好端端的，您為何與師母置氣？」思來想去，龐憲終於鼓起勇氣，想先問清楚事情的來龍去脈。

「為師先問你，你可知道飛廉？」李時珍也不回答龐憲的問題，反而問了龐憲一個「不相關」的問題。

「我記得陶弘景曾說『飛廉，處處有，極似苦芺，惟葉下附莖，輕有皮起似箭羽，葉又多刻缺，花紫色。今既別有漏盧，則非此別名爾』。在我的記憶中，飛廉的植株高度不一。有的大概是五十公分高，有的可以長到一到二米。其莖是直立著的，上面附有縱溝棱和一些向下延伸的綠色翅。這些翅上又分別帶有一些小刺。莖的上端有分枝，下端則是互生的橢圓狀披針葉。這些葉子的邊緣常有一些長短不一的細刺。其花期在夏秋之際，有五裂花瓣。飛廉花的花絲上帶有毛，花藥是合生的，花柱又細又長，有兩裂柱頭。一般，我們可以在路邊的草叢裡見到它。憲兒說得可對？」龐憲一邊回憶書中內容，一邊回答。

「嗯，那這飛廉有何用處？」李時珍微微點了點頭，又問。

「飛廉味苦，性平。憲兒記得《別錄》裡說過，『飛廉治頭眩頂重，皮間風邪如蜂螫針刺，魚子細起』。想來，飛廉的用處不外乎祛風，利濕，可用於風熱感冒、痹痛、尿路感染、尿血、白帶異常、跌打損傷、湯火傷等症的治療。不過，憲兒也記得《別錄》裡似乎還說過飛廉可以用來下乳汁。」

「你自己聽聽！憲兒也說了可以下乳汁！那我把它拿給吳家小娘子有什麼錯？我這不也是好心嗎？」吳氏聽了龐憲的回答便從屋內衝了出來，委屈地說。

「好心是好心，可你的好心容易辦壞事！」李時珍一臉怒氣地說道，「自古以來，有關『飛廉是否有毒』的問題從未有過準確定論。且不說有沒有毒，你可知道服用飛廉是有禁忌的？那些血虛或者脾胃不好的人在使用飛廉時需格外謹慎。此外，它還忌諱與麻黃一同入藥。這些你都知道嗎？你叮囑患者了嗎？你這可不是在幫人，而是害人。萬一吳家小娘子有個三長兩短，那可怎麼辦呢？」

眼看師父師母又要吵起來，龐憲趕緊搶先道：「師父，不知者無罪。我現在趕過去叮囑吳家人謹慎用藥就好，師父消消氣！」然後，他又跑到師母身邊，低聲勸慰，「師母，您也知道的，師父對待醫藥向來認真，您就別生氣了。」

妻子心知自己夫君脾氣，也知道自己做得確實不妥，便沒再爭論，自顧自道：「我自己送的藥，自己去囑咐。」說著，就往吳家走去。

李時珍見妻子確實知錯了，也不好再對她發火，便追上去道：「我也隨你去看看，順便看看需不需要再開點其他的藥。」夫妻二人這才和好。

先兆流產的救星

苧麻

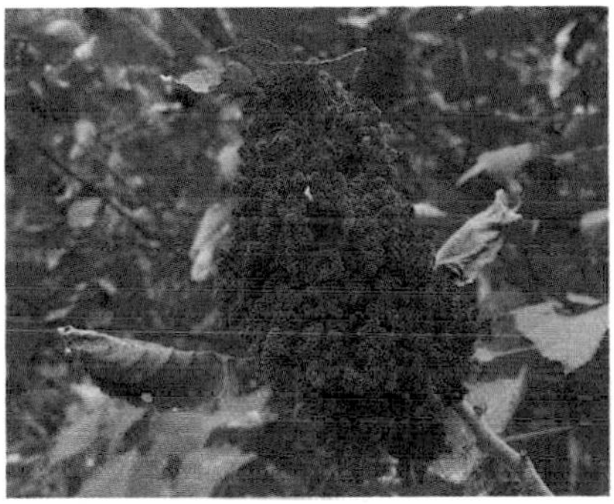

「肖家少夫人出事了！師父，快去救命！」龐憲急急忙忙往家裡跑，邊跑還邊喊著。

屋內的李時珍聽了這話，也嚇了一跳。要知道，肖家少夫人可正身懷六甲呢！於是，他急忙抓上一把草藥，背上藥箱跟著龐憲一路小跑趕往肖家。

來到肖家，只見肖家人個個急得團團轉。當他們看到李時珍時，彷彿看到了救命稻草一般，紛紛上前，你一言我一語道：「少夫人突然腹痛不已！」、「還見血了！」、「如今母子情況未卜！」

李時珍聽了個大概，心裡也有了數，便先給肖家少夫人診脈。很快，他便有了答案，「少夫人出現先兆流產了。」

「流產？」一聽李時珍的診斷，肖家人頓時慌亂了起來。

「大家少安毋躁。先兆流產不過是說出現流產症狀，並非真的流產。」龐憲見狀，忙提高了音量安撫大家。肖家人聽後，才稍稍安靜了下來。

李時珍看到龐憲能有如此舉動，感到十分欣慰。他整理了一下剛剛帶來的那些草藥，又隨手寫了張藥方：「苧根去黑皮切二斤，銀一斤，水九升，煎四升。每服以水一升，入酒半升，煎一升，分作二服。」寫完之後，他把藥方交給肖家人道，「按方煎煮服用，可安胎。不過切記：少夫人正在孕期，不宜操勞。如有其他情況，請及時來找我。」

李時珍的醫術在當地一向很有名氣。有了他這番話，肖家人也就安心了。

等到師徒倆從肖家走出來，龐憲便問：「師父，您拿的那些根狀藥材是什麼呀？」

「那是苧麻的根。苧麻在地下有地下莖和根，二者共同形成了一個非常強大的根莖。《梅師方》裡有寫，它可治『妊娠胎動，忽下黃汁如膠，或如小豆汁，腹痛不可忍者』。我剛剛聽你說肖家少夫人有事，便下意識取了一些苧麻根，果真派上用場了。當然，苧麻不止根部可入藥，其他部位也有藥用。總的來說，它可以安胎，治療漏胎下血，緩解產後抑鬱以及天行熱疾，還能防治毒箭以及蚊蟲叮咬。」李時珍講解道。

「苧麻這麼有用，不知道究竟長什麼樣子。」龐憲聽了李時珍的介紹，更加好奇了。

「一般而言，苧麻的高度為一到二米。無論是莖，還是花序，或者葉柄都密集生長著柔毛。它的葉子是互生的，呈寬卵形或者近似於圓形。而且，其葉表面並不光滑。苧麻是雌雄同株的植物，花、果期為七到十月。一般來說，苧麻果呈橢圓形，大概只有一點五毫米那麼長。」李時珍耐心地講解給龐憲聽。

「原來是這樣子。我似乎已經能夠想像出苧麻長什麼樣了！」龐憲十分欣喜地嚷道。

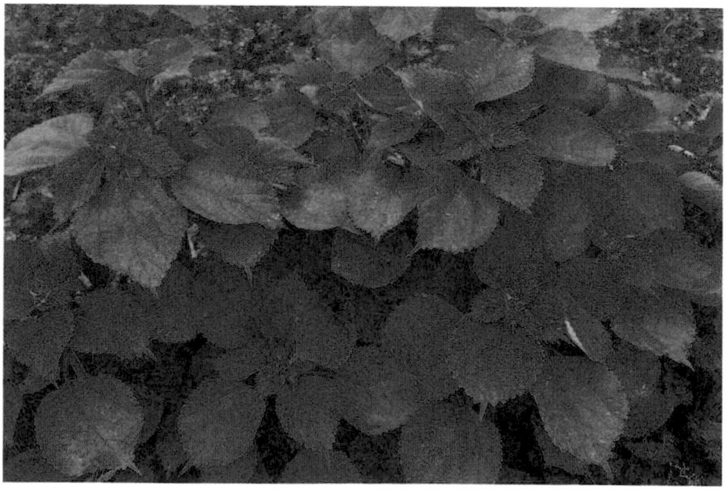

「既然如此，那為師再給你講講你不知道的事。你覺得苧麻除了入藥，還可以做什麼？」李時珍問道。

「據師父所說，苧麻的根系那麼強大。若是種在耕作的農田上，應當能有很好的固土力吧，可以保證土壤不流失。」龐憲斟酌了一會，小心答道。

「哈哈，憲兒真是個聰慧的孩子。」李時珍拊掌誇獎道，「你說得沒錯，苧麻確實有很強的固土力。的確，它一身都是寶！它的葉子很有營養，用來做家畜的飼料再好不過了。至於麻骨，可用來造紙、製作傢俱，還可以釀酒、製糖。你說，它是不是一個寶貝？」

「哇！小小的苧麻原來這麼多用處呀！」龐憲聽了，不由得感嘆。

中耳炎的剋星

苘麻

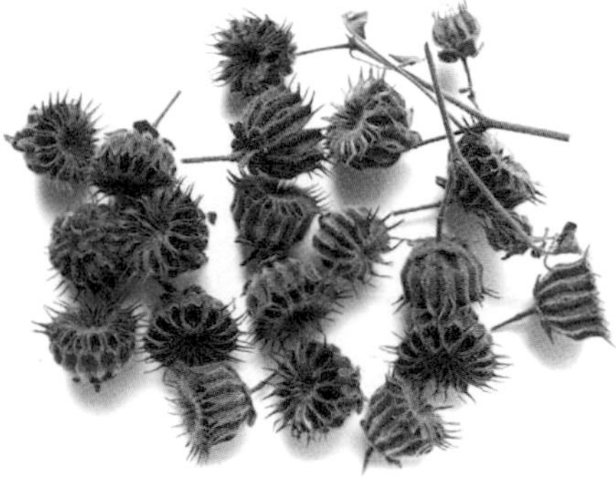

這天，李時珍與龐憲出診回家的路上偶遇一位婦人。那婦人抱著一個孩子，哭得十分淒慘。都說醫者仁心，見此情景，李時珍當然不可能無動於衷。於是，他上前問道：「不知夫人為何如此難過？」

「這位老先生，事情是這樣的。我這孩子前兩天總哭鬧，說是耳朵疼。我本來以為只是小毛病，沒想到這兩天他竟漸漸聽不清聲音了，怕不是耳聾吧……孩子還小，這可怎麼辦呀……。」婦人說著，又痛哭起來。

「夫人別急。我是一名大夫，不妨讓我給孩子瞧瞧。」李時珍安撫道。

「果真如此？那有勞大夫了！」婦人一聽這話，眼裡頓時有了希望。

接著，李時珍一番望聞問切下來，病情也就基本確定了。他對那婦人說：「令郎所患的是中耳炎，不算嚴重，也不至於耳聾。還請夫人放心。」然後，他又向龐憲招了招手道，「憲兒，剛剛一路走來，我似乎見到路旁有些苘麻。本來想著家中還有一些，就沒採。現在看來，你還得跑一趟，採些來給這位夫人的小孩治病。」

「苘麻長什麼樣子呢？」龐憲撓撓頭，問道。

「苘麻是亞灌木狀的草本，其高度為一到二米，莖枝覆蓋著柔軟的毛，葉子多為五到十公分的圓心形，邊緣帶有鋸齒。葉子的兩面都帶有細密的柔毛。葉柄也有類似的柔毛，長度為三到十二公分。如今，正值七月，正是苘麻花期。你也可以透過花朵來判斷它。苘麻的花一般都長在葉腋處。花梗上有柔毛，總長度為一到十三公分；花萼長得有點像杯子，花瓣為倒卵形，呈黃色。」李時珍細細講解，然後從包裹裡拿出紙筆書寫藥方：取六錢苘麻煎湯服用。

龐憲將李時珍的話牢記於心，並很快就將苘麻帶了回來。他氣喘吁吁地問：「師父，師父，是這個嗎？」

李時珍仔細看了看，點了點頭道：「沒錯，就是它！」接著，他又將苘麻和藥方交給了那位婦人，「夫人，這是苘麻和藥方。還請收好，回去按方煎煮，按時給孩子服下就好。不必過於擔心。」

「謝謝大夫！大夫大恩大德此生難忘！」那婦人趕忙接過了李時珍遞過來的東西，又落下淚，感激之情無以言表。

「夫人言重了。救治患者本就是我們為醫者的職責。天色也不早了，您也早些回家吧。」就這樣，師徒倆辭別了婦人，踏上了回家之路。

路上，龐憲格外歡喜，一直嘰嘰喳喳地問東問西：「師父，這苘麻除了治中耳炎還可以治療其他病嗎？」、「師父，苘麻有沒有果子呀？」、「師父，苘麻子跟苘麻又是什麼關係呢？」

「苘麻有清熱利濕、解毒開竅的效用。像我們平時

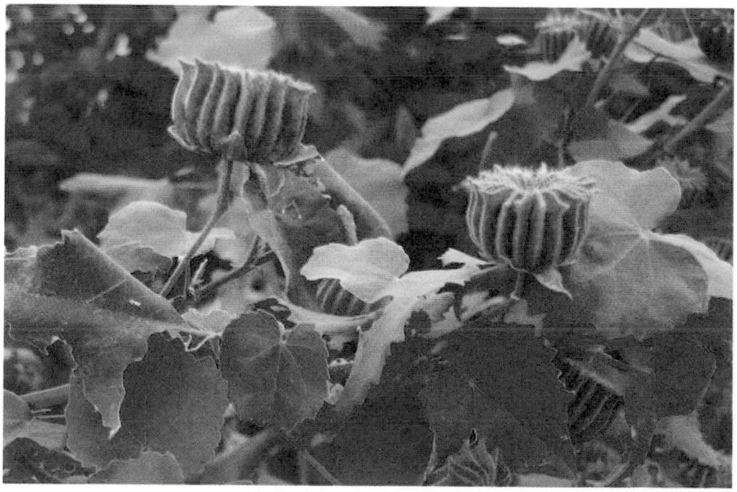

所說的耳鳴、耳聾、睪丸炎、化膿性扁桃體炎等病症都可以用它來治療。《上海常用中草藥》有記載，『苘麻全草可解毒，祛風。治痢疾，中耳炎，耳鳴，耳聾，關節酸痛』。」李時珍不慌不忙地逐一解答道，「苘麻當然也有果子。果期為八到九月。其果為半球形的蒴果。至於，你所問的苘麻子嘛，顧名思義就是苘麻的種子，也稱青麻子……。」

師徒倆一問一答走在路上。夕陽西下，暮靄拉長了他們的背影……。

全株含香的腳氣藥

葫蘆巴

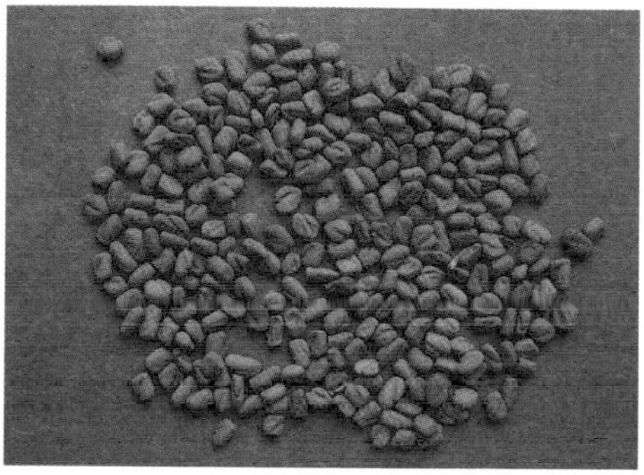

一日，林員外的夫人突然神神祕祕地來到李時珍家中求醫。只見她臉頰微紅，吞吞吐吐道：「李大夫，我……我……我想來跟您求個方子。」

李時珍素來見慣了各種難以啟齒病症的患者，也不急著追問，只讓林夫人先坐下，慢慢道來。

「我……我的腳似乎染上了腳氣。您說，我一個女人家……唉……。」林夫人情緒低沉，終於開口說出了自己的病症。

「原來是足癬。這倒不是什麼難治的病症，不過我還得看看你的具體情況。」李時珍道。

林夫人猶豫許久，這才褪去鞋襪，露出一雙小腳。那雙腳顯然已被抓得通紅，腳趾間可見水皰和白軟的死皮，甚至還有糜爛的跡象。隨著鞋襪褪去，散發出一股難聞的氣味。林夫人的臉越發紅了。

「嗯，確實是足癬。無妨，不是什麼大病。你先回去，明日來取藥即可。」李時珍見林夫人如此羞愧便安撫道。

送走了林夫人，龐憲趕忙湊上來問：「師父，為何要讓林夫人明日來取藥？現在不能配藥給她嗎？」

「你先隨我去後山坡採一味藥，到時候你就知道了。記著，那株草藥有二十到八十公分高，莖直，且帶有稀疏的細毛。葉子呈長卵形，或呈卵狀披針形。葉子兩邊都帶有稀疏的柔毛。若是五月時，你可能還可以看到一些白色或淺黃色的花。這些花的基部略顯紫色。這次，我們只需取其種子即可，你可別採錯了。」李時珍提了竹簍，對龐憲說道。

兩個時辰後，師徒倆滿載而歸。龐憲手裡拿著一捧種子，仔細聞了聞，嘆道：「哇，好香呢！」

「那是自然。這是葫蘆巴，全草都帶香的。」李時珍微微一笑。

「那我們這不是已經採到葫蘆巴了嗎？為何還要讓林夫人明日再來。剛剛讓她在家中稍候，我趕緊採完回來不就好了。怎又讓她再跑一趟？」龐憲越發感到奇怪。

「這個藥可不是一採到就能用的。《楊氏家藏方》中說，『葫蘆巴（酒浸一宿，焙）、破故紙（炒香）各四兩。為末。以木瓜切頂去瓤，安藥在內令滿，用頂合住簽定，爛蒸，搗丸梧子大。每服七十丸，空心溫酒下』。所以啊，要明日才能取藥。」李時珍正色道。

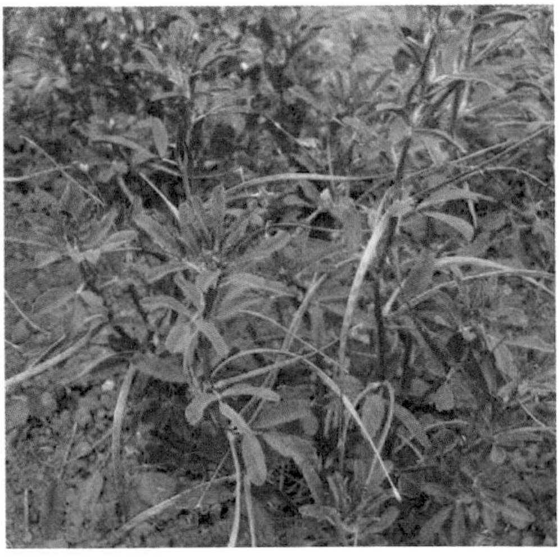

「原來是這樣。那師父，這葫蘆巴除了治腳氣，還能用來治什麼呢？」龐憲虛心請教。

「這葫蘆巴的用處真不少。它可以補腎陽、祛寒濕，在治療寒疝、陽痿、腎虛、膀胱氣等方面都很不錯的。不僅如此，由於葫蘆巴秸稈和籽帶有濃郁持久的香味，可以用來防腐、殺菌、消毒，也可以用來熏香房間、衣物等等。」李時珍認認真真地解答道。

「那我要回去取些葫蘆巴秸稈給師母！」龐憲拍了拍自己的腦袋，趕忙往回跑。

「你慢點跑，小心別摔著！」李時珍不禁失笑，大聲對龐憲的背影喊道。

減少經量的靈藥

蠡實

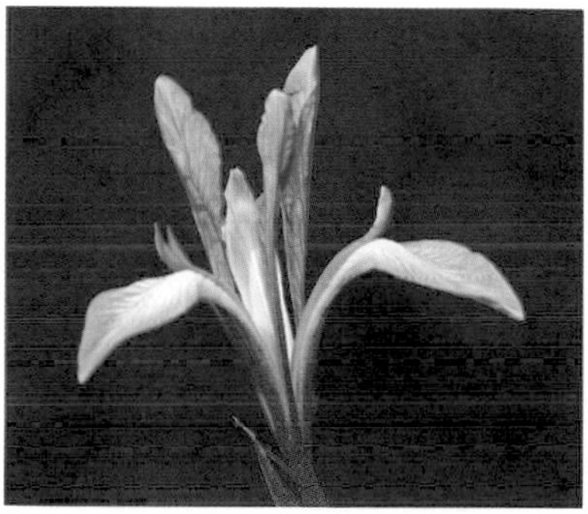

這日，龐憲神神祕祕地對李時珍說：「師父，徒兒想自己一個人去山裡採藥，還望師父准許。」

「這是為何？」李時珍有點不解。因為龐憲還從來沒有自己上過山，今日突然要求自己上山，實在奇怪。

「徒兒只是覺得自己也不小了，是時候該一個人上山採藥去了。」龐憲回應道。

李時珍斟酌了一下，後山龐憲常去，也不會有什麼危險，便答應了，並囑咐道：「自己一個人上山，小心點，不許貪玩。」

「知道了，師父。」龐憲點了點頭，然後便揹著竹簍獨自出門了。

黃昏時分，龐憲蹦蹦跳跳地揹著小竹簍回來了。只見他手上捧著一束淺藍紫色的花，嘴裡興奮地呼喊著：「師母，憲兒給您帶禮物回來了。」

吳氏聽到龐憲的呼喚聲，心中暖暖的，忙迎了出來：「憲兒第一次獨自上山就不忘給師母送禮物呀。」與此同時，李時珍也從藥房走了出來。

龐憲將紫色的花兒遞給師母，恭敬地說道：「今日是師母的壽辰，憲兒祝師母年年有今日，歲歲有今朝。」吳氏聽了，竟不由得熱淚盈眶，心想這孩子真有心。

本是感人至深的一幕，誰知，李時珍在一旁卻「噗咻」一聲笑了起來。

「你笑什麼？憲兒記得我的生辰，你卻不記得呢。」妻子嗔怪道。

「我笑憲兒果然是我徒弟，連送禮都是送藥。」李時珍撫了撫自己的鬍子道。

「藥？這明明是漂亮的花呀。」龐憲聞言，十分訝異。

「誰說花不能是藥？為師問你，這花的花莖在接近上端的地方是不是有三片葉狀的苞片？其植株高二十五到三十公分，根莖粗且壯實；葉子是基生的，呈現線狀，長二十到四十公分，寬三到六公分。葉子的下面略略呈紫色，質地堅硬，光滑且無毛？」李時珍含笑問道。

龐憲仔細回憶了一遍，撇撇嘴回答：「師父說得沒錯。」

「那可不就是馬藺花嘛！」說著，李時珍又哈哈大笑起來。

「馬藺花？那它和馬藺子有什麼關係嗎？」龐憲下意識地問道。

李時珍解釋說：「馬藺子就是馬藺乾燥的成熟種子又名蠡實。秋天的時候採來馬藺花的果實，曬乾，揉搓出種子。然後，把它們和果殼、雜質等分開，繼續曬乾即可。這些種子大多呈扁形或者不規則的卵形，長約五毫米，寬約四毫米。外皮為紅棕或黑棕色。你仔細聞一聞，有一種淡淡的特殊的氣味。」

減少月經血量的藥方

對症：女性月經血量過多。
藥材：馬藺子、馬藺花三錢，石榴皮四錢。
用法：將三味藥研磨成末，一日分三次服下。

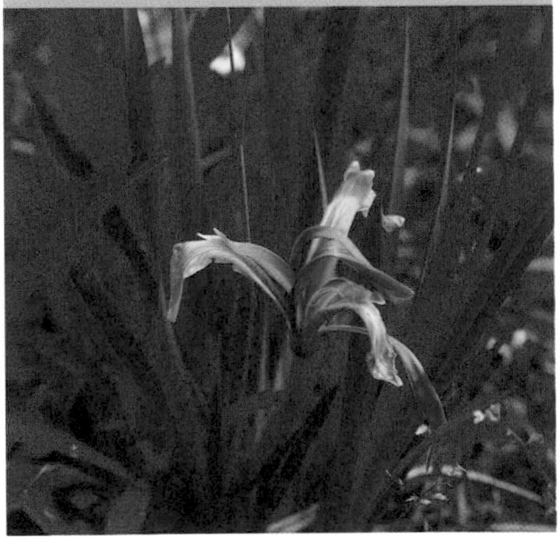

「那麼，馬藺子也是一味藥嗎？」龐憲問道。

「沒錯。醫書記載有『治月經過多：馬藺子三錢，馬藺花三錢，石榴皮四錢。共為細末，一日分三次服』。」李時珍微微點了點頭。

「這麼看來，馬藺子就是一味『女人藥』嘛。」龐憲自顧自總結道。

李時珍不認可地搖了搖頭，糾正道：「話可不是這麼說，治療經量過多只是馬藺子的一個功效。除此之外，它也可以用於治療黃疸、吐血、血崩、喉痹等症。」

「原來如此，看來可不能小瞧了任何草藥呢。」龐憲聞言不由得感嘆起來。

「你們師徒倆可別打我花兒的主意。這是憲兒送我的賀壽禮，我要把它放在屋裡做裝飾。」吳氏在一旁說道。

「好好好，全聽壽星的。」李時珍聽了妻子的話哈哈大笑，龐憲也在一旁笑出了聲。

清熱解毒的降壓茶

惡實

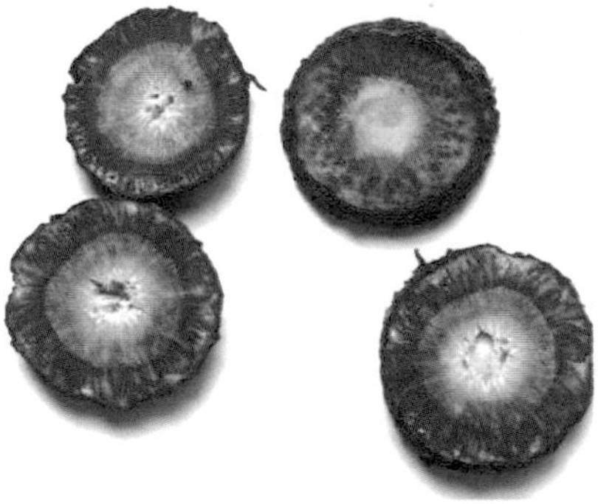

天剛濛濛亮，隔壁的王大哥就急匆匆地跑到李時珍家中。他邊敲門邊焦急地喊道：「李神醫、李神醫，快救救我母親！她剛才突然暈倒了，怎麼都叫不醒！現在也不知是什麼情況！」

李時珍聽了這事，也顧不得梳洗，隨手抓了一件外衣套上，便隨王大哥去了。龐憲一心向醫，也急急忙忙隨著師父腳步來到王大哥家。當他來到王大哥家時，師父已經給王大娘診完了脈，正給王大哥講解王大娘的情況。

見到龐憲來了，李時珍招了招手道：「憲兒，你來得正好，回去幫為師帶些惡實茶來。」

「惡實茶？」龐憲氣喘吁吁，一時反應不過來，疑惑地看著李時珍。

「哎，罷了。為師與你一道回去取吧。」見龐憲一臉懵懂的樣子，李時珍無奈說道，又扭頭對王大哥囑咐道：「王兄，令堂的高血壓症還需好好調理，一會我命憲兒給你送惡實茶來，每日用熱水沖泡五到八克給令堂喝即可。此外，還得叮囑她不要過度操勞才是。」說完，就領著龐憲往回走了。

龐憲心知師父不悅，回家的路上，也不敢多說話，低著頭默默走著。

「憲兒，平時怎麼不見你如此安靜？」李時珍並沒有怪他，打趣道。

「憲兒慚愧，不知惡實茶為何物。也不知道，茶竟然也能用來治病。」龐憲偷偷瞄了李時珍一眼，低聲說道。

「所謂惡實茶就是用中草藥惡實的根製作而成的純天然茶品。」李時珍耐心地解釋著，「惡實這個名字，你可能並不熟悉。但是如果說起它的另一個名字，你肯定就知道是什麼了！」

「什麼？什麼？」龐憲立刻追問道。

「牛蒡。」李時珍回答。

「原來是牛蒡！那我可是知道的！」龐憲興奮地說，「古書記載，『牛蒡性溫、味甘，無毒，通十二經脈、除五臟惡氣，久服輕身耐老』。」

「你可別只曉得背書。為師考考你，這牛蒡長什麼樣子你可知道？」李時珍輕輕拍了拍龐憲的小腦袋問。

「牛蒡擁有非常粗壯的肉質直根，長度可到一到五公分，直徑約為二公分。且它的莖是直立的，有兩米那麼高呢！它的莖枝上分布有疏鬆的短毛，還有一些黃色的小小的腺點。基生葉呈卵狀，有稀疏的鋸齒。最奇怪的是，這些葉子的兩個面是不同顏色的。上面是綠色，而下面是灰白或者淺綠色的。」龐憲歪著腦袋仔細回憶道。

「哦？那你可知牛蒡是否有花？是否有果？」李時珍饒有興致地繼續追問。

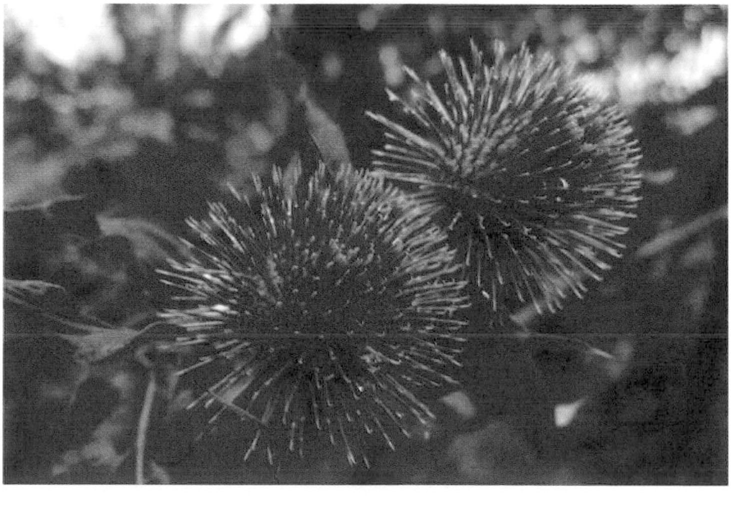

「花？果？」龐憲想起素日所見的牛蒡的樣子，一時有點拿不準牛蒡是否有花果。

「你瞧瞧！還是觀察得不夠仔細。」李時珍很嚴肅地說，隨後認真地解答，「牛蒡自然也是有花有果的。它的花果期為每年的六到九月。小花為紫紅色，果子嘛，則是倒長卵形的。這牛蒡可是好東西，它有清熱解毒、開胃通便、降血壓、降血糖、防治癌症的效用，這也是我讓你送些牛蒡茶給王大娘喝的原因。王大娘平日過度操勞，血壓又偏高，這才會暈倒。而牛蒡茶恰好有降血壓之用，所以讓你送些給她。」

「原來如此。那服用牛蒡是否有禁忌呢？」龐憲追問。

「一般來說，服用任何藥物都有需要注意的事項。牛蒡茶自然也不例外。所以，你一會給王大哥送藥時，要提醒他：服用牛蒡茶的時候，茶的濃度不宜過濃，否則容易上火。牛蒡茶應為熱飲，而不能冷飲，否則可能引起腹瀉。並且，婦女經期時也不宜飲用牛蒡茶。」李時珍緩緩說道。

「謝謝師父，徒兒受教了！」龐憲恭恭敬敬向李時珍鞠了個躬。

「嗯，快去送藥吧！」李時珍微微一笑，取下存放牛蒡茶的茶罐遞給了龐憲。

消毒殺蟲的帶刺毒果

枲耳

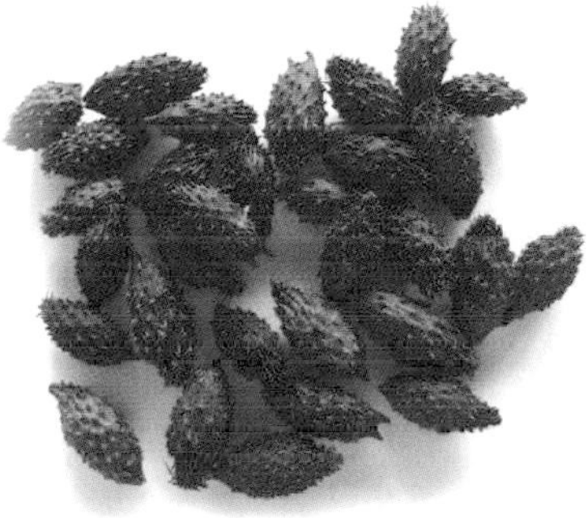

這日，龐憲帶著建元外出玩耍。建元一路上蹦蹦跳跳地跑在前面，龐憲則不慌不忙地跟在後面。

「憲哥哥，這裡有個果子長得好可愛！」突然，建元停在了一株植物旁，童聲童氣地喊龐憲。

「什麼？我來看看！」龐憲向來喜歡觀察植物，聽說有可愛的果子，自然不能放過。

當龐憲跑到建元身邊時，建元正拿著一個紡錘形的帶著軟刺的果子要往嘴裡放。龐憲見狀趕忙出手打掉了建元手裡的果子，「這果子不能吃！」

建元突然被打，呆了幾秒，然後放聲大哭起來。只見他轉身就往家的方向跑，一邊跑一邊喊：「憲哥哥打我，憲哥哥壞！」無奈，龐憲只好在他身後追。

回到家中，建元便向李時珍訴苦：「爹爹，憲哥哥壞！他打我的手，不讓我吃果子。」李時珍心知龐憲的為人，也不急著下定論，扭頭詢問龐憲事情的緣由。

「師父，是這樣的。剛剛我與建元外出玩耍，他採了一個『可愛』的果子要吃，我定睛一看發現是枲耳的果子。徒兒記得《千金．食治》裡寫此果『味苦辛，微寒澀，有小毒』，這才打掉了建元的果子。」龐憲將事情的原委一五一十地講了出來。

「哦？你講講那株植物的樣子，我聽聽。」李時珍道。

「那株植物約一米高。葉子呈卵狀三角形，有的葉子的邊緣可見不規則的鋸齒。葉柄長短不一，短的三到四公分，長的則可達十公分。柄上還覆蓋著細密的絨毛。至於建元所拿的果子，確實很可愛。它們有的是紡錘形，也有的是橢圓形，外表有鉤刺。總體而言，多呈綠色，也有呈黃棕色的。」龐憲仔細回憶了一下，緩緩說道。

聽完龐憲的描述，李時珍不禁倒吸了一口涼氣，道：「果真是枲耳！」說完，他便轉身取來戒尺，讓建元把手伸出來，打了幾下。他邊打邊說，「我已多次告誡你，不可亂吃東西，你還敢亂吃！這次多虧了憲兒，不然你若真的吃了下去，怎麼得了。你知不知道，這枲耳全株有毒，最毒的就是果實和幼芽。嚴重的情況下，你的小命可未必能保住！」

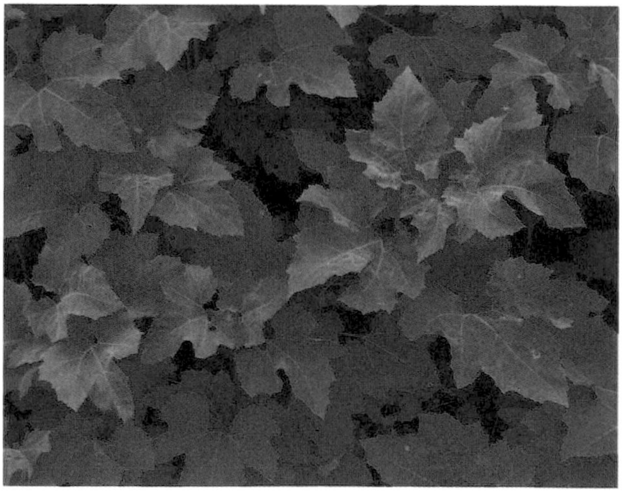

建元本來還很委屈，但是一見父親怒氣騰騰的模樣，也不敢再多說什麼了。一旁的龐憲心疼弟弟，忙轉移話題道：「師父，建元想必已經知錯了。徒兒對這枲耳還不太瞭解，不知這枲耳是否可作藥用，還請師父賜教。」

李時珍看了一眼徒弟，這才停了下來，緩緩道：「枲耳也叫蒼耳。雖然帶有毒性，但是確實也可以作藥用。它有祛風散熱以及消毒殺蟲的功效，可以用於頭風、目赤、風癩、熱毒瘡瘍等病症的治療。從用法上講，枲耳分內服和外用。在《摘元方》裡記著一個方子，用『蒼耳嫩葉尖和膏鹽擂爛。五、六月間擦之，五、七次』。這個方子可以用於赤白汗斑的治療。不過正因為枲耳有毒，所以作藥用時要千萬小心。」說著，李時珍又狠狠地瞪了建元一眼，道，「特別是生吃葉子和果實這樣的做法，完全就是不要命了。」

建元此時早已停止了哭泣。他低著頭，怯怯地說：「父親，元兒知錯了，下次再也不敢了。」

李時珍道：「你要給你憲哥哥道歉，同時還要謝謝他的救命之恩！」

建元聽話地點了點頭，對著龐憲作了個揖：「謝謝憲哥哥的救命之恩。建元剛剛誤會你了，對不起。」

龐憲忙扶了扶建元：「沒關係，沒關係，不必介懷。」兩個孩子終於又重歸於好了。

止咳化痰的「活鹿草」

天名精

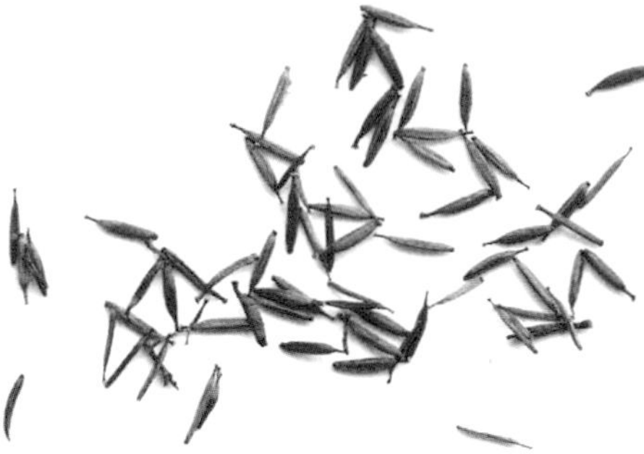

今天李時珍家裡來了位客人，白髮蒼蒼的李爺爺。上個月，李時珍治好了他的病痛，為了表達感謝，李爺爺特地上門拜訪，還帶了些上好的紅茶和糕餅。客人剛走，龐憲就迫不及待地拿了一個糕餅塞進嘴裡，邊吃邊嘟囔：「這糕點真好吃！我從未吃過這麼好吃的糕點！」說著，又偷偷往衣袖裡塞了兩個。

然而到了夜裡，龐憲因吃多了糕餅而不停咳嗽。次日，龐憲起得很早，思考著該不該把這事告訴李時珍。但是，因為怕挨罵，他還是決定瞞下來，若無其事地跟著李時珍去採藥。

上山的路上，李時珍問：「你知道今天我們要去採什麼藥嗎？」

龐憲愣住說：「憲兒不知……。」

李時珍也不回答，反而教訓道：「昨夜憲兒咳嗽，必定是吃了太多李大爺送來的糕點。我不是和你說了不能貪嘴，吃太多會上火。」

龐憲知道自己貪吃不對，老老實實聽師父訓誡，沉默不語。李時珍見狀，繼續說：「昨夜，我聽你咳嗽得厲害且痰多。今日，你就同我去採些天名精來，此藥有非常好的化痰效果。」

龐憲一聽，這才來了精神：「師父說的是活鹿草嗎？

我記得《傷寒蘊要》中提到其『治咽喉腫塞，痰涎壅滯，喉腫水不可下者：地菘搗汁。鵝翎掃入，去痰最妙』。」

李時珍聽了這話方才露出笑顏：「看來你沒有偷懶啊。」師徒倆邊說邊走，很快就發現了天名精。龐憲開心地說道：「師父，這是天名精，徒兒認得它。」李時珍一聽，有意考他，便問：「如何判斷？」

「雖然它與其他草藥看似沒有什麼不同，都是直立的莖，高度也差不多，但是它上面的部分有密生短柔毛的許多分枝，下面的部分幾乎沒有柔毛，而且葉子是互相生長的。師父你摸摸，是不是有明顯的柔毛的感覺？這樣看來，這必是天名精。」龐憲用手摸了摸天名精後說道。

李時珍笑著說：「看來你的功課做得不錯。除此之外，我們也可以從葉片來對天名精進行分辨：它下部的葉片呈寬橢圓形或長圓形；其先端是尖尖的，邊緣像鋸齒，沒有柄，且越往頂葉片越小。總苞呈鐘狀球形，總苞片一共有三層；外層是極短的，呈卵形，先端是尖尖的，有短柔毛；而其中層和內層則是長圓形，先端是圓鈍的，無毛。」

「它的花期在六到八月，而果期在九到十月。是不是啊，師父？」龐憲歪著腦袋滿是期待地問。

止咳化痰的天名精要方

對症：因上火引起的咳嗽之症。

藥材：帶根枝葉的天名精四兩、生薑兩片。

用法：將藥材加四碗水，煎至一碗過二分。每日上、下午，空腹服用。

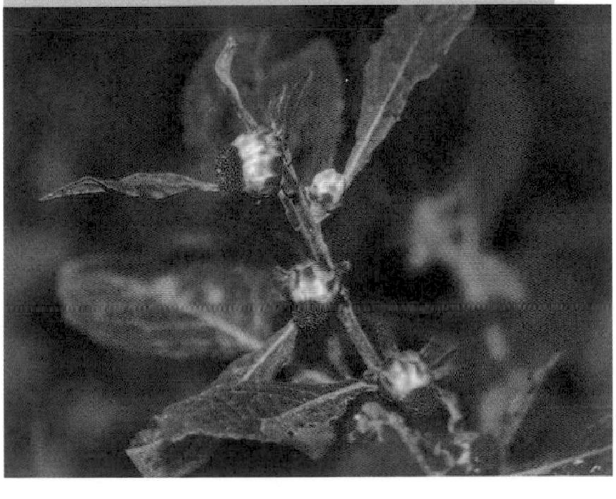

「是的，沒錯。這會兒想起了天名精那麼多特徵了，怎麼今早不知道用它來治病呢？」李時珍假裝生氣道。

龐憲聞言，不禁咂咂嘴委屈地說：「憲兒確實不知該如何用藥啊。」

李時珍一邊採藥，一邊耐心地對龐憲講解：「這天名精味苦、辛，性寒。它的用法種類多，可以拿九到十五克煎湯內服，也可以拿三到六克研成末，搗成汁或是做藥丸。此外，它還可以外用。但凡皮膚癢疹、毒蛇咬傷、創傷出血等症都可以用它來化解。治療時，只要取適量的天名精搗碎，敷在傷口處即可。」

龐憲聽得入迷，一時忘了手中的動作，嘴裡喃喃說道：「我只知道天名精有清熱解毒和化痰之用，卻不知道這天名精還可以殺蟲、破瘀和止血。如此說來，以後上山採藥我再也不用怕蛇蟲咬我了。」

「學醫是不能有半點馬虎的。對藥物的用藥及功效也不能一知半解，要全面掌握才行。」見龐憲一臉認真，李時珍繼續說道，「採完藥回去之後，拿四兩帶根枝葉的天名精和生薑兩片，加四碗水，煎至一碗過二分。每日上、下午，空腹服用。你的咳嗽很快就會痊癒了。記住，服藥期間忌食酸、辣和肥肉，你可要管好你的嘴啊。」

龐憲答應道：「知道了，師父。憲兒在《本草經疏》中也有讀到，說『脾胃寒薄，性不喜食冷，易泄無渴者勿服』。」

「好了，天名精也採得差不多了。現在天色不早了，我們趕快回去煎藥吧！」李時珍一邊整理著剛採到的草藥，一邊交代著。

曲徑小路上，一大一小的背影在夕陽的照射下越拉越長……。

治瘧疾的良藥

豨薟

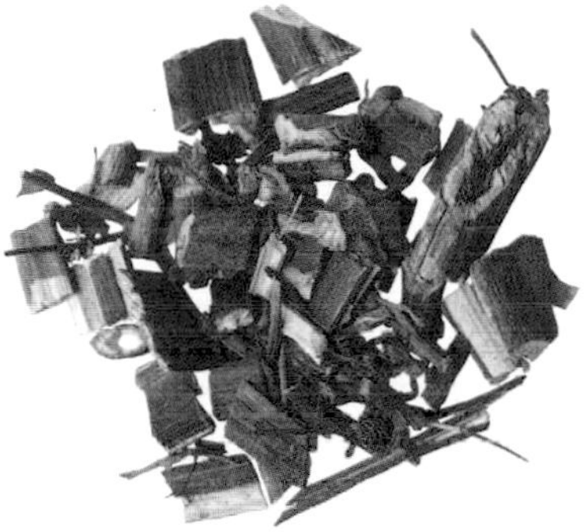

「憲兒，你將針灸及藥包帶上，隨為師去隔壁村子一趟。」清晨，李時珍叫住了正在院子裡專心辨別藥草的龐憲，吩咐道。

「師父，怎麼了，什麼事這麼緊急？」龐憲問。

李時珍邊走邊說：「剛剛有人來看病，說隔壁村子裡有不少人感到不舒服，頭痛、低熱。為師估計著現在是夏春交替時節，蚊蟲多，雨水又多，空氣潮濕，怕是瘧疾……，我們先去採一些豨薟草帶著。」

「豨薟草？」龐憲回憶道，「是那種根莖直立，並且總是帶著紫色的植物嗎？它的枝的上部有密集的、灰白或紫褐色的長柔毛。其葉子對生且有柄。」

「嗯，沒錯。」李時珍仔細聽完龐憲的描述，又繼續說道，「豨薟的上部呈闊卵或卵狀的三角形。葉片慢慢縮小，然後形成長橢圓狀披針形。葉子的邊緣帶著不規則的鋸齒，兩面被均勻而密的長柔毛包裹著。」

「還有，它的總花梗有密密的長柔毛，會分泌黏液。有一次，我不小心碰到它的花梗，結果整個手都是黏黏的。」龐憲沉吟了一會，繼續說道，「嗯……它花期在八到十月，果期在九到十二月，果實呈倒卵圓形。對了，師父，我們採豨薟拿來做藥嗎？」

「正是，憲兒越來越聰明了。」被李時珍這麼一誇，龐憲倒不好意思起來。

李時珍又繼續說道：「豨薟草味苦、寒，有小毒，因此不能多服，否則可能引發嘔吐。它除了有我們日常所見的祛風濕，治療四肢無力麻痹，腰腿疼痛的用處之外，還可以用來治瘧疾。不過我們要先將豨薟草曬乾，再內服。一般入藥的豨薟草以莖粗、葉多、花未開放、灰綠色的為佳。所以你要睜大眼睛仔細瞧了。」

龐憲點點頭道：「好的。那這全身都是寶的豨薟有什麼忌諱嗎？」

「當然，這豨薟草也是有忌諱的。《本草經疏》裡有寫，『凡病人患四肢麻痹，骨間疼，腰膝無力，由於肺、腎兩虧，陰血不足，不因風濕所中而得者，不宜服之』。」李時珍一臉嚴肅地叮囑龐憲。

很快，李時珍和龐憲就帶著不少豨薟草來到了村子。他們耐心地告訴有瘧疾症狀的村民如何用豨薟草來治病：「取一兩乾的豨薟草，每日分兩次煎服，連服二三日，小兒則遞減。如果遇上被蜘蛛咬傷、狗咬及其他蟲咬傷的情況，也可以用豨薟草搗爛敷患處。」

李時珍又叮囑道：「豨薟草搭配不同的藥材也可以有不同的藥效。譬如想治療腸風下血，可取適量豨薟葉，用酒蒸，然後煉成蜜丸。每次服三錢，用白湯服下即可。」

果然，幾日過後，村民們又恢復了原來的活力和健康。對此，村民們不勝感激：「謝謝李大夫，您真是我們的救命恩人啊。」

李時珍溫和一笑：「別這麼說，救死扶傷本就是醫者天職。」一旁的龐憲聽了村民們的道謝，心中自然也是美滋滋的。

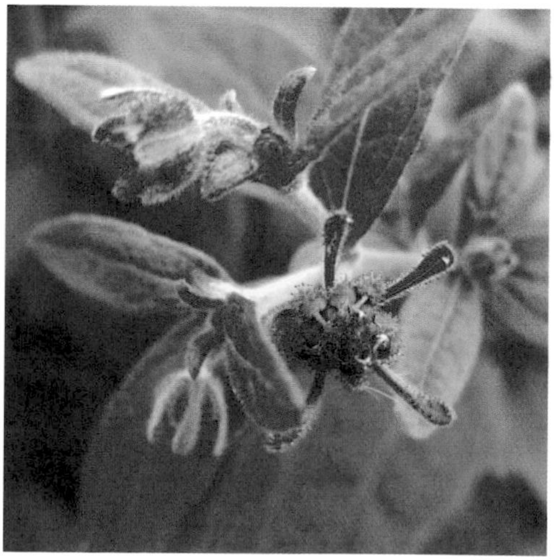

能通小便的粽子葉

箬

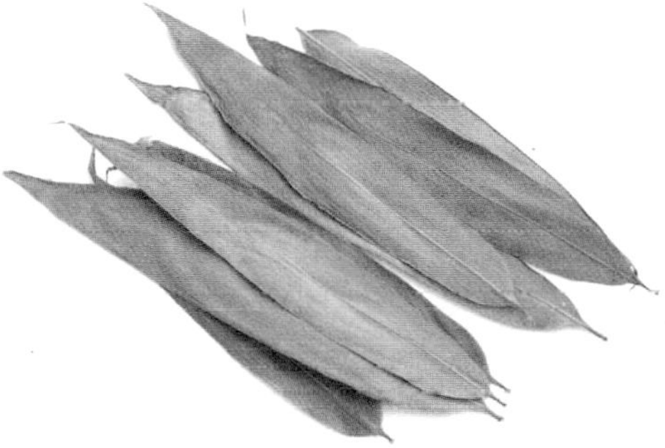

端午時節，正在包粽子的李時珍引起了龐憲的好奇。他跑到李時珍旁邊道：「師父，我也要學包粽子。」

「你將艾葉等掛在堂上了嗎？」李時珍問。

「已經掛完啦，師父。」

「好，那你先將手洗乾淨吧。」師母在一旁笑道。

洗乾淨手後，龐憲迫不及待地坐在桌子旁，照著師母的做法將粽葉折成漏斗狀，然後把糯米、花生、紅米一起放進「漏斗」裡，放至八分滿。接著，他又用手微微壓緊實，並將上端的粽葉往下壓封口，再用棉線纏住。就這樣，一個粽子就在龐憲的小手中完成了。他開心地說道：「師父，我學會了！」

「憲兒真是聰明，一教就會。」李時珍笑著道。

聊著天，龐憲拿著粽葉端詳起來，問道：「師父，這不是箬葉嗎？用來包粽子真適合。」

「沒錯，這就是箬葉。其根與莖皆似小竹，其節籜與葉皆似蘆荻，而葉之面青背淡，柔而韌，新舊相代，四時常青。南人取葉作笠，及裹茶鹽，包米粽，女人以襯鞋底。」李時珍回答道。

「對了，師父，上次我還看到隔壁的王奶奶用箬來編竹笠和席子。」龐憲驚呼道。

「是啊。箬葉葉面寬大，柔軟質韌。」李時珍將最後一個粽子放入鍋中，繼續說道，「箬的稈高度在七十五公分左右，有點類似圓筒形。箬的節間上帶有簭鞘，長度為二十到二十五公分。當這些簭鞘枯萎後，顏色就會變成暗草黃色。它下部邊緣覆蓋著柔軟的褐色的纖毛，看上去就像流蘇一樣；簭葉的大小並不均勻，有的十分短小，有的卻比較長。有的簭葉會帶有如方格一般的小橫脈。箬稈上每節都長有一到兩條小枝條。它的葉子是長披針形的。大的葉子長度可能在四十五公分以上，寬度可達十公分。葉片上表面是綠色的，下面則呈灰綠色，並覆蓋有稀疏的鋸色的短柔毛；葉面脈絡清晰，黃白色的中脈寬且突出。次脈數量也很多，有時多達十五甚至十八對，且小橫脈極明顯。」

「原來這小小的粽葉也有這麼大的學問啊。」龐憲感嘆道。

「憲兒，這世間萬物都是有它存在的價值啊。」李時珍說。師母有條不紊地用乾樹枝生了火，開始煮粽子。

龐憲目不轉睛地盯著鍋，咽了咽口水：「那粽子存在的價值就是讓我們填飽肚子吧。」

「哈哈，憲兒倒是運用得很快啊！再過一會兒就可以吃了。」李時珍在一旁笑著說。

很快，粽子就蒸好了。師母端著盤子走出來，卻不見龐憲的蹤影，便問道：「憲兒呢？他不是早就嚷嚷著要吃粽子了。」

「他呀，還在茅廁裡沒出來呢！」李時珍笑著回道。

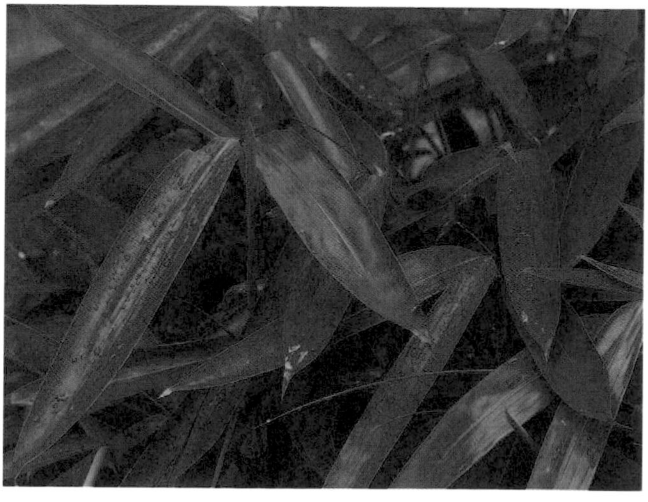

不一會，龐憲皺著眉從茅房出來。見狀，李時珍擔憂地問：「憲兒怎麼了？身體不適嗎？」

「不知怎的，今早起來時，憲兒就覺得小便不是很通，怪難受的。」龐憲低著頭呢喃道。

「你怎麼不早說？」李時珍嗔怪著，然後指了指剩下的箬葉道，

「剛好這箬葉可通小便。取乾箬葉一兩，滑石半兩，然後研成磨，每日飲服三錢喝下。」

「原來粽葉還有這功效啊！」龐憲驚嘆了一聲，然後好奇地問，

「師父，它還有其他功效嗎？」

「箬對於吐血、衄血、嘔血、咯血和下血等症狀的治療都是十分有效的。它還有利肺氣喉痹、消癰腫的功效。此外，我記得楊起的《簡便方》中寫道，『將經霜青箬露在外，將朽者燒存性，為末。敷入耳中，其疼即止。』可知，它可用於耳忽作痛或紅腫內脹的治療。」

「原來箬的功效這麼多啊！」龐憲讚嘆不已。

「好了，憲兒先去喝湯藥吧。你不是還要去看賽龍舟嗎？」李時珍催促道。

「好的，師父！憲兒要吃粽子，還要去看賽龍舟。」龐憲開心地說道。

「都聽你的。」李時珍摸摸龐憲的小腦袋，笑了。

婀娜多姿的鎮嘔藥

蘆

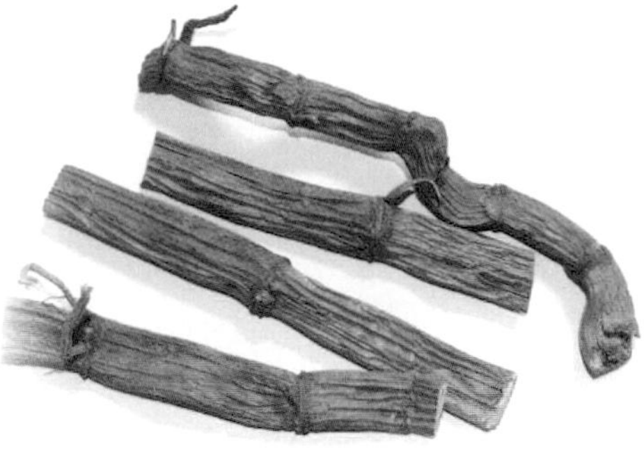

這日豔陽高照，微風輕拂，是個難得的好天氣。龐憲少見地端坐在書桌前，手持毛筆認真地畫著什麼，絲毫不為外界的美景所動。

「憲兒在畫畫？」李時珍見龐憲如此認真，覺得有些好奇。

「是的，師父。」龐憲放下筆，然後調皮地說：「師父猜猜我在畫什麼？」

「這畫的不是蘆葦？」李時珍仔細看了一會兒說。

「正是蘆葦！」龐憲聽到李時珍猜對了，不由得歡欣鼓舞。

「畫得倒是惟妙惟肖，但是蘆葦還有些畫不出來的細節，不知憲兒是否能講出來？」李時珍有意考考龐憲。

「當然可以。」龐憲有條不紊地回答，「如我這畫裡所畫，蘆葦的稈是筆直立著的，上面的節的數量在二十以上，且節間長有葉鞘；葉舌邊緣密集生長一圈短短的纖毛，這些纖毛的長度在一毫米左右，其兩側還有一些長為二到四毫米的緣毛，這些緣毛特別容易脫落。您看，這畫上的蘆葦的葉子可是我精心了許久的。披針狀、線形，與真實的蘆葦葉基本無差。」

「不錯不錯，憲兒可知蘆葦花是什麼模樣的？」李時珍對龐憲的回答十分滿意，繼續問道。

「當然知道。一般情況下，蘆葦花是在夏秋之際開花的。其花錐呈圓錐形，較為疏散，長度為十到四十公分。它們微微有點向下垂，恍如一個低著頭的羞怯少女。仔細看的話，會發現它的小穗上往往含有四到七朵小花，呈白綠色或者褐色的。」龐憲微微昂著頭，神色間顯得有些得意。

「那你再說說蘆葦有何藥用？」李時珍接著問道。

「啊？蘆葦還可作藥用？徒兒不知道……。」龐憲聽到李時珍的問題，一臉驚訝，繼而又感到有點慚愧。

「那當然，蘆葦全身都是寶呢！為師現在給你講講。」李時珍不厭其煩地將蘆葦各部位的藥用知識都講了一遍，「從整體上來講，蘆葦性寒，無毒。但是不同部位，味道有所不同。例如，蘆葦筍是帶有一點苦味的，而其他部位的味道則是甘的。此外，不同部位的療效也有所不同：蘆葉和蘆莖可以用於霍亂嘔逆、肺癰煩熱等症的治療，例如《乾坤祕韞》裡十分出名的用於治療肺癰咳嗽的葦莖湯，就是取葦莖與桃仁、薏苡仁、瓜瓣等一同入藥；至於蘆筍，一般多用在膈間客熱、各種魚蟹毒的治療上；而蘆根則能夠治療反胃嘔逆不下食，起開胃、解熱的作用，例如《雷公炮炙論》裡就有一句注釋，『蓋蘆根甘能益胃，寒能降火故也』。」

龐憲聽得十分入神，不由得讚嘆道：「沒想到蘆葦竟是如此有用的植物，憲兒今日又學到了新知識！」

「學無止境，你還需努力！」李時珍摸了摸龐憲的頭，溫柔地說道，「好啦，你今日在屋裡待了許久了，也該出去玩玩了，不要總悶在屋裡。」

「知道了，師父！」龐憲甜甜地笑道。

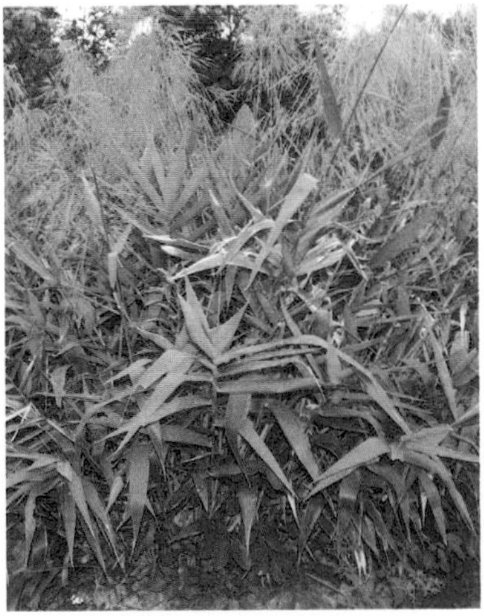

解熱止渴的果子

芭蕉

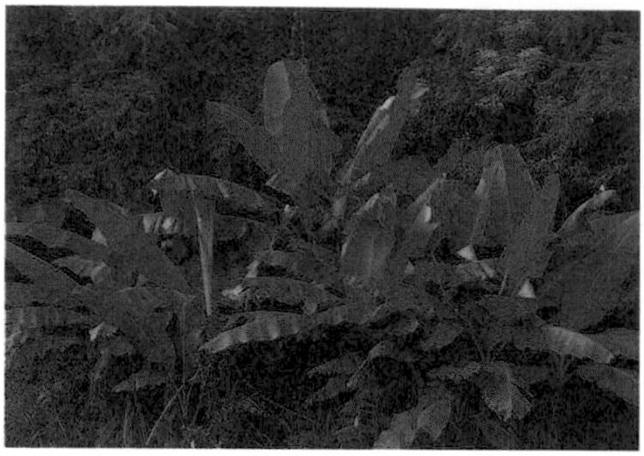

夏季的雨總是來得很突然，雨打在碩大的芭蕉葉上，發出滴答滴答的聲音。窗前的龐憲托腮望著窗外出了神，不自覺呢喃道：「難怪古人說『無事將心寄柳條，等閒書字滿芭蕉』。」

李時珍瞧見正在出神的龐憲，笑著問：「憲兒不好好溫書，倒是望著窗外的芭蕉出神。在想什麼呢？讓你寫的草藥分類完成了嗎？」

「師父，憲兒在研究書啊。」龐憲忙將被風吹落的書撿起來，假裝在溫書。

「書長在芭蕉葉上嗎？」李時珍打趣道。

「憲兒正在觀察芭蕉的特徵！」龐憲靈機一動，回答道。

李時珍也不拆穿小徒弟，只問：「那憲兒說一說都觀察出什麼了？」

龐憲一看李時珍是有意問自己，心中暗自慶倖自己看過關於芭蕉的介紹。於是，他自信地說：「芭蕉莖是直立的，高為三到七米，附有匐枝。其假莖被粗厚的葉鞘包裹著。芭蕉的葉子很碩大，直立或略微上舉，呈長圓形；其中脈粗大明顯，側脈平行；葉柄很長，長度超過三十公分。建元有時還會摘下芭蕉葉子來當扇子呢。另外，其苞片是苞狀的，為紫紅色，呈披針形或卵狀披針形，會脫落。」

「就這些嗎？」李時珍問。

「嗯……憲兒只記住了這些。」龐憲不好意思地撓了撓頭。

「芭蕉的花束下部為雌花，頂部為雄花。且雄花會脫落。一般，芭蕉的花色呈黃白色，花瓣為卵形。其花期約在夏秋之間。芭蕉漿果是肉質的，呈長圓形，有三鈍棱。漿果熟時是黃色的，沒有種子。」李時珍補充道，「按陸佃《埤雅》云：『蕉不落葉，一葉舒則一葉焦，故謂之焦。俗謂千物為巴，巴亦蕉意也。』」

「師父果然厲害，是憲兒觀察不仔細。我還記得曹叔雅在《異物志》中也有提及『芭蕉結實，其皮赤如火，其肉甜如蜜，四五枚可飽人，而滋味常在牙齒間，故名甘蕉』。」龐憲說道。

師徒倆正說著話，建元蹦蹦跳跳地跑進來，對龐憲說：「哥哥，外面雨停了。今天是集日，你陪我去趕集吧。」拉著龐憲不由分說地往外走。於是，兄弟二人便都出去了。

正當他們倆走到半路上時，近處一群人圍成一圈在指指點點著什麼。龐憲走上前去，撥開人群一看，原來是位瘦弱的女子暈倒在了地上。見此景，他忙蹲下來為女子把脈，並很快判斷出病因，此女子是中暑了。

於是，他先讓人幫忙將那女子抬至陰涼處，然後對著人群說：「煩請找條布條和一杯酒來。」很快便有人拿來布條和酒，龐憲一邊用手按壓那女子的人中穴和合谷穴，一邊用沾了酒的布條擦拭女子的皮膚，使熱量散發得快些。

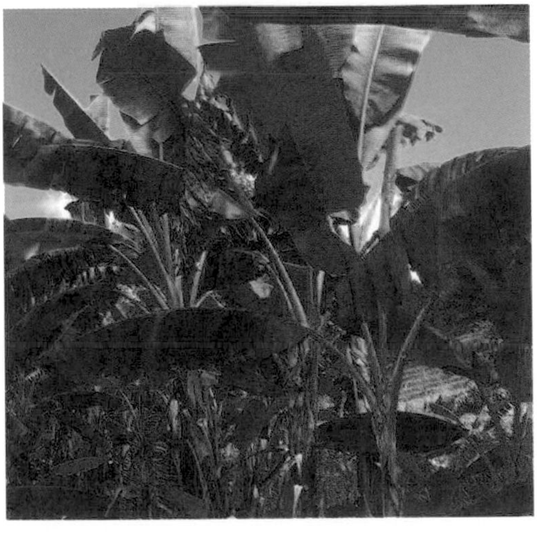

做完這些急救後，龐憲突然想起師父告訴過他的：「芭蕉性涼，味甘。假莖可以解熱，葉可以利尿及治水腫。它的根與生薑、甘草一起煎服，可治消渴症，根治感冒、胃痛及腹痛。」於是，龐憲抱著試一試的想法，挖了路旁一叢芭蕉的根，搗成汁，一點一點餵女子服下。過了一會兒，那女子果然甦醒過來，臉色也好了許多，她連忙向龐憲道謝。

這件事傳到了李時珍耳裡。李時珍感到既欣慰又擔憂。欣慰的是龐憲懷有醫者濟世之心，擔憂的是龐憲工夫未到家便為他人醫治，怕有不妥。

於是，李時珍將龐憲叫到身邊，嚴肅問道：「聽說不久前憲兒救了路邊一位中暑的女子？」

「是的，師父。那天情況緊急，徒兒便用芭蕉根救了那女子。」龐憲笑著說道。

「救死扶傷是好事，但是你千萬要注意，用藥要小心，不能亂用藥。關於這芭蕉，為師還有些效用要講與你聽。例如將芭蕉的根搗爛敷在傷口處，可以治療一切腫毒和紅色風疹；又例如取其曬乾的花煎服還可以治腦溢血……。」李時珍正襟危坐，認真地講解道。

「是，師父告誡憲兒的事，憲兒都會一一牢記在心的。」龐憲聽完，鄭重其事地說。

治療跌打損傷的紅色菜

蘘荷

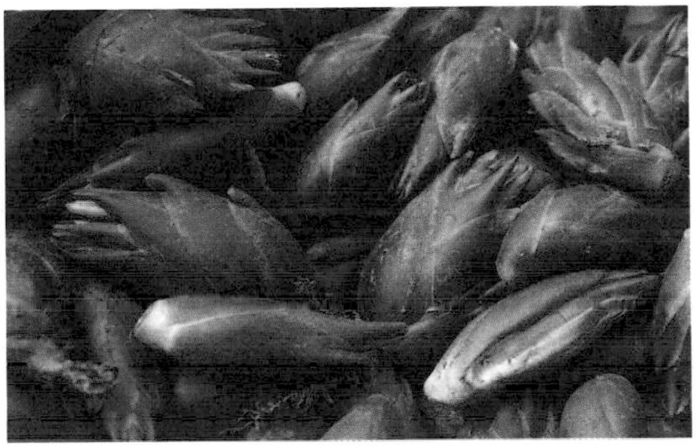

樹上的知了叫個不停，夏季的熱氣總是揮散不去。龐憲乾脆坐在地板上搗鼓中草藥。不一會兒，便聽見師母喊：「憲兒，洗洗手來吃飯啦。」肚子早就在咕嚕咕嚕叫的龐憲聞言，趕緊拍拍屁股上的灰塵，高興地回著：「師母，我來啦。」

餐桌上，龐憲夾起一塊被斜切成小塊的紅色的菜，好奇地問：「師母，這是什麼菜啊？」

師母笑著說道：「這是蘘荷，剛從河邊摘的。這菜是野生的，即使在惡劣的環境下也可以生存。而且基本上不會遭遇病蟲害，生命極強。現在河邊還有許多呢。」

龐憲聞言，恍然大悟道：「讓我想想，它的根莖是白色的，大致有一米半高；它的葉子是披針形或橢圓狀披針形的。有的葉子的葉背有極疏的柔毛，而有的葉子的葉背則是光滑無毛的……師母，我的描述對嗎？」

「嗯，正是如此！你現在吃的是它的果實。蘘荷的果實呈卵形，成熟時會開裂，果皮內面是鮮紅色的。它的根莖微微帶有芳香的氣味。不僅如此，它的嫩花序、嫩葉也可當蔬菜呢。」李時珍接過話。

「原來如此。憲兒還知道它的種子是黑色的。它的花期在夏季，約是七到九月。它的花很大，是淡黃色或白色的。每年到了九到十一月，蘘荷就會結果。」龐憲開心地補充著。

「不錯，這蘘荷根莖性溫，味辛、淡，不僅可以當蔬菜吃，用來入藥也很是不錯。它溫中理氣、祛風止痛，可消腫、活血、散瘀。對調理婦女的月事紊亂等症很有用。蘘荷的花序還可治咳嗽，尤其是老年咳嗽或氣喘。蘘荷真可謂全身是寶呢！」李時珍說道。

「嗯，憲兒記得書裡描述道：『治老年咳嗽，氣喘，虛性白濁，婦人血寒經冷及月經不調。』蘘荷可內服，也可外用。內服往往只需取三至五錢煎湯，研末或鮮者搗成汁即可。外用則是將其搗成汁來用，也可含漱、點眼或外敷。」龐憲一邊說一邊搖晃著小腦袋。

李時珍輕笑著輕拍龐憲的腦袋說：「你倒是背得頭頭是道，為師再誇你，你怕是要驕傲了。」

正當他們說笑之時，從院子裡傳來建元的哭聲。龐憲趕忙跑過去詢問情況，建元帶著哭腔委屈地說道：「剛剛我想拿掛在樹上面的風箏，結果腳踏空了，從樹上掉了下來！好痛！嗚嗚嗚……。」一邊說著，一邊揉著被摔傷的腿。

李時珍看著建元的腿青了好大一塊，既心疼又生氣，責怪道：「讓你剛吃飽飯不要亂跑，你就是不聽！這下好了吧！摔疼了，也不能跑了，當作是懲罰吧。」

治跌打損傷的蘘荷藥方

對症：跌打損傷。
藥材：蘘荷的根莖五錢至一兩。
用法：用水煎服；或將其曬乾研成粉末，每次取大概三至五錢，用黃酒沖服。

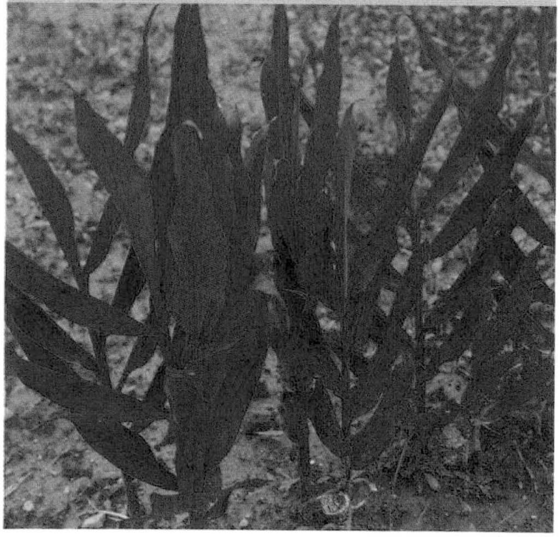

建元哭得斷斷續續：「爹爹……不疼元兒……哇……。」

李時珍見狀，只能無奈地哄他：「元兒乖，先進屋裡清理一下傷口，再擦一下跌打藥酒。」

聽了這話，建元總算停止了哭鬧。然後，李時珍問妻子：「還有蘘荷嗎？」吳氏答道：「做菜只用了一些，還剩了許多。」

龐憲不解，問道：「師父，要蘘荷有什麼用啊？」

李時珍解釋：「取蘘荷的根莖五錢至一兩，用水煎服；或將其曬乾研成粉末，每次取大概三至五錢，用黃酒沖服，可用來治跌打損傷。」說完就拿著蘘荷去煎藥了。

「原來蘘荷還有這功效啊？」龐憲聽了十分驚訝。

「學海無涯，你要學的還很多啊！」李時珍說道。

解外感風寒的「麻煩藥」

麻黃

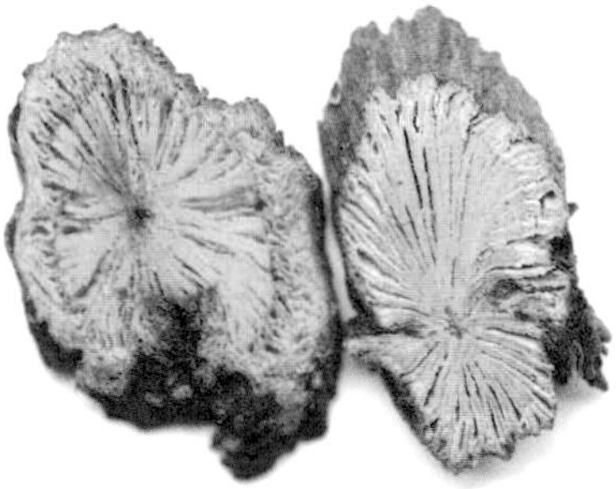

九月九日一大早，建元便纏著龐憲給他製作紙鳶。他懇求道：「好哥哥，今天重陽節，我們去做風箏吧。」

「那可不行，今天我還要跟著師父去採藥呢。」龐憲無奈地看向李時珍，彷彿在向李時珍徵求意見。李時珍自然明白徒弟的心思，便說道：「為師可不想當壞人！難得過節，且秋高氣爽，確實適合放風箏。」

建元開心地跳起來對龐憲說：「那我們一起去做風箏吧！」

於是，龐憲和建元在院子裡尋找起製作風箏用的骨架。不一會兒，院子裡便傳來建元興奮的聲音：「哥哥，我找到竹條啦。」

龐憲看見建元手裡拿的，分明是麻黃莖，便笑道：「元兒，你手上拿的東西可做不了風箏哦。」

李時珍摸了摸建元的小額頭，問道：「你是不是覺得鼻塞、頭疼？」

「有一點點。」建元低頭小聲說道。

「元兒先別放風箏了，你怕是外感了風寒。」李時珍擔憂地讓建元先回屋去。

建元一聽不能放風箏了，急得一屁股坐在地上耍賴：「我不要喝藥，我要放風箏！」

「元兒乖，等你病好了，我們就能一起放風箏了！」

龐憲連忙安慰他。

聽了這話，建元才委屈地站起來。不多時，李時珍便煎了一碗麻黃湯來，讓建元喝下去。誰知建元一聞到湯藥的苦味便躲開了。

龐憲見狀，對建元說：「元兒將湯藥喝完，我便給你一顆糖。」一聽有糖，建元立刻乖乖地捏著鼻子，咧著嘴將湯藥喝了下去。

龐憲好奇地問李時珍：「師父，漢代名醫張仲景在《傷寒論》中寫過用麻黃來治療風寒，那除了用於外感風寒，惡寒發熱，鼻塞，無汗，脈浮緊等症狀的治療之外，它還有其他功效嗎？」

「我們的祖先很早就開始用麻黃治病了。它可用於風寒外束，肺氣壅遏所致的喘咳證；也可以開宣肺氣，散風寒而且平喘；還可以發汗利水，有助於消散水腫，是宣肺利尿的要藥。這麻黃配合不同的藥物，可以有不同的療效。一般搭配生薑、白朮等一起用，例如越婢加朮湯，取的就是麻黃溫散寒邪的作用，配合其他相應藥物，來治風濕痹痛及陰疽、痰核等症狀。如果內有寒飲，可以配伍細辛、乾薑、半夏等，將寒飲溫化後達到平喘止咳的效果；若是因熱邪壅肺而致喘咳的人，可選擇與石膏、杏仁、甘草等藥材一起使用，可起清肺平喘之用。這些配方都是極好的。」李時珍講解道。

「原來如此。」龐憲點點頭道。

「只是，有一點憲兒要千萬記得。這麻黃草的根和

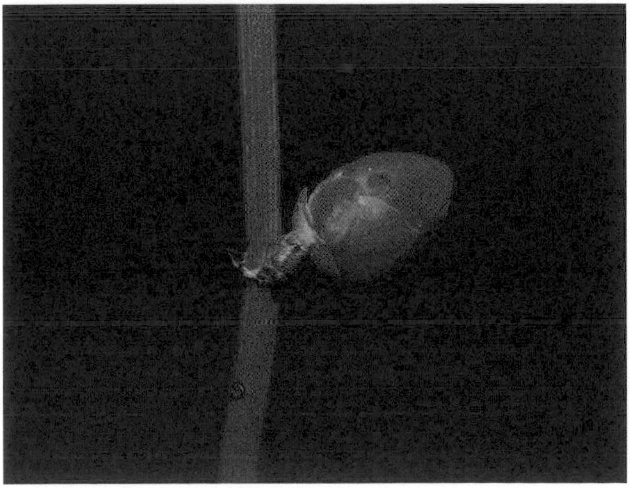

莖用處不同。發汗要用莖，止汗要用根，不能弄混。因此，發汗力強和自汗盜汗者忌用麻黃莖，肺腎虛喘者也不能用。也正是因為其根莖的藥用差別較大，有人將其稱為『麻煩草』。」李時珍捋著鬍鬚道。

「是，師父，憲兒謹記在心。」龐憲認真應道。

一旁的建元早已不耐煩地扯著龐憲的衣角往外走，說道：「憲哥哥我們去做風箏吧，元兒已經把藥吃了。」

「好好好，咱們這就去做風箏。」龐憲笑著說道。

住在陰濕處的安胎藥

木賊

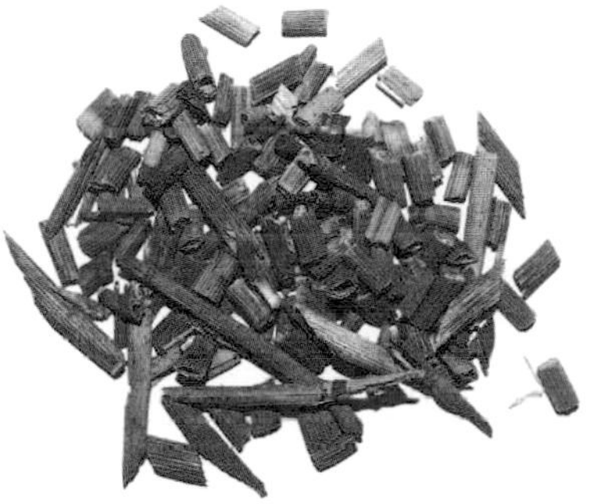

一場春雨過後，萬物無聲地復甦。李時珍和龐憲原本在山洞裡避雨，看到雨停了，李時珍對龐憲說道：「憲兒，雨停了，我們繼續趕路吧。」聽了這話，龐憲便穿上蓑衣，戴上斗笠，揹上藥簍，問道：「師父，那我們要到哪兒去採木賊啊？」

李時珍邊走邊說：「木賊喜陰，多生於山坡樹林陰濕處，有時也生於雜草地。我們走過這片林子就可以看到一片濕地，那裡應當有許多木賊。」

「那木賊長什麼樣子啊？雖從書上略知一二，可我還從未見過呢。」龐憲好奇地問道。

「憲兒等會就可以見到了。木賊的別名是千峰草，外貌規則對稱。根莖又粗又短，呈黑褐色。它們一般都是橫生或直立在地，高三十到一百公分，有節，且中間是空心的。節上往往還長著黑褐色的根，並且節和根都有黃棕色長毛。其表面是灰綠色或黃綠色的，上面有多條縱稜溝壑。不僅如此，你還要記住，木賊的葉子是圓形的。」李時珍耐心地講解道。

他們穿過叢林後，果然看到濕地旁生長著許多木賊，它們的外貌果真與李時珍描述的別無二致。龐憲繼續問：「師父，這木賊有何療效啊？」

李時珍邊採藥邊回答說：「木賊性溫，味道帶有一點甘苦。它莖枝是中空的，所以很輕。在疏風散熱、解肌、退翳上，木賊有著非常顯著的效果。此外，它還可用於治療眼睛雲翳，迎風流淚，腸風下血，脫肛，喉痛等。」

「哦，師父讓憲兒看的《本草求真》中有寫道，『木賊，書雲形質有類麻黃，升散亦頗相似，但此氣不辛熱，且入足少陽膽、足厥陰肝，能於二經血分驅散風熱，使血上通於目，故為去翳明目要劑，初非麻黃味辛性燥，專開在衛腠理而使身汗大出也』。原本我還想向師父求教來著，如今倒是明白了許多。」龐憲點著頭說。

李時珍為龐憲的認真感到欣慰，便問：「那憲兒還有什麼不懂的地方嗎？」

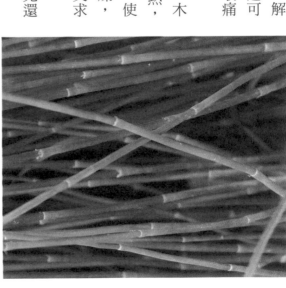

「那木賊與麻黃同形同性，二者有何不同呢？」龐憲不解地問。

「儘管二者同形同性，但仍有細微區別。待明日為師與你一同去採些麻黃回來，再細細比較。」見龐憲能有區分不同藥物的意識，李時珍感到十分欣慰。

就這樣，師徒倆直到藥簍裝滿，才心滿意足地踏上了回家之路。回到家中，吳氏便急著對李時珍說：「方才王貴來找你，說他家夫人孕期總覺不適，異常煩躁。因此，想開副安胎藥方回去。」

於是，李時珍顧不得休息，便帶了龐憲一同過去了。來到王貴家，王貴自是連忙迎上前道：「可算把神醫盼來了，有勞神醫了。」

「哪裡。先讓我瞧瞧病人吧。」李時珍笑著說。

「神醫這邊請。」王貴引著李時珍來到房內。

隔著帷帳一番診斷後，李時珍站起來，對王貴說：「尊夫人並無大礙，只是胎動不安，這是正常現象。待我寫個方子，你按照方子抓藥即可。」

「有勞神醫了。」王貴微微作揖以示感謝。

「夫人有孕在身，還得保持心情平緩，注意休息，切勿勞累。」李時珍補充道。

這時，龐憲好奇地問李時珍：「師父，書中提過：木賊可治胎動不安，不知此處是否可用？」

「當然，看來憲兒已經懂得學以致用了。」李時珍笑著說道，「為師正打算用木賊入藥！胎動不安可用去節後的木賊、川芎等藥物，一同磨成粉。要用時，只需取二錢粉末、一盞水，再加入一錢金銀花煎服即可。」

聽到李時珍的誇獎，龐憲開心地笑起來，說：「師父，憲兒也想到了這藥方！」

「但用時你也要注意，氣血虛者應慎服木賊。過多服用木賊有損肝臟，所以不宜久服。」李時珍諄諄教誨道。

「師父多次告誡憲兒人命關天，切不可隨意用藥，用藥要謹慎。這是憲兒萬萬不敢忘的。」龐憲認真地點頭說道。

利水清熱的「點燈草」

燈芯草

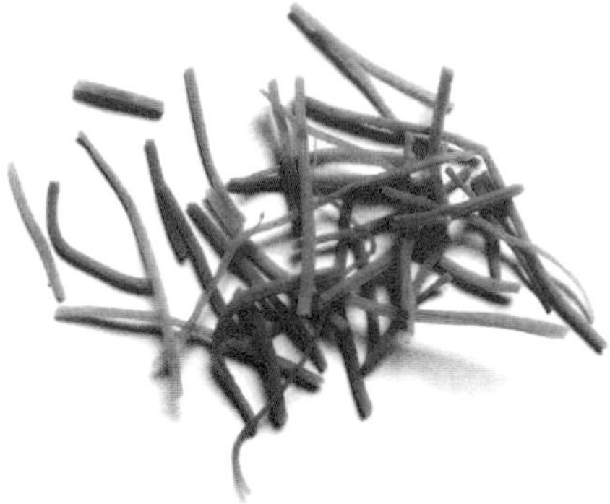

秋日的傍晚，李時珍家中的燈芯快用完了，就叫上龐憲一同去外面採些燈芯草回來。於是，龐憲就揹上藥簍問李時珍：「師父，太陽快落下了，我們去哪兒採？」

「到東村吧。」李時珍邊走邊說，「那邊有條河，河邊長滿了燈芯草，在濕潤的環境下燈芯草長得極好，用來點燈更亮。」

「好啊，憲兒最喜歡和師父一起採藥了！」龐憲笑著說道。

師徒倆很快就來到了河邊。看到河岸上密密麻麻地生長著各種雜亂的植物，李時珍怕龐憲認錯，問他：「憲兒可知道燈芯草的模樣？」

「憲兒不知，還請師父告知。」龐憲搖搖頭，求教道。

「燈芯草高四十到一百公分。它的根莖很密，還帶有鬚根。莖簇生、直立，且呈細柱形。莖裡面大部分都是滿乳的白色髓。其葉鞘是紅褐色或淡黃色的，長度可達十五公分；葉片退化後會如刺芒一般。你採的時候務必小心，勿傷了手。燈芯草多花，其花大多為淺綠色，長在側邊，帶短柄，看著有點像聚傘；與莖相接的是苞片，其長度為五到二十公分。此外，它的種子數量很多，均呈卵狀長圓形。燈芯草的花期在六到七月，果期在七到十月。」李時珍指著一株燈芯草細細解說。

「師父，我明白了。」龐憲點了點頭，便一頭紮進草堆裡，開始採摘燈芯草。

不知不覺，夜幕降臨。李時珍看著裝滿燈芯草的藥簍，對龐憲說：「憲兒，天黑了，我們先尋一人家借住吧。」

師徒倆走了幾里路，才看到一戶人家。於是，龐憲上前敲了幾下門，只聽門內傳來一個婦人的聲音：「是誰？」

龐憲有禮貌地答道：「夫人，不好意思，叨擾您了。我與師父因採藥，誤了歸家時間。就想著在您這兒借宿一晚再上路，不知是否方便？」

婦人開了門，將龐憲和李時珍請了進來。

深夜，一陣急促的敲門聲驚醒了熟睡中的李時珍和龐憲。婦人在房間外面哭喊道：「神醫，求您救救我兒子吧。」

李時珍一聽不對勁，隨手披了件外衣，便隨婦人來到了小孩房中。見小孩哭啼不止，眼部及下肢局部有水腫現象。他用手按壓小兒皮膚，隱約可見不明顯的下陷的小窩。他問：「孩子尿量是不是很小？」

婦人擦了擦眼淚答：「是的，神醫。」

此時，李時珍已經有了判斷。於是，他讓龐憲將所採的燈芯草拿過來，然後對婦人說：「不用擔心，只是水腫，還未嚴重至全身。你取五錢燈芯草，煎成水，分兩次讓孩子喝下就可以了。」

婦人感激涕零，立刻照做。這時，龐憲悄悄對李時

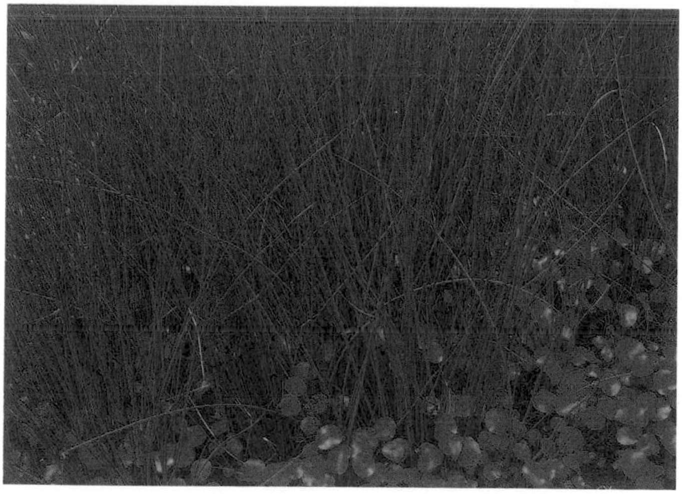

珍說：「師父，原來燈芯草不僅可以燃燈，還有此作用啊。」

「嗯，憲兒，燈芯草的用處多著呢。它對於淋病、水腫、尿少澀痛、心煩不寐、小兒夜啼、口舌生瘡等的治療都是十分有效的。此外，將燈芯草嚼爛可以用來治破傷。其用法也非常簡單，只需要以口水攪拌用來外貼，並用帛包裹即可。」李時珍諄諄教誨道。

「憲兒在《品匯精要》中看到，『燈芯草，蒔田澤中，圓細而長直，有篝無葉。南人夏秋間採之，剝皮以為蓑衣。其心能燃燈，故名燈芯草。因其性味淡滲，故有利水之功』。原來就是這個道理！看來這個燈芯草真是利水通淋，清心降火的良藥啊。」龐憲恍然大悟道。

李時珍對龐憲說：「憲兒不僅要懂得看書，也要懂得如何運用書上的學識，這才是讀書的目的。」

「是的，師父，憲兒謹遵師父教誨。」龐憲答道。

次日，太陽升起，院子裡雞鳴不已。婦人將李時珍和龐憲送至門口，仍連連感謝道：「昨晚多虧神醫妙手回春，我兒子的水腫果然消退了許多。」

李時珍笑著說道：「夫人客氣了，這不過是舉手之勞罷了。更何況夫人還允許我們師徒倆留宿。我給夫人準備了一些燈芯草，若夫人夜裡失眠，也可將燈芯草煎水代茶喝。」說著，便讓龐憲將燈芯草遞給了那婦人。

婦人感激地說道：「多謝神醫告知。我家裡也沒有什麼值錢的東西，您就把這些乾糧帶上吧，路上用得上。」

李時珍道謝後，帶著龐憲離去。

補血養陰的四生丸

地黃

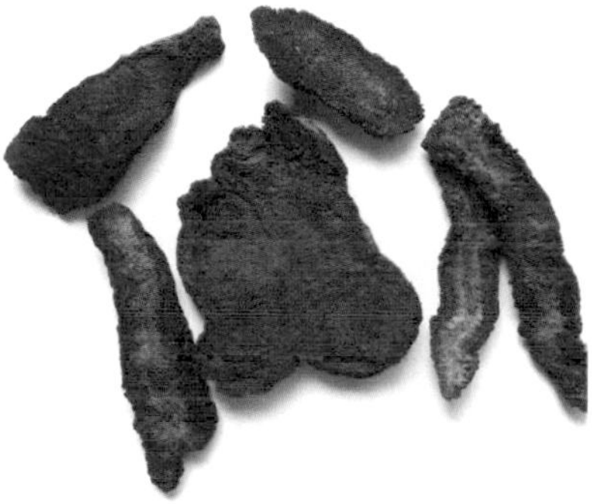

日子一天天炎熱起來，李時珍的書房也漸漸悶熱不已，於是他與龐憲合力在院子裡建了一個竹棚子，以便看書寫作。

「嚕啦啦……嚕啦啦……。」這天，龐憲哼著小曲往藥堂走，手裡還端著一碗綠豆湯。

「這麼開心，遇到什麼事了？」李時珍好奇地問。

「師父，隔壁李嬸讓我帶給您的。」說著，龐憲便把碗放在李時珍面前，「她說現在天熱，讓您降降暑。」

「我不喝了，你喝吧。」李時珍笑道。

「我剛剛在李嬸家喝過了。李嬸說了，得盯著您把這綠豆湯喝下去。師父您就喝了吧，不然我沒法交差。」龐憲故作委屈地說。

李時珍搖了搖頭，笑著將綠豆湯一口氣喝了下去。

「師父……。」龐憲剛要開口說什麼，卻被門外突如其來的聲音打斷了。

「李大夫……。」一位女子向院內張望。

「您請進。」龐憲將她請進屋內。

女子還未坐定，便急忙說道：「李大夫，我覺得自己快死了。不知怎的，我最近總是吐血……，我怕是時日不多了吧？」女子說著，便嗚嗚地哭了起來。

「再這麼哭下去，萬一誤診了，這本能治好的病，怕是也治不好了。」李時珍故意這樣說道。女子被李時珍這樣一嚇，便立刻止住了哭聲，按照李時珍的吩咐張了張嘴，伸了下舌頭。

「吐出來的血是什麼顏色？」李時珍問道。

女子想了想道：「鮮紅色。」

「舌頭紅色，脈弦數，吐出的血為鮮紅，這些症狀皆對應血熱妄行所致的吐血的症狀。」李時珍緩緩說道。

「那我這病還有救嗎？」女子的眼圈又紅了起來，還未等李時珍開口，便又欲語淚先流了。

李時珍安慰道：「你大可放心，這並不是什麼大病，用止血的方子便可治療你上部出血的病症。」

李時珍說著便起身走向藥櫃，拿出一瓶寫有四生丸的瓶子給那女子，告訴她：「每日用水服一丸便可。此藥性寒，過多服用會出現血瘀之症，所以病好後需停止服用。」

女子謝過李時珍後便匆匆離開了。

「師父，這四生丸是什麼？用四生做的嗎？」龐憲好奇地問道。

李時珍大笑道：「哪裡有四生這種草藥！」說著，他拍了一下龐憲的小腦袋，「四生丸是用等量生地黃、生艾葉、生柏葉、生荷葉研磨為末後做成的雞蛋大小的丸子。」

四生丸

對症：血熱妄行所致的吐血的症狀，吐出的血為鮮紅色。

藥材：生地黃、生艾葉、生柏葉、生荷葉等量。

用法：將所有藥材研磨為末後做成的雞蛋大小的丸子，每日水服一丸，病好即可停藥。

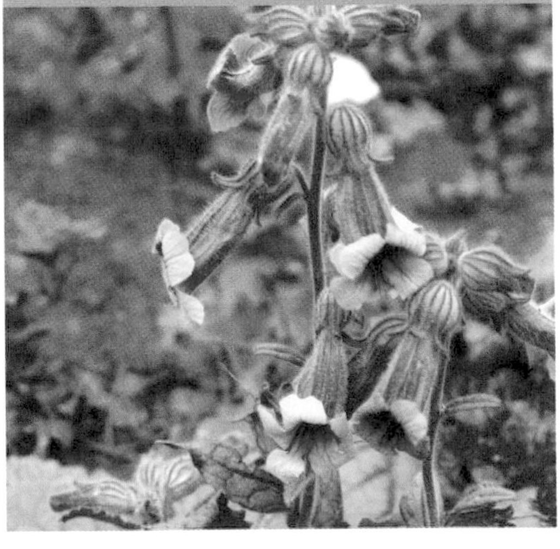

「生地黃？」龐憲聽到了自己熟知的藥材，頓時有些興奮。

「哦！你知道生地黃這味藥材？那它藥性如何？」李時珍略覺驚訝地問道。

「地黃分為三種，剛剛所說的生地黃是其中之一，其餘兩種是鮮地黃以及熟地黃。生地黃我最熟悉，它性寒且味甘，能入心經、肝經以及腎經，並有清熱涼血、止血之效，因此常用來治療吐血、熱病傷陰、便祕、知飢煩渴、溫毒發斑之症。」龐憲像背書一樣將地黃的藥性說了出來。

李時珍聽後點了點頭，隨後補充道：「鮮地黃性寒，味辛且苦，歸心、腎、肝三經，它有清熱生津、涼血之效，遂能治療咽喉腫痛、衄血、吐血、熱病傷陰之症。而熟地黃性微溫，味甘，它能歸肝經及腎經，且具有益經填髓、補血養陰之效，對於崩漏下血、腰膝酸軟、盜汗、遺精、眩暈、耳鳴、血虛萎黃等症極為有效。此外，地黃與代赭石、胡黃連、鱉甲等藥材相配伍，還可以治療墮胎後流血不止、口感且心燥、吐血不止以及衄血之症。要記住，這地黃雖好，但便溏以及脾虛且有濕之人萬不可食用。」

見龐憲搖頭晃腦，似乎已經將自己說的記下了，李時珍便問：「那你可知道地黃的外形特徵？」

「當然！地黃具有肥厚且黃的根莖。葉子聚集在莖部形成蓮座狀，葉片為卵形過渡為橢圓形，上綠下紫，有圓齒或鋸齒生於邊緣。地黃的花開在四到七月，有些花朵生於莖頂端，有些單生於莖上的葉腋處；花萼為鐘形，且具萼齒五枚；花冠呈紫紅色。其蒴果為卵形過渡為長卵形。哦，對了，地黃是一種多年生的草本植物。師父，我說得可對？」龐憲對答如流。

「非常對！」李時珍眼裡止不住的笑意。

引血下行之君藥

牛膝

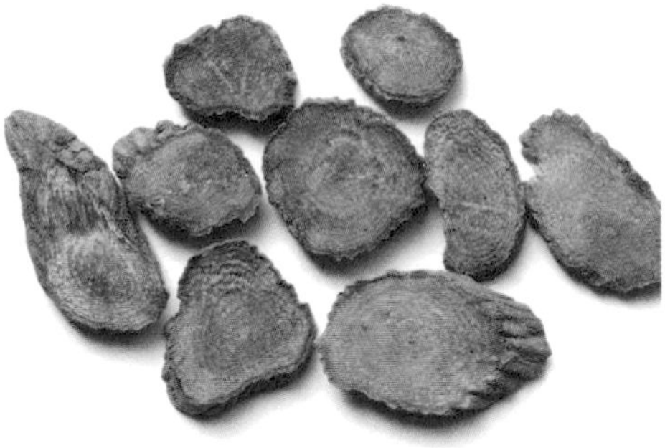

傍晚時分，門外傳來一陣窸窣的腳步聲，可龐憲並未在意，專注地整理著藥櫃。

「憲兒，你看誰來了。」李時珍的聲音在身後響起。

龐憲轉過身去，一下從凳子上跳了下來，開心地喊道：「爹爹，娘親。」

「快讓爹爹看看長高了沒有。」老龐一把將龐憲抱了起來。

「爹爹，娘親，憲兒好想你們啊！」龐憲說著便將頭埋進父親的胸膛。

「我們這不是來看你了。你有沒有給李大夫添亂啊？」老龐問道。

「憲兒可乖了呢，從來不惹……」，龐憲的眼神閃躲著，隨即岔開了話題，「爹娘，你們口渴了吧？我去給你們倒水。」龐憲蹦蹦跳跳地向堂前跑去。

「你看我這腦子，光顧著跟憲兒敘舊了。」老龐說著，將帶來的一籃雞蛋和兩條魚放在桌上，侷促地說道，「李大夫，您先前救了我妻子的命，如今還收了憲兒做徒弟，您這大恩大德我們夫妻倆無以為報，給您帶了點自家產的東西，您別嫌棄……。」

「龐大哥，您太客氣了，治病救人本就是我這郎中的職責。再說憲兒，我與他也算是有緣，他經常伴我左右，還能陪我說說話，我也不寂寞。」李時珍微笑著回應道。

說話間，老龐臉上漸漸露出凝重之色。他這心事重重的樣子引起了李時珍的注意。

「龐大哥，您近來身體可好？可有不適之處？」李時珍問。

龐憲聽到這番話，也著急了起來：「爹爹您怎麼了？生病了嗎？」

「李大夫不愧是名醫啊。實不相瞞，我最近總是小便困難，並且有莖痛之感，這可真是愁壞了我。」老龐說著，皺起眉頭嘆了口氣。

「我可否為您診一下脈？」還未等老龐反應過來，龐憲便把他的手放在脈枕上了。

「龐大哥，您可還有腰部與膝蓋酸疼無力之感？」李時珍問道。

「對對對！沒錯！」老龐忙點頭。

「你臉色淡白，舌淡、脈沉且弱，這是肺氣虛弱之症，遂出現小便不利、莖中痛以及腰膝酸軟無力的情況。此病只需取一把連葉牛膝，用酒煮後服用便可治癒。」李時珍說道。

「牛膝？」龐憲在一旁微微皺起眉頭，「可是牛身上的什麼東西？」

「當然不是。牛膝是一種多年生的草本植物。它的根為土色圓柱形，其莖為綠色的四方形，有些則帶棱角，具有分枝且為對生。七到九月牛膝開花，花朵密集，生於葉腋以及頂端；苞片為寬卵形；花梗較短且具柔毛。葉子有倒披針形、橢圓披針形以及橢圓形，兩面以及葉柄都具有柔毛。牛膝結黃褐色、矩圓形且無毛的

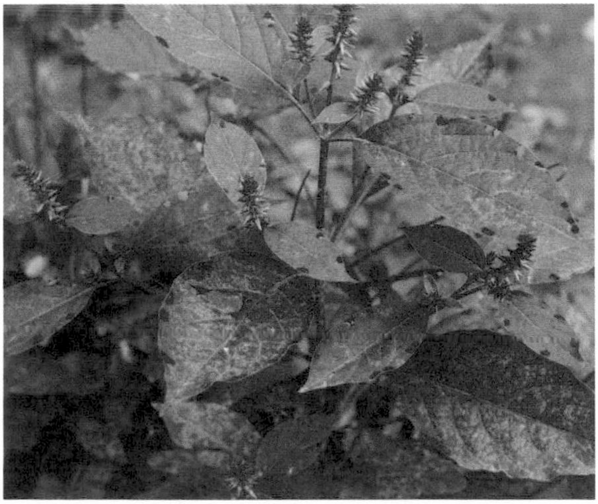

胞果。其種子同樣為黃褐色矩圓形。」李時珍向龐憲解釋道。

「師父，這牛膝除了可以治療小便不利，還有哪些功效呢？」龐憲不禁對這牛膝有了興趣。

「牛膝性平，味酸、甘以及苦，通常以根入藥，它歸於腎經和肝經，有增強筋骨、引血下行、補益肝腎、祛瘀通經之效。它生用可以治療閉經、痛經、月經不調、牙痛之症；熟用則可以治療跌打傷痛、肝腎兩虛、腰膝酸軟之症。牛膝與千膝、生地黃、葵子、桂心、山茱萸、木瓜、五加皮、金銀花等藥材相配伍，還可治療發熱往來、癰瘸已潰、金瘡痛、濕熱下流之症。《本經》一書中寫牛膝『主寒濕痿痹，四肢拘攣，膝痛不可屈，逐血氣，傷熱火爛，墮胎』。」李時珍耐心解答。

「原來這便是牛膝，我今天又學到了一味藥材。」龐憲咧嘴開心地笑。

「龐大哥與夫人，您二位若不嫌棄的話，今日就留在這吃頓便飯吧。你們與憲兒許久未見，正好多陪陪他。」李時珍說道。

「好啊！我有爹娘還有師父師母陪伴……」，龐憲數著手指頭，「還有建元和建中哥哥，對了，還有奶奶。今天真是太開心啦！」龐憲開心得合不攏嘴。

潤肺下氣的青苑

紫苑

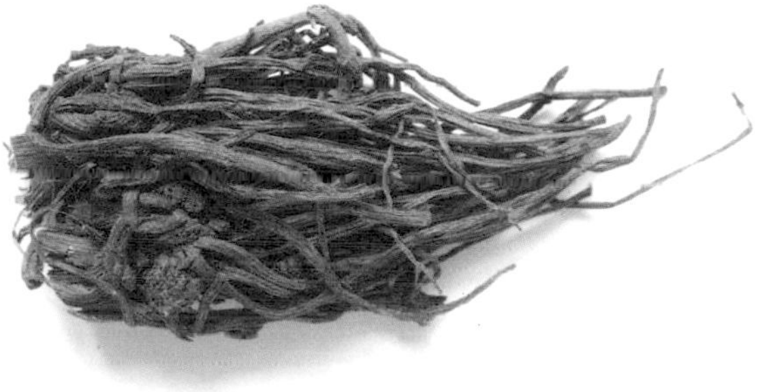

龐憲伸著懶腰，一隻手擦著隨哈欠流下的眼淚，一手拿下門閂，「美好的一天開始啦！」龐憲打開藥堂的大門，卻被門外蜷縮的兩團身影口下了一跳。

「啊！什麼東西！」龐憲不禁大叫出聲。

龐憲這一聲叫喊，也著實將門外的兩人嚇得不輕。稍微冷靜過後，龐憲並未多想，便開口道：「我家還未開飯，勞煩二位先在院內等候一會兒。」師父教導過，要對人以禮相待，即使是乞丐，也不可輕視。

「小兄弟，我想你是誤會了，我們並不是來乞……。」男子話沒說完，肚子卻先叫了起來，與女子對視一陣後，他也不再說什麼了。

龐憲微笑道：「我去為二位取飯。」

「我們家都是些粗茶淡飯，您二位別嫌棄。」龐憲離開了一會兒後，將飯菜端至二人面前。

「想不到我們夫妻二人已淪落到靠別人施捨來過活了。」男子苦笑著搖了搖頭，龐憲此時重新打量二人，這一男一女雖穿戴不整潔，卻並不像是流浪之人。

「小兄弟你有所不知，我們夫妻二人變賣了家產，一路由黃梅縣來至蘄春縣，就是為了請赫赫有名的李時珍大夫來瞧病。可誰知，半路遇到了賊，家產被搶了個一乾二淨，無奈，我們二人一路靠著別人的施捨才來到蘄春縣。」話未畢，女子便哭了起來。

「您先別哭，天無絕人之路，我師父就是李時珍。二位請稍等。」龐憲說完，立刻跑去書房請李時珍看診。

見到李時珍，二人激動得說不出話來，眼裡噙著淚花。

「李大夫，求您救救我家相公吧。他從上月開始便不停咳膿血，看了許多郎中和名醫也未見好轉，眼見著他一天比一天瘦，我這心啊……。」話未說完，又是一陣哭聲。

李時珍坐定，示意男子伸出手腕，問道：「吐出的血可有腥臭之味？先前可曾感染傷寒？」男子一一點了點頭，李時珍才道：「這病本是傷寒引起的咳嗽，又因其有熱存於上焦，這一寒一熱往來，就出現了久咳吐血的症狀，這是肺痿勞嗽之症。治療此病需一兩紫苑、一兩半去蘆頭的桔梗、一兩去心天門冬、一兩貝母、三分百合、三分知母、一兩半生乾地黃。將其全部搗碎，每次取四錢與一中盞水相煎為六分，濾出渣滓溫服即可。」

「師父，這藥方可是紫苑散？」龐憲問道。

「正是。你可還記得紫苑的藥性？」李時珍隨口問道。

紫苑散

對症： 肺痿勞嗽之症，咳出膿血，血有腥臭味。

藥材： 紫苑、去心天門冬、貝母各一兩，去蘆頭的桔梗、生乾地黃各一兩半，百合、知母各三分。

用法： 將藥材全部搗碎，每次取四錢與一中盞水相煎為六分，濾出渣滓溫服即可。

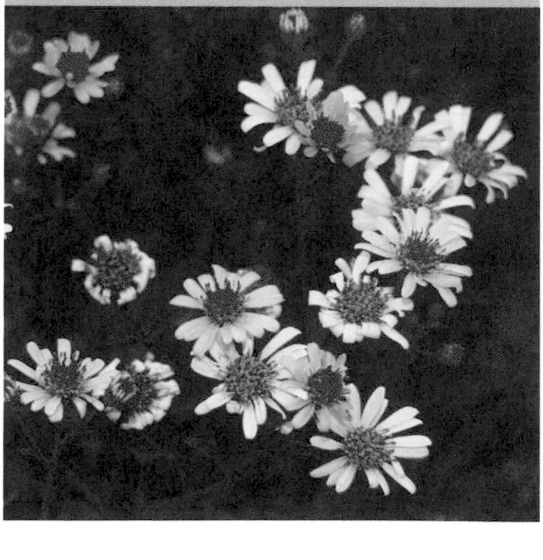

「紫菀性溫味苦，能歸於心經和肺經。它具有化痰止咳、潤肺下氣之效，遂能治療咳膿吐血、肺癆、肺虛勞嗽、新久咳嗽之症。」龐憲突然面露難色，不禁皺起了眉，「可是師父，我忘記紫菀的外形特徵了。」龐憲心虛地說。

「你呀！小小年紀忘性便如此之大。」李時珍搖了搖頭笑道。

「紫菀是一種多年生的草本植物。它具有粗且直的莖，基部有不定根生出。葉片有長圓形、橢圓狀匙形以及長圓形，生於基部的葉片在開花時脫落，葉脈凸起並能看到清晰脈絡。紫菀花七到九月開放，在枝頂端以及莖上生有多數頭狀花序；總苞片有三層且為半球形、線狀披針形以及線形；其舌片為藍紫色。紫菀具有紫褐色的倒卵狀長圓形的瘦果。這次可要牢牢記住才行啊！」李時珍叮囑道。

「知道了師父，徒兒用心記下了。」龐憲認真地答道。

「那這次抓藥的任務就交給你了！」李時珍笑道。

「放心吧師父！」龐憲拍著胸脯說道。

益胃生津的塊根

麥門冬

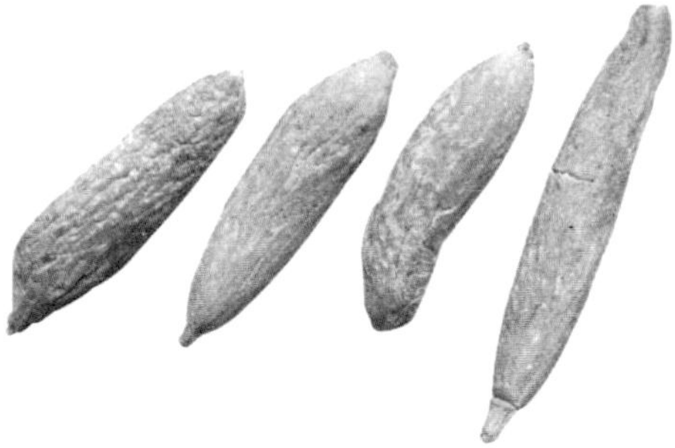

「師父，我聽說東鎮一戶人家的孫兒被一位庸醫給治死了。這家的老太太因此得了失心瘋，上吊自殺了。唉，這庸醫可真是害人不淺啊。」龐憲不禁感慨道。

「自古以來，庸醫殺人不用刀。我們作為醫者，唯有潛心學習醫術，掌握醫理方是正道。」李時珍語重心長地說。

李時珍二人出門看診歸來，便見一人在藥堂門口徘徊，那人一會兒點頭跺腳向大門處走去，一會兒又低垂著頭離開，不知他是否遇到了什麼麻煩。龐憲趕緊跑上前去詢問。

「請問您有什麼事嗎？」

「啊！我……我想找李大夫瞧病……啊！不不不，我沒什麼事……。」男子慌慌張張，並不時咳嗽幾聲。

「請留步！」李時珍快步向前說道：「兄台，請裡面坐吧。」

男子不好再推脫，於是跟了進來。

李時珍坐定後說道：「可否讓我為你診下脈？」

男子眉頭緊蹙，一副欲言又止的樣子，並且遲遲不肯將手腕放至脈枕上。

「兄台可是有什麼難言之隱？」李時珍體貼地問道。

「李大夫，實不相瞞，我身無分文，怕是您為我瞧了病，我也沒錢買藥。」男子的表情十分愁苦。

李時珍微笑道：「免費看病，不收錢的。」

「都說李大夫醫者仁心，今日一見果真名不虛傳。說來慚愧，我嚴家家道中落，對於生病一事，我一直羞於開口。一直拖著，怎料病情日漸嚴重，方才來到這裡，我……。」男子的聲音略帶哽咽。

「您平時可否有口乾、便祕、咳痰之症？」李時珍切過脈後，岔開話題。

「有的，而且咳出來的痰是黃色的。」男子回答道。

「你的脈細數、舌苔黃膩，再加上口乾等症，應是燥邪傷肺所引起。燥邪之病多從口鼻入，而肺開竅於鼻，且喜潤惡燥，燥邪因而會損傷肺津，影響肺之運化。你這病需用三錢麥冬、三錢桑白皮一同煎水服用，即可對症。」李時珍緩緩說道。

「真是太感激您了，您的大恩大德，嚴某無以為報啊！」說著，男子便跪在李時珍面前。

「不敢當！兄台快請起。這不過是行醫者本分，無須掛齒。」李時珍趕忙將男子扶起，並將龐憲包好的藥材遞給他。

「半月之後記得來

降燥邪益肺津的麥門冬藥方

對症：燥邪傷肺所引起的口乾、便祕、咳痰之症，且有黃痰。

藥材：麥門冬、桑白皮各三錢。

用法：將兩味藥材一同煎水服用，即可對症。

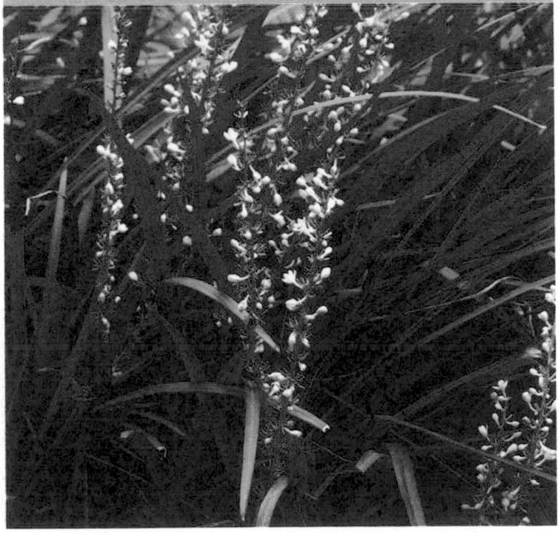

複診。」李時珍叮囑道。

那男子走後，龐憲問道：「師父，方才藥方中所提到的麥冬可是麥門冬？這麥門冬的藥性是什麼呢？」

「麥門冬以塊根入藥，它性微寒，味微苦，且甘，歸於肺經、胃經、心經。它能益胃生津、滋陰潤肺，對於患有肺燥乾咳、津傷口渴、失眠心煩、咽喉疼痛、腸燥便祕等症之人有極好的療效。此外，麥門冬與玉竹、生甘草、桔梗、大棗、半夏、人參等藥材相配伍，還可治療虛勞口乾、百日咳、火逆上氣、瘧傷胃陰等症。《本草衍義》一書曰，『麥門冬，根上子也。治心肺虛熱，並虛癆客熱，亦可取苗作熟水飲。』」李時珍解答道。

「那麥門冬到底長什麼樣子呢？」龐憲追問道。

「麥門冬是多年生的草本植物。其肉質的塊根常生鬚根。叢生的葉子為狹長線形，老葉的殘基留於基部。每年五到八月為麥門冬開花時節，花朵生於頂端，且為淡紫色；苞片為膜質；花藥為三角狀披針形。其球形的漿果幼時為綠色，成熟時變為藍色。」李時珍微笑道。

「麥門冬，麥門冬，我可記住你了，下次見到你一定要把你認出來！」龐憲眨眨眼睛，暗想。

清熱利尿的草根

萱草

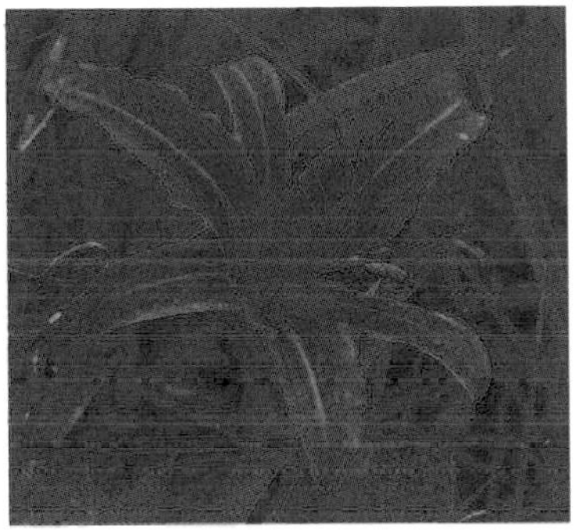

「咦，生地沒有了、蒼耳沒有了、麻黃也沒有了……，最近病人太多了，一時竟忘記添置藥材了，我真是粗心。」龐憲一邊嘀咕著，一邊將幾味用完的藥材記在本子上，隨後向屋內喊道，「師父，好幾種藥材都用光了，我們什麼時候上山去採藥啊？」

話音剛落，李時珍便拿著竹筐與鐮刀走了過來：「現在就去。」

師徒倆走到雨湖邊時碰巧遇見了擺渡人老王。

「坐我的船吧，李大夫。」老王低沉著聲音說道。

老王是一位擺渡人，平日裡為人熱情，無論見著誰都是一副笑嘻嘻的模樣，好像從來沒有煩惱。可今日不知怎麼了，老王臉上毫無笑意，一副心事重重的樣子。

「王大哥可是有煩心之事？」李時珍察覺出老王的異樣，遂問道。

「哎，倒不是什麼大事，就是大便的時候出了血，整個人便跟著難受起來。」老王回答道。

「可否讓我為您診下脈？」李時珍詢問。

片刻之後，李時珍開口說道：「你這大便帶血，多半是日常吃得太過辛辣、油膩，導致體內陰陽失調，因而引發熱燥之症。這種情況只需取萱草根、生薑，將二者與油一起炒後，用酒沖服便可治癒。」

「萱草根……。」龐憲歪著小腦袋思忖著。

「怎麼？記不得萱草這味藥材了嗎？」李時珍問道。

龐憲的小臉立刻紅了，頭也垂了下去。

「記住了。萱草是多年生的草本植物。它具有粗且短的根狀莖，大部分呈較窄的紡錘形。其葉片為基生，呈條狀披針形。萱草於五到七月開花，花於早上開放，於晚上凋謝。花為橘色，生於頂端，並無香氣；小苞片為披針形。」李時珍認真講解道。

「那這萱草的藥性都有哪些呢？」龐憲虛心地問道。

「萱草的入藥部位為根，萱草根又被稱為漏蘆根果、漏蘆果。其性涼味甘，有涼血、止血、清熱利尿之效，所以常用來治療黃疸、尿血、小便不利、月經不調、大便出血等症。《本草衍義》一書中說道，『研汁一盞，生薑汁半盞相和，時時細呷，治大熱衄血』。此外，萱草根與茶花、赤地榆等藥材相配伍，還可治療乳癰腫痛、大腸下血、全身水腫等症。」李時珍耐心講解道。

「原來這便是萱草！等會兒到了山上，我一定要好好認認這株草藥！」龐憲神采奕奕。

「王大爺，我與師父採完藥回來，便將草藥帶給您，這樣您的病很快就會好了！」龐憲轉身對老王說道。

「好，好！真是太感謝你們了！」老王的臉上又露出了笑容。

瀉火、清熱的靈藥

淡竹葉

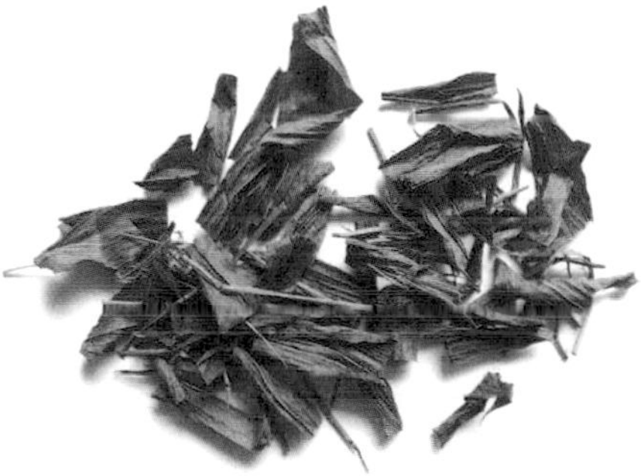

山間的小路蜿蜒曲折，龐憲隨手拔了根狗尾草叼在嘴裡，兩手叉在腰上，一副悠然自得的樣子。

「藥堂缺少哪幾味藥材你可還記得？」李時珍問。

「嗯，我都記在本子上了。」龐憲說著便將本子掏了出來，

「啊，我的毛筆……。」話音未落，只聽微弱的聲響，有什麼東西掉落在地上。

「掉到哪裡了？」龐憲焦急地尋找著，他最喜歡的一枝毛筆，也是最珍貴的一枝毛筆，找不到了。

「你這個馬虎鬼，真是拿你沒辦法。」李時珍跟在龐憲身後，也幫著他一起找，「在那兒，在淡竹葉下面。」李時珍指著不遠處的綠色植物說道。

「淡竹葉？在哪兒？那是什麼？」龐憲疑惑地看向李時珍。

李時珍微笑著搖了搖頭，指著一叢植物道：「這便是淡竹葉。」

「淡竹葉是做什麼用的？是草藥嗎？」龐憲問。

李時珍幫徒弟撿回了毛筆，並解答道：「對。淡竹葉全株可入藥，其性寒，味淡且甘，能歸於心經、胃經、肺經、膀胱經，具有利尿、清熱除煩、瀉火之效，它能治療牙齦腫痛、肺熱咳嗽、口舌生瘡、胃熱嘔噦、熱病

煩渴等症。淡竹葉與生藕節、燈芯草、車茶草、茅根、蒲公英、夏枯草等藥材相配伍，還可治療小便疼痛、腎炎、口舌糜爛、小兒驚風、心煩不安等症。」

李時珍見龐憲認真地在本子上寫著，便繼續說：「淡竹葉是多年生的草本植物，且根為木質，紡錘形小塊根生於鬚根上。直立的稈稀疏，且叢生。它具有褐色葉舌，且質地較硬。葉子為披針形，其上生有橫向脈絡。淡竹葉的花於每年六到十月開放，且為圓錐花序；其穎具有膜質邊緣。淡竹葉的穎果為長橢圓形。」說完，李時珍看著龐憲仍未停筆，於是問：「都記住了嗎？」

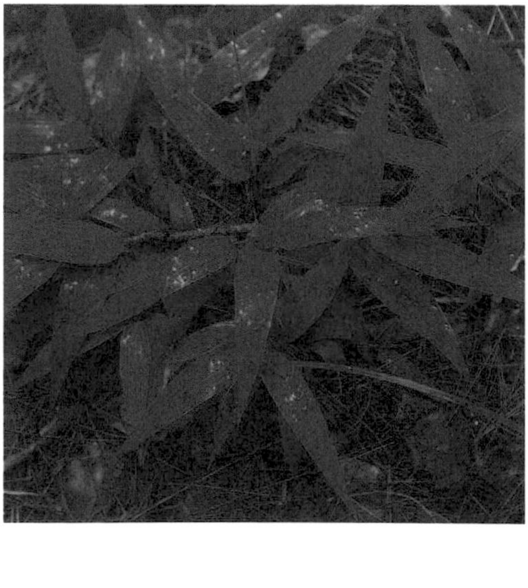

「放心吧師父，徒兒都記下了。」龐憲歪起腦袋，若有所思：「師父，去年徒兒隨您出門看診，路上遇見一位老婆婆，這老婆婆牙齒疼到吃不下飯，牙齦全部潰爛了。我沒記錯的話，師父您開的方子裡便有一劑淡竹葉。」

李時珍點點頭，道：「沒錯，那老嫗有火熱牙痛之症，此火出於胃，胃火上攻於齒，而淡竹葉的清熱瀉火之效正對其症。」

「可是師父，徒兒還有一事不明。淡竹葉也有治小便疼痛之效，可為什麼顧姐姐先前患病時卻不能用呢？」龐憲不解地問。

「這是因為顧姑娘體內有虛，遂不可用淡竹葉。此外，孕婦以及腎虧尿頻之人也是不能服用淡竹葉的。」李時珍認真為龐憲解釋。

「這下徒兒完全明白了。」龐憲邊說邊寫。

清熱解毒的特效藥

鴨蹠草

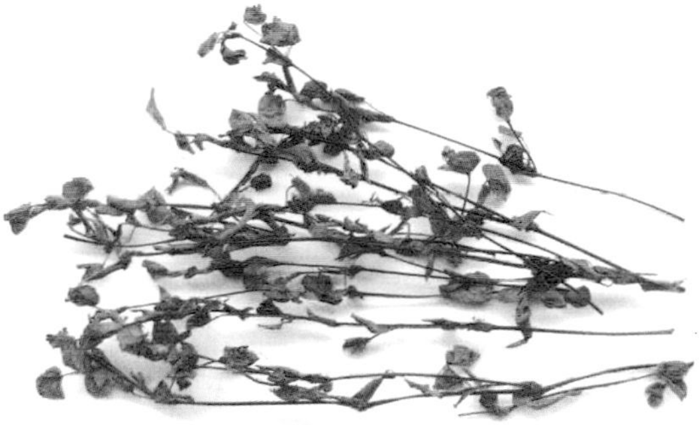

這日，天還未大亮便下起了毛毛細雨，李時珍出門為縣東頭一戶人家看病，龐憲則留在藥堂。晌午時分，李時珍才回到藥堂，龐憲急忙迎了出去，又是幫李時珍拿包袱，又是幫著收紙傘，好不勤快。

「無事獻殷勤，說吧，又發生什麼事了？」李時珍察覺出龐憲的異樣，遂問道。

「沒有，一切都好著呢。什麼也沒發生。」龐憲手上忙活著，嘴裡敷衍道。

「平日裡也沒見你這麼勤快，我看今日這太陽要打西邊出來了。」李時珍打趣道。

「嘿嘿，師父，徒兒其實有一事相求。」龐憲隨即露出諂笑，以期待的眼光看著師父。

「你可是想知道為師剛剛看了什麼病，用了何種藥方？」李時珍早已摸清龐憲的小心思了。

「嘿嘿……。」龐憲乾笑了兩聲，「真是什麼事情都瞞不過師父的眼睛。」

「真是拿你這個鬼靈精一點辦法也沒有。」李時珍微笑著搖了搖頭。

「師父，您最好了，您就給徒兒講講嘛！徒兒今日可乖了，沒跟著您出診，留在家把園子裡的草藥都照看得特別好！」龐憲說著摟住李時珍的胳膊說道。

「為師今日看病之人是個三歲的孩童，此孩童身材消瘦，毛髮枯黃並且稀少，對什麼都提不起精神，睡覺時伴有磨牙的症狀。此病起因為長輩過於溺愛，過早餵孩子吃生冷以及甘肥之物，導致脾胃損傷，進而影響氣血津液，消化能力紊亂，於是出現小兒疳積之症。」李時珍邊喝茶，邊緩緩道來。

李時珍見龐憲聽得津津有味，繼續說道：「治療此病，需用三錢水蓼全草以及二錢半麥芽煎湯，早、晚服用，每次於飯前服用，連服數日症狀即可好轉。回來的途中，又遇一戶人家，那家的壯丁患有外感發熱之症，他的病為六淫之中的火熱暑濕之邪，脈數、舌紅、面紅、舌上津液較少以及身熱，是因臟腑的陰陽失調以及營衛失和引起，治療此病。用鴨蹠草煎湯服用即可。」

龐憲若有所思地點了點頭，隨即問道：「水蓼我倒是熟悉，不過這鴨蹠草長什麼樣子呢？」

「鴨蹠草為一年生的披散草本，並具有匍匐莖。它的葉片互生，且生為叢生狀，形狀由披針形過渡至卵狀披針形。花數較多，且形成聚傘形花序，通常生於頂端或葉腋，顏色為藍紫色，其花瓣上兩片為藍紫色，下一片為白色，此外還有紅色、紫色等顏色。」李時珍耐心講解。

「師父，這鴨蹠草有何藥性呢？」龐憲又問。

「鴨蹠草性寒，味甘，有清熱解毒以及利尿之效，對於患有外感發熱、浮腫、小便不利、毒蛇咬傷、咽喉腫痛、癰腫瘡毒之人極為有效。此外，鴨蹠草還可與蒲公英、土牛膝、大青葉、地丁草、野菊花、浮萍、鳳尾草、萹蓄等藥材配伍。」李時珍細細說道。

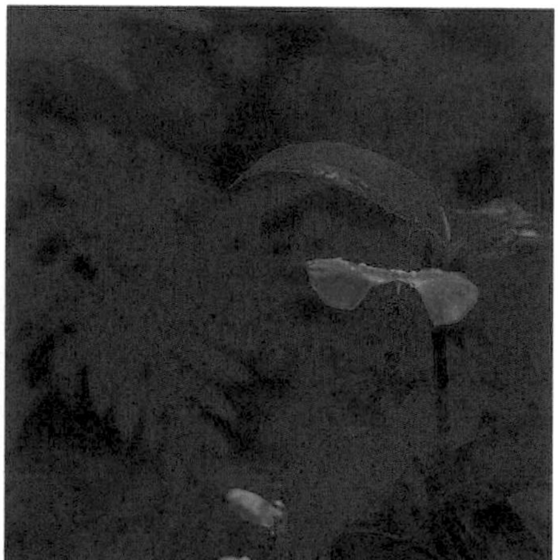

「原來如此！鴨蹠草！我又學到了一種草藥！聽您這麼說來，鴨蹠草開出的花，必定非常好看。」龐憲仰著頭想像著。

「等有時間，為師親自帶你去看！」李時珍笑道。

平肝祛風的全身寶

葵

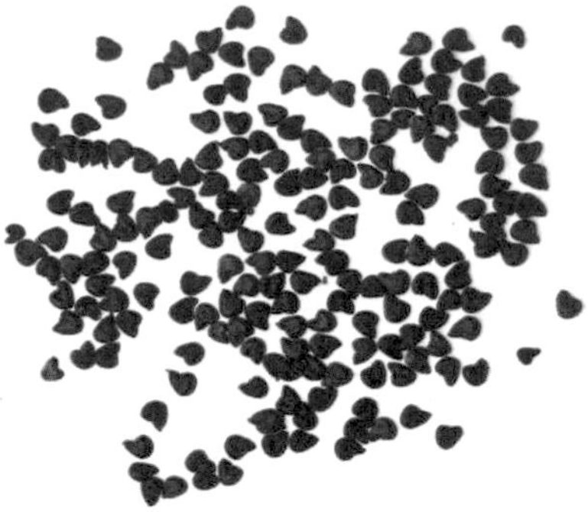

「哇！好大一片葵花田啊！」龐憲說著便向花田跑去，一邊跑一邊喊著，「真美啊！」

「憲兒，你慢點兒跑，小心別摔著了。」李時珍叮囑道。剛開始還能聽到龐憲若隱若現的回應，漸漸地，人影便消失了。李時珍一連叫了幾聲徒弟也不見有回應，心裡一急，腳下也跟著亂了起來。

「憲兒……憲兒……。」李時珍穿過花田找了一圈，正打算去別地兒找之時，便聽見有人喚著：「師父……。」

李時珍抬眼望去，見不遠處有炊煙升起，於是循著炊煙來到了小溪邊。

「師父，您怎麼才來呀！我喚了您好半天。我這魚都吃了半條了。」龐憲一邊抹著嘴一邊向李時珍跑來。

「你呀，跑著跑著就沒了蹤影，害得為師一陣擔心。」李時珍有些生氣地捏了捏龐憲的臉。

「您就是李時珍大夫吧？」突然，一旁烤魚的男子開口問。

「正是，請問您……。」李時珍這才注意到那炊煙正是從面前的男子手中的烤魚所來。

「這是臨縣的船夫叔叔。」龐憲搶先一步答，「師父您說巧不巧，我方才穿過花田，聞到一陣魚香，一時沒忍住就順著味道跑過來了。」

「李大夫也一起來吃吧！我烤了很多，正發愁一個人吃不完……。」男子話還沒說完，卻用手捂住胸口，急促地喘了起來。

「去摘一顆葵花」，李時珍說完急忙上前將右手放於男子腹部，左手放於胸部，嘴裡不停說著「吸氣……呼氣……。」以調整他的呼吸。

「師父，葵花盤拿來了。」龐憲一路小跑回來，顧不得擦去臉上的汗水。

「取六錢葵花盤，用水煎熟。」李時珍命令道。

男子喝過煎好的藥，煞白的臉上逐漸恢復了血色，氣喘也緩解了許多。龐憲見男子有所好轉，一屁股坐了下來，不停用手搧著風：「嚇死我了，可算是沒事了。」

男子剛要開口說什麼，龐憲便搶先說：「您身體還沒恢復，先不要說話了。」

「今日多虧了這葵花，不然可真不知該怎麼辦了！」龐憲自顧自地說道。

李時珍微笑道：「那你可還記得這葵花有哪些藥性？」

龐憲立刻自信答道：「當然記得了！說起葵啊，它可全身都是寶，其根、莖葉、莖髓、花、種子、花盤都可以入藥。葵性平，味甘，能歸於肺經和大腸經，並具有除濕熱、理滯氣、平肝祛風之效，所以常用來治療痛經、小便淋痛、百日咳、哮喘、血痢、疹發不透、疝氣等症。細緻來說，葵的莖葉有清肝明目以及疏風

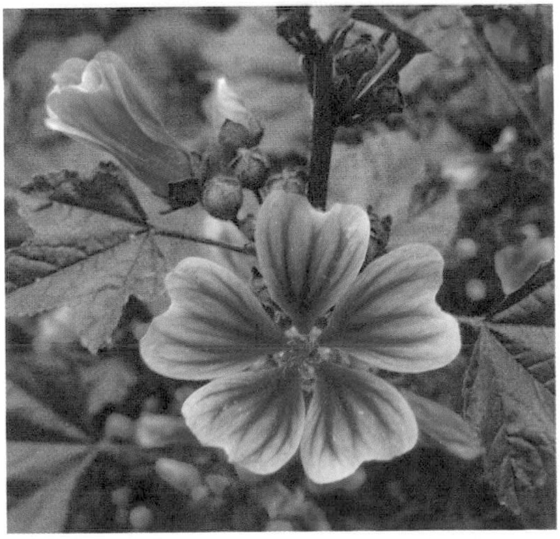

清熱之效，將其煎水可來治療眼紅以及淚多之症。其根有清熱利濕、行氣止痛之效，單方入藥可治療尿急尿痛之症。再說這葵花，它有清熱解毒、消腫止痛之效，內用可治療乳癰，外用可治療瘡癰癤腫。對了，葵的莖髓有健脾利濕之效，對於腰膝酸軟之症有很好的療效。」

「那它的外形特徵你可還記得？」李時珍繼續問。

「記得，記得！葵為一年生的草本植物。其莖粗壯且直立生長，並具有棱角。葉片有卵圓形和心狀卵形，且為互生，較粗的鋸齒生於邊緣。葵花於夏季開放，花朵很大，莖端或枝頂生出頭狀花序，苞片為葉質。葵的瘦果有卵狀長圓形和倒卵形，果皮有黑色和灰色，瘦果也被稱為葵花子。」龐憲流利地回答。

李時珍滿意地點了點頭。

龐憲笑了笑，接著對男子說：「叔叔，您好點了沒？」

「我好多了，今日還要多謝你們二位救了我一命，不然我就是橫死在這，也無人知曉了。」男人說著便要行禮作揖。

「兄台快請坐，這等小事無須掛齒。」李時珍笑著回道。

利尿通淋的蜀葵根

蜀葵

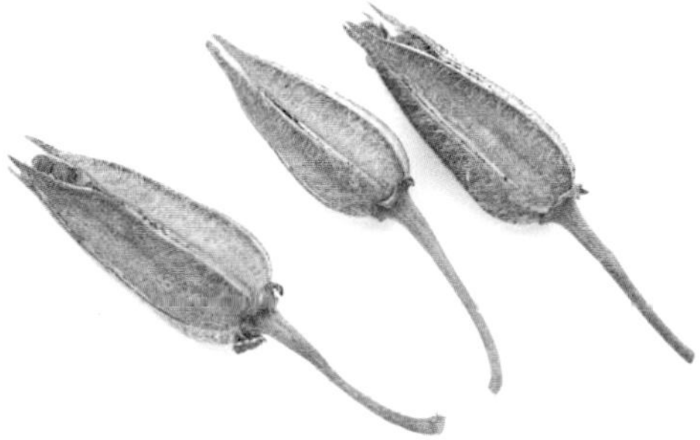

李時珍與龐憲作別船夫後，繼續上山採集草藥。未走多遠，便聽見前方傳來一陣窸窣的腳步聲。

「是墨池叔叔和竹琴嬸嬸……。」龐憲激動道。

墨池與竹琴住在鎮子西頭，常年做酒莊生意。竹琴本就熱情好客，再加之先前李時珍治好了她兒子的怪病，她對李時珍更是尊敬有加，並經常往李時珍家送梅子酒、桂花釀，這一來二去，兩家人便非常熟識了。

「是龐憲啊。」墨池笑了，又向著李時珍作揖，道，「李大夫好！」

一旁的竹琴勉強露出笑臉，龐憲從未見她這副模樣。

「竹琴嬸嬸，您是不是哪裡不舒服啊？臉色看起來不太好。」龐憲擔憂地問道。

「我最近不知怎麼了，總是想小便，還經常一滴一滴的，最難受的是還有澀痛之感。」竹琴難為情地說。

墨池一邊點頭一邊接著說：「自從生過小兒子後，她就一直這樣。最近我們夫妻二人一有時間就來這山上轉轉，想著也許體質增強了病也就好了。」

「可否讓我給你診下脈？」李時珍開口問。

因環境有限，李時珍只得就地為竹琴診脈。「你這病是小便淋痛。腎陰虧虛，且腎與膀胱為一表一裡，熱灼於膀胱，引起膀胱氣化失司，遂出現水道不利之症。

無須太過擔心，此病只需用蜀葵根剉成細末，加水反覆煎開服用，不出幾天便會有所好轉。」診完脈，李時珍便做出了診斷。

「叔叔、嬸嬸，你們先回家。待我與師父採完草藥，我便將剉好的蜀葵根給你們送去。」龐憲說道。

墨池夫婦二人走後，龐憲忍不住問：「師父，蜀葵根是蜀葵的根嗎？這蜀葵又是什麼中藥呢？」

「蜀葵根就是蜀葵的根。蜀葵為二年生的直立草本植物。蜀葵的莖具毛。蜀葵的花期較長，為每年二到八月。其花單生或簇生於葉腋；苞片為葉狀，小苞片為杯狀，且具裂片；花萼為鐘狀；花朵生的較大，顏色各異，通常以白、紫、紅、粉紅、黑紫、黃等色居多；花瓣為倒卵狀三角形。其葉片為近圓心形，其上長有裂片，且裂片分為圓形和三角形；葉柄較長，且有硬毛；托葉為卵形。它的種子為果盤狀，且具槽。」李時珍耐心解釋。

見龐憲一言未發，李時珍遂繼續說：「蜀葵性涼，味甘，根、子、花葉均可入藥。其根有清熱解毒、利尿之效，遂用來治療痢疾、小便赤痛、腸炎等症。其子有利尿通淋之效，可用於治療小便不利、水腫等症。其花、葉內服則有解毒散結、通便之效，常用來治療大小便不利之症，還能解河豚之毒；外用可治療臃腫瘡瘍、燒傷以及燙傷。此外，紅蜀葵根與白芷、白芍藥、白枯礬相配伍，還可治療腸胃生癰之症。」

「都記住了嗎？」李時珍見龐憲不說話，關切地問。

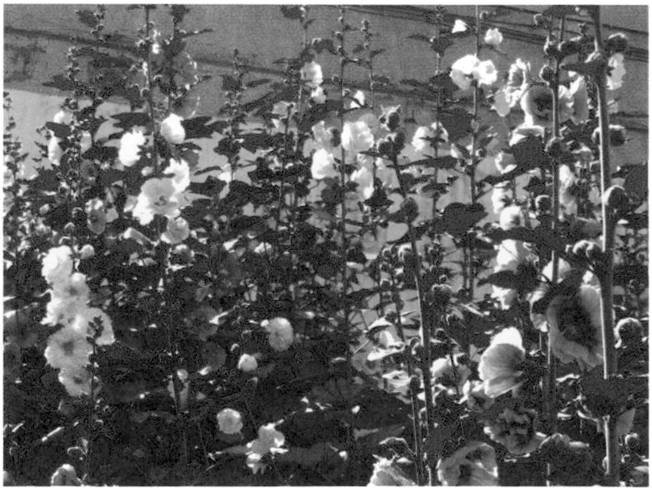

「嗯！徒兒記住了！」龐憲用力點了點頭，「一會兒看到蜀葵，我一定要多採幾株，剁好之後給竹琴嬸嬸送去。」

「好！」李時珍欣慰地笑道。

大話本草綱目：
跟著李時珍採藥趣 壹

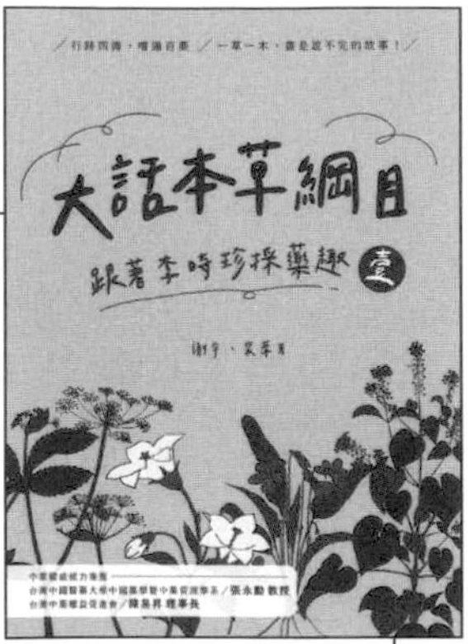

作　　者　謝宇、裴華

發 行 人　林敬彬
主　　編　楊安瑜
編　　輯　高雅婷
內頁編排　方皓承
封面設計　蔡致傑
行銷經理　林子揚
行銷企劃　戴詠蕙
編輯協力　陳于雯、高家宏

出　　版　大旗出版社
發　　行　大都會文化事業有限公司
11051 台北市信義區基隆路一段 432 號 4 樓之 9
讀者服務專線：（02）27235216
讀者服務傳真：（02）27235220
電子郵件信箱：metro@ms21.hinet.net
網　　　　址：www.metrobook.com.tw

郵政劃撥　14050529 大都會文化事業有限公司
出版日期　2024 年 03 月初版一刷
定　　價　650 元
ISBN　978-626-97806-9-3
書　　號　Health+201

Banner Publishing, a division of Metropolitan Culture Enterprise Co., Ltd.
4F-9, Double Hero Bldg., 432, Keelung Rd., Sec. 1, Taipei 11051, Taiwan
Tel: +886-2-2723-5216　　Fax: +886-2-2723-5220
Web-site: www.metrobook.com.tw　　E-mail: metro@ms21.hinet.net
◎本書由湖北科學技術出版社授權繁體字版之出版發行。

國家圖書館出版品預行編目（CIP）資料

大話本草綱目：跟著李時珍採藥趣 壹 / 謝宇、裴華著.
-- 初版. -- 臺北市：大旗出版：大都會文化發行, 2024.03：
416 面 ； 17×23 公分 -- (Health+201)
ISBN 978-626-97806-9-3（平裝）

1. 本草綱目 2. 中藥材
414.121　　112021795